Truque ou tratamento

Simon Singh e Dr. Edzard Ernst

Truque ou tratamento

Verdades e mentiras sobre a medicina alternativa

Tradução de
CLÁUDIO BATISTA FIGUEIREDO

1ª edição

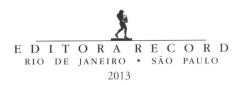

EDITORA RECORD
RIO DE JANEIRO • SÃO PAULO
2013

CIP-BRASIL. CATALOGAÇÃO NA FONTE
SINDICATO NACIONAL DOS EDITORES DE LIVROS, RJ

S624t   Singh, Simon, 1964-
        Truque ou tratamento: verdades e mentiras sobre a medicina
    alternativa / Simon Singh, Edzard Ernst; tradução Cláudio Batista
    Figueiredo. – Rio de Janeiro: Record, 2013.

        Tradução de: Trick or treatment : the undeniable facts about alternative medicine
        ISBN 978-85-01-08562-7

        1. Medicina alternativa. 2. Medicina baseada em evidências.
        I. Ernst, E. (Edzard). II. Título.

                                            CDD: 610
12-4559   CDU: 61

Título original em inglês:
TRICK OR TREATMENT

Copyright © Simon Singh, Edzard Ernst, 2008

Texto revisado segundo o novo Acordo Ortográfico da Língua Portuguesa.

Todos os direitos reservados. Proibida a reprodução, armazenamento ou transmissão de partes deste livro, através de quaisquer meios, sem prévia autorização por escrito.
Proibida a venda desta edição em Portugal e resto da Europa.

Direitos exclusivos de publicação em língua portuguesa para o Brasil adquiridos pela
EDITORA RECORD LTDA.
Rua Argentina, 171 – 20921-380 – Rio de Janeiro, RJ – Tel.: 2585-2000,
que se reserva a propriedade literária desta tradução

Impresso no Brasil

ISBN 978-85-01-08562-7

Seja um leitor preferencial Record.
Cadastre-se e receba informações sobre nossos
lançamentos e nossas promoções.

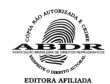

Atendimento direto ao leitor:
mdireto@record.com.br ou (21) 2585-2002.

Dedicado a

Sua Alteza Real, o príncipe de Gales

Sumário

Introdução	9
1. Como chegar à verdade?	17
2. A verdade sobre a acupuntura	57
3. A verdade sobre a homeopatia	115
4. A verdade sobre a quiropraxia	175
5. A verdade sobre a fitoterapia	227
6. A verdade tem alguma importância?	279
Apêndice: Breve guia das terapias alternativas	343
Leituras complementares	391
Agradecimentos	395
Índice	397

Introdução

TUDO O QUE ESTÁ CONTIDO NESTE LIVRO TEM COMO GUIA UMA ÚNICA frase enérgica escrita há 2 mil anos por Hipócrates de Cos. Reconhecido como o pai da Medicina, ele afirmou:

> *"Existem na realidade duas coisas: ciência e opinião.*
> *A primeira gera conhecimento; a segunda, ignorância."*

Se alguém propunha um novo tratamento médico, Hipócrates declarava então que se deveria usar a ciência para decidirmos se aquilo funciona ou não, em vez de nos basearmos na opinião de alguém. A ciência recorre a experiências, observações, testes, argumentos e discussões para chegar a um consenso objetivo a respeito da verdade. Mesmo quando uma conclusão é alcançada, a ciência ainda investiga e põe à prova suas próprias afirmações só para se certificar de que não cometeu um erro. Já as opiniões, ao contrário, são subjetivas e conflitantes, e aquele que contar com a campanha de relações públicas mais persuasiva terá maiores chances de fazer valer a sua opinião, independentemente do fato de estar certa ou errada.

Guiado pela asserção de Hipócrates, este livro lança um olhar científico sobre a enorme quantidade de tratamentos alternativos cuja popularidade vem aumentando rapidamente. Esses tratamentos, que vêm se acumulando em todas as farmácias, que são temas de artigos de todas as revistas, que são discutidos em milhões de sites e adotados por bilhões de pessoas, são vistos, entretanto, com ceticismo por muitos médicos.

E, realmente, definimos uma medicina alternativa como aquela que não é aceita pela maioria dos médicos convencionais, e — o que é característico — isso também significa que essas terapias alternativas têm mecanismos que se encontram fora do entendimento atual da medicina moderna. Na linguagem da ciência, as terapias alternativas são consideradas biologicamente implausíveis.

Atualmente é comum ouvirmos a expressão abrangente *medicina complementar e alternativa*, que corretamente implica a ideia de que às vezes essas terapias são empregadas paralelamente e muitas vezes em substituição à medicina convencional. Infelizmente essa é uma expressão prolixa e canhestra, de modo que, em um esforço em prol da simplificação, decidimos usar ao longo deste livro a expressão *medicina alternativa*.

Levantamentos revelam que em muitos países metade da população recorre a uma ou outra forma de medicina alternativa. Na verdade, estima-se que o gasto global anual com todas as medicinas alternativas seja em torno de 64 bilhões de dólares, tornando esse o setor no campo da saúde cujos gastos crescem mais rapidamente. De modo que quem estaria com a razão: o crítico que considera a medicina alternativa como algo próximo da prática do vodu ou a mãe que confia a saúde do filho à medicina alternativa? Existem três respostas possíveis.

1   Talvez a medicina alternativa seja algo completamente inútil. Talvez um marketing persuasivo tenha conseguido nos enganar ao nos levar a acreditar que ela funciona. Terapeutas alternativos podem parecer pessoas simpáticas, falando — como costumam fazer — a respeito de conceitos sedutores como "os prodígios da natureza" e "sabedoria antiga", mas podem estar induzindo o público ao erro — ou talvez estejam iludindo a si mesmos. Também usam um jargão que impressiona, com palavras como holístico, meridianos, autocura e individualizado. Se pudéssemos ver além desse jargão, conseguiríamos então perceber que a medicina alternativa não passa de uma fraude?

2   Ou talvez a medicina alternativa seja incontestavelmente eficiente. Talvez os céticos, incluindo aí muitos médicos, simplesmente não tenham conseguido reconhecer os benefícios de uma abordagem da saúde a partir de um ponto de vista mais holístico, natural, tradicional e espiritual. A medicina nunca pretendeu ter todas as respostas, e inúmeras vezes testemunhamos revoluções na maneira como compreendemos o corpo humano. A próxima revolução não poderia nos levar a uma descoberta dos mecanismos subjacentes à medicina alternativa? Ou forças mais sombrias poderiam estar atuando? Será que o *establishment* médico não estaria interessado apenas em conservar seu poder e autoridade; e os médicos não estariam criticando a medicina alternativa para anular possíveis rivais? Ou seriam esses mesmos céticos meros fantoches das grandes corporações farmacêuticas que pretendem meramente se agarrar aos seus lucros?

3   Ou estaria a verdade em algum ponto entre essas duas posições?

Seja qual for a resposta, decidimos escrever este livro para chegar à verdade. Ainda que já existam inúmeras obras que afirmam dizer a verdade sobre a medicina alternativa, estamos confiantes em que a nossa oferece um nível incomparável de rigor, autoridade e independência. Somos ambos cientistas experientes, de modo que examinaremos de modo meticuloso as várias terapias alternativas. Além disso, nenhum de nós dois jamais trabalhou para alguma empresa farmacêutica, nem nos beneficiamos pessoalmente com o setor da "saúde natural" — podemos afirmar sinceramente que a única coisa que nos motiva é o desejo de chegar à verdade.

E nossa parceria confere ao livro certo equilíbrio. Um de nós, Edzard Ernst, é uma pessoa que conhece a questão de dentro, que pratica a medicina há muitos anos, incluindo algumas terapias alternativas. Ele é o professor de maior prestígio mundial no campo da medicina alternativa, e o grupo de pesquisas por ele conduzido passou 15 anos procurando distinguir os tratamentos que funcionam dos que não produzem resultados. O outro integrante dessa

Introdução   11

dupla, Simon Singh, é alguém de fora do *establishment* médico, que trabalha há quase duas décadas na área do jornalismo científico, na imprensa, na TV e no rádio, sempre se esforçando para explicar ideias complicadas de modo que possam ser compreendidas por um público amplo. Juntos, acreditamos que podemos chegar mais perto da verdade do que quaisquer outros e, não menos importante, nos esforçaremos para explicá-la a você de uma maneira clara, cativante e compreensível.

Nossa missão é revelar a verdade a respeito de poções, loções, pílulas, agulhas, massagens e energizações que se encontram além da abrangência da medicina convencional, mas que vêm se tornando cada vez mais atrativas aos olhos de muitos pacientes. O que funciona e o que não funciona? Quais são os segredos e quais são as mentiras? Quem é confiável e quem está passando você para trás? Os médicos de hoje sabem realmente o que é melhor para o paciente ou as histórias sobre velhas matronas tocam no filão de alguma sabedoria ancestral superior? Todas essas perguntas — e muitas outras — serão respondidas neste livro, a análise mais acurada já realizada a respeito da medicina alternativa.

Responderemos em particular à pergunta fundamental: "A medicina alternativa é eficaz no tratamento das doenças?" Ainda que seja uma pergunta curta e simples, ao ser desdobrada, ela se torna um tanto complexa e muitas de suas respostas dependem de três questões básicas. Primeira, de qual terapia alternativa estamos falando? Segunda, a qual doença está sendo aplicada? Terceira, o que significa ser eficaz? Para tratarmos de maneira adequada essas questões, dividimos este livro em seis capítulos.

O Capítulo 1 oferece uma introdução ao método científico. Explica como cientistas, por meio dos experimentos e da observação, podem determinar se certa terapia é ou não eficaz. Toda conclusão a que chegarmos daqui para diante neste livro depende do método científico e de uma análise isenta das melhores pesquisas médicas disponíveis. Portanto, ao explicarmos primeiramente de que modo funciona a medicina, esperamos aumentar sua confiança nas nossas conclusões subsequentes.

12 Truque ou tratamento

O Capítulo 2 mostra de que modo o método científico pode ser aplicado à acupuntura, uma das terapias alternativas mais consolidadas, mais testadas e a mais amplamente usada. Além de analisarmos as várias experiências científicas realizadas sobre acupuntura, esse capítulo também examinará suas origens no Oriente, como ela imigrou para o Ocidente e de que forma é praticada hoje.

Os Capítulos 3, 4 e 5 recorrem a uma abordagem semelhante ao examinarem as três outras mais difundidas terapias alternativas, ou seja, a homeopatia, a terapia quiroprática e o uso de ervas medicinais. As terapias alternativas restantes serão abordadas em uma parte complementar do livro, que oferece uma breve análise de cerca de trinta tratamentos. Em outras palavras, todas as terapias alternativas de que se ouviu falar serão cientificamente avaliadas nas páginas deste livro.

O sexto e último capítulo extrai algumas conclusões a partir dos indícios reunidos nos capítulos anteriores e lança um olhar sobre o futuro da área da saúde. Se existem provas conclusivas de que uma terapia alternativa não funciona, será que ela deveria ser proibida ou deve-se contar, sobretudo, com a capacidade de o paciente tomar suas decisões? Por outro lado, se algumas terapias alternativas são realmente eficazes, elas não poderiam ser integradas ao corpo da medicina convencional ou existirá sempre um antagonismo entre o *establishment* e os terapeutas alternativos?

O tema central que perpassa o livro inteiro ao longo de todos os seis capítulos é a "verdade". O Capítulo 1 discute como a ciência determina a verdade. Os Capítulos 2 a 5 recorrem aos indícios reunidos pela ciência para revelar a verdade a respeito de várias terapias alternativas. O Capítulo 6 discute por que a verdade é importante e de que forma isso deveria influenciar nossa atitude em relação às terapias alternativas no contexto da medicina do século XXI.

A verdade é realmente um artigo que nos conforta, mas este livro inclui duas advertências. A primeira é que apresentaremos a verdade de uma maneira francamente brutal. De modo que quando concluirmos que determinada terapia efetivamente funciona para uma determinada doença (por exemplo, a erva-de-são-joão possui efetivamente propriedades antidepressivas, se usada corretamente — ver o Capítulo 5) diremos isso claramente. Em outros casos, contudo, quando descobrirmos que determinada terapia não tem valor algum, ou que é até mesmo nociva, então afirmaremos isso de modo igualmente franco. Você decidiu comprar este livro para descobrir a verdade, de modo que nos sentimos na obrigação de sermos diretos e honestos.

A segunda advertência é a de que todas as verdades contidas neste livro são baseadas na ciência, porque Hipócrates estava absolutamente correto ao dizer que a ciência proporciona o conhecimento. Tudo o que sabemos a respeito do universo — dos componentes de um átomo ao número de galáxias — devemos à ciência, e cada progresso na área da medicina, do desenvolvimento dos antissépticos até a erradicação da varíola, tudo foi alcançado tendo como base fundamentos científicos. A ciência, é claro, não é perfeita. Cientistas estão prontos a admitir que não sabem tudo; entretanto, o método científico é sem dúvida o melhor mecanismo para se chegar à verdade.

Se você for um leitor que se mostra cético em relação ao poder da ciência, então pedimos que leia pelo menos o Capítulo 1. Ao fim desse primeiro capítulo, deverá estar suficientemente convencido do valor do método científico para considerar aceitar as conclusões do restante do livro.

Pode ocorrer, no entanto, que você se recuse a admitir que a ciência seja a melhor maneira de decidir se determinada terapia funciona ou não. Pode ser que sua mente se mostre tão fechada que se apegue à sua visão de mundo a despeito do que a ciência tenha a dizer. Você pode ter uma crença inabalável de que todas as terapias alternativas não passam de uma fraude ou pode se mostrar inflexível na convicção oposta de que a medicina alternativa oferece uma panaceia para todos os nossos males, dores e doenças. Em qualquer dos dois casos, este não é o livro indicado para você. Não há sentido algum em sequer ler o primeiro capítulo se não está preparado para considerar que o método científico pode exercer o papel de árbitro da verdade. Na realidade, se já chegou às suas próprias conclusões a respeito da medicina alternativa, então deveria ter o bom-senso de voltar à livraria e pedir seu dinheiro de volta. Por que diabos desejaria ouvir conclusões sobre milhares de pesquisas quando já conta com todas as respostas prontas?

Mas nossa esperança é que sua mente se mostre suficientemente aberta para desejar ler mais a respeito.

1. Como chegar à verdade?

"A verdade existe — só as mentiras são inventadas."

Georges Braque

ESTE LIVRO SE PROPÕE A ESTABELECER A VERDADE A PROPÓSITO DA medicina alternativa. Quais terapias funcionam e quais não dão resultado? Quais são seguras e quais são perigosas?

Essas são perguntas que os médicos já vêm fazendo há milênios em relação a todas as formas de medicina e, contudo, só há relativamente pouco tempo desenvolveram uma abordagem que lhes permite distinguir entre aquelas que são eficazes e as que não o são, entre as seguras e as que oferecem riscos. Essa abordagem, conhecida como *medicina baseada em evidências*, revolucionou a prática médica, transformando-a de uma indústria de charlatães e incompetentes em um sistema capaz de produzir milagres, como transplantes de rins, remoção de cataratas, o combate às doenças infantis, a erradicação da varíola, salvando literalmente milhões de vidas todos os anos.

Empregaremos os princípios da medicina baseada em evidências para testar terapias alternativas, de modo que é crucial que expliquemos adequadamente o que é ela e como funciona. Em vez de apresentá-la em um contexto moderno, voltaremos no tempo para ver como ela surgiu e se desenvolveu, o que proporcionará uma compreensão mais aprofundada das virtudes a ela inerentes. Retornaremos ao passado em particular para ver como essa abordagem foi usada para pôr à prova a *sangria*, um tratamento bizarro e outrora muito comum que consistia em cortar a pele e romper vasos sanguíneos para curar todo tipo de enfermidade.

A sangria começou a ser difundida na Grécia Antiga, onde se adequava à opinião amplamente disseminada de que doenças eram causadas pelo desequilíbrio entre os quatro fluidos corporais, conhecidos como quatro *humores*: o sangue, a bile amarela, a bile negra e a fleuma. Além de afetarem a saúde, desequilíbrios entre esses humores resultavam em determinados temperamentos.

O sangue era associado com uma disposição otimista, a bile amarela com uma atitude irritadiça, a bile negra com a depressão, e a fleuma com a ausência de emoções. Ainda percebemos ecos da teoria dos humores em palavras como sanguíneo, colérico, melancólico e fleumático.

Ignorando de que modo o sangue circulava ao longo do corpo, os médicos gregos acreditavam que ele poderia estagnar, causando desse modo problemas de saúde. Por isso defendiam a remoção desse sangue estagnado, recomendando procedimentos específicos para diferentes doenças. Problemas com o fígado, por exemplo, eram tratados vazando a veia da mão direita, enquanto enfermidades relacionadas à melancolia exigiam que se atingisse uma veia na mão esquerda.

A tradição da medicina grega era vista com tamanha reverência que a sangria acabou se tornando um método popular para lidar com pacientes por toda a Europa nos séculos que se seguiram. No início da Idade Média, os que tinham condições de pagar costumavam se submeter a sangrias apenas pelas mãos de monges, até que, em 1163, o papa Alexandre III os proibiu de adotar esse procedimento sangrento. A partir de então, tornou-se comum sua aplicação por barbeiros na condição de responsáveis locais pelas sangrias. Encaravam esse papel com bastante seriedade, aperfeiçoando cuidadosamente suas técnicas e adotando novas tecnologias. Juntamente com a simples lâmina, havia o *phleam*, uma lâmina presa por uma mola, cujo corte atingia determinada profundidade. Anos depois a esse veio se somar o *escarificador*, que consistia em uma dúzia ou mais de lâminas acionadas por molas que dilaceravam simultaneamente a carne.

Os barbeiros que preferiam uma abordagem menos tecnológica e mais natural podiam optar pelo uso medicinal das sanguessugas. A extremidade desses vermes parasitas que se alimentam de sangue conta com três bocas separadas, cada uma composta de cem delicados dentes. Elas ofereciam um método ideal para sangrar a gengiva, os lábios ou o nariz dos pacientes. Além disso, a sanguessuga destila um anestésico para reduzir a dor, um anticoagulante e um vasodilatador para expandir os vasos sanguíneos e ativar a circulação. Com o objetivo de tornarem mais eficazes as sessões de sangria,

20 Truque ou tratamento

os médicos costumavam fazer uma *incisão* na própria sanguessuga, de modo que o sangue aspirado saísse pelo corte. Isso evitava que a sanguessuga ficasse cheia e parasse de chupar o sangue.

Costuma-se dizer hoje em dia que o cilindro listrado de vermelho e branco tradicionalmente colocado na portaria das barbearias é como um emblema da sua antiga função de cirurgião, mas na realidade pode ser associado ao seu papel de realizador de sangrias. O vermelho simboliza o sangue, o branco o torniquete, a bola no centro representa a bacia de metal onde ficavam as sanguessugas e o próprio cilindro, um bastão que era apertado contra o paciente para aumentar a pressão sanguínea.

Enquanto isso, as sangrias também eram praticadas e estudadas pelas maiores personalidades da medicina europeia, como Ambroise Paré, que foi médico oficial de quatro reis da França durante o século XVI. Ele escreveu extensamente sobre o assunto, oferecendo muitas indicações e sugestões:

> Se as sanguessugas forem manuseadas com as mãos nuas, elas acabarão por se enfurecer e ficarão de estômago tão cheio que não irão morder mais; deve-se por isso segurá-las com um pano branco e limpo, e aplicá-las sobre a pele depois que tiver sido levemente escarificada ou untada com o sangue de outra criatura, pois desse modo elas se ocuparão da carne, juntamente com a pele, com maior voracidade e eficiência. Para fazer com que se desgrudem, devem-se usar pó de aloé, sal ou cinzas sobre suas cabeças. No caso de se desejar saber a quantidade de sangue por elas sugado, que se polvilhe sua cabeça com sal misturado a pólvora, pois dessa forma vomitarão todo o sangue que tiverem ingerido.

Quando os europeus colonizaram o Novo Mundo, levaram com eles a prática da sangria. Os médicos norte-americanos não viam razão alguma para questionar técnicas ensinadas em grandes hospitais e universidades da Europa, de modo que consideravam a sangria um procedimento da medicina convencional a ser empregado em várias circunstâncias. No entanto, quando administrado no paciente mais importante da nação, em 1799, sua adoção se tornou subitamente um tema controvertido. Era a sangria realmente uma intervenção capaz de salvar vidas ou servia apenas para fazer se esvair a vida dos pacientes?

A polêmica teve início na manhã de 13 de dezembro de 1799, dia em que George Washington acordou com sintomas que sugeriam um resfriado. Quando seu secretário particular sugeriu que ele tomasse algum remédio, Washington retrucou: "Você sabe que jamais tomo alguma coisa para um resfriado. Vou deixar que isso vá embora da mesma maneira que veio."

O ex-presidente de 67 anos não achava que um nariz fungando e uma garganta dolorida fossem motivo de preocupação, especialmente por já ter sofrido de doenças muito mais sérias, sobrevivendo a elas. Tinha contraído varíola quando adolescente, que foi seguida por um ataque de tuberculose. Mais tarde, quando era ainda um jovem topógrafo, contraiu malária ao trabalhar em pântanos infestados de mosquitos na Virgínia. Então, em 1755, sobreviveu milagrosamente à Batalha de Monongahela, mesmo tendo sido mortos os dois cavalos que montara e apesar de quatro balas de mosquete terem perfurado seu uniforme. Também sofreu de pneumonia, foi vítima de repetidos acessos de malária e desenvolveu um "carbúnculo maligno" no seu quadril que o deixou incapacitado por seis semanas. Ironicamente, depois de sobreviver a campos de batalha sangrentos e a doenças perigosas, esse resfriado aparentemente insignificante contraído em uma sexta-feira 13 se revelaria a maior ameaça à vida de Washington.

Seu estado deteriorou-se de tal modo durante a noite de sexta-feira, que ele despertou nas primeiras horas do dia ofegante em busca de ar. Quando o senhor Albin Rawlins, administrador da propriedade de Washington, preparou uma mistura de melado, vinagre e manteiga, descobriu que seu paciente mal era capaz de engoli-la. Rawlins, que também era um experiente aplicador de sangrias, decidiu que a situação exigia uma nova medida. Ansioso para aliviar os sintomas que afligiam seu patrão, usou uma faca cirúrgica conhecida como bisturi para fazer uma pequena incisão no braço do general e extrair um terço de litro de sangue, derramando-o em uma tigela de porcelana.

Na manhã de 14 de dezembro, não havia ainda nenhum sinal de melhora, de modo que Martha Washington se mostrou aliviada quando chegaram à sua casa três médicos para cuidar do seu marido. dr. James Craik, médico pessoal do general, estava acompanhado pelo dr. Gustavus Richard Brown e pelo dr. Elisha Cullen Dick. Diagnosticaram corretamente o problema como *cynanche trachealis* ("estrangulamento canino"), que hoje seria interpretado como inchaço e inflamação da epiglote. Isso teria levado à obstrução da garganta de Washington e provocado sua dificuldade de respirar.

O dr. Craik aplicou algumas cantáridas (um preparado à base de besouros ressecados) à sua garganta. Quando isso não surtiu nenhum efeito, optou por sangrar o general e retirar mais meio litro de seu sangue. Às 11h voltou a tirar uma quantidade semelhante. O corpo humano contém em média cinco litros de sangue, de modo que uma fração significativa estava sendo extraída de Washington a cada sangria. O dr. Craik não parecia preocupado. Ele voltou a fazer uma incisão em uma veia de Washington ao fim da tarde, extraindo mais um litro inteiro de sangue.

Ao longo das horas seguintes, houve indícios de que a sangria estava dando resultado. Washington pareceu se recuperar e por um momento foi capaz de se recostar. Aquilo, contudo, foi um mero alívio passageiro. Quando seu estado voltou a se deteriorar naquele dia, os médicos ainda realizaram uma nova sangria. Dessa vez o sangue parecia viscoso e fluía lentamente. Da perspectiva moderna, isso refletia desidratação e uma perda geral de fluidos causada pela perda excessiva de sangue.

No decorrer da noite, os médicos puderam apenas observar impotentes enquanto suas numerosas sangrias e vários cataplasmas não conseguiam produzir nenhum indício de melhora. Mais tarde, o dr. Craik e o dr. Dick escreveriam: "As forças da vida pareciam agora estar claramente cedendo diante do poder da enfermidade. Ampolas foram aplicadas às extremidades, juntamente com um cataplasma de farelo e vinagre posto sobre a garganta."

George Washington Custis, o filho do enteado do grande homem à beira da morte, registrou os momentos finais do primeiro presidente norte-americano:

À medida que a noite avançava ficava claro que ele estava agonizando, e ele parecia saber que "sua hora estava chegando". Perguntou que horas eram e lhe responderam que faltavam alguns minutos para as dez. Não falou mais — a mão da morte pairava sobre ele, e ele estava consciente de que "sua hora tinha chegado". Exibindo um surpreendente controle sobre si mesmo, preparou-se para morrer. Bem-posto e com os braços cruzados sobre o peito, sem um suspiro, sem um gemido, o Pai da Nação morreu. Nenhuma dor ou esforço violento quando aquele nobre espírito partiu para seu voo silencioso; eram de tal modo tranquilas as feições viris no repouso da morte, que alguns momentos se passaram antes que aqueles à sua volta se dessem conta de que o patriarca não estava mais ali.

George Washington, um homem enorme de quase dois metros de altura, teve quase metade do seu sangue drenado em menos de um dia. Os médicos responsáveis pelo tratamento alegaram que medidas tão drásticas tinham sido necessárias como um último recurso para salvar a vida do paciente, e a maior parte dos seus colegas apoiou a decisão. Contudo, também se fizeram ouvir vozes discordantes no interior da comunidade médica. Ainda que a sangria tivesse sido uma prática aceita pela medicina por séculos, uma minoria de médicos começava a questionar sua eficácia. Efetivamente, eles argumentavam que a sangria era um risco para os pacientes, independentemente da parte do corpo que fosse submetida e da quantidade — se um litro ou dois tivessem sido extraídos. Segundo esses médicos, o dr. Craik, o dr. Brown e o dr. Dick haviam na realidade matado o ex-presidente sangrando-o sem necessidade até a morte.

Mas quem estava com a razão — os médicos mais eminentes do país, que tinham dado o melhor de si para salvar Washington, ou os doutores dissidentes que consideravam a sangria um legado louco e perigoso da Grécia Antiga?

Por coincidência, no dia em que Washington morreu, 14 de dezembro de 1799, estava em curso um julgamento cujo tema era saber se a sangria era nociva aos pacientes ou um método para curá-los. O julgamento teve sua origem em um artigo escrito pelo conhecido jornalista inglês William

Cobbett, então morando na Filadélfia e que se interessara pelas atividades de um médico chamado dr. Benjamin Rush, o mais exaltado e famoso partidário da sangria na América.

O dr. Rush era admirado em todo o país pela sua brilhante carreira médica, científica e política. Era autor de 85 publicações, incluindo o primeiro manual americano de química; tinha sido médico-chefe do Exército Continental e, mais importante, um signatário da Independência. Talvez já fossem esperadas todas essas realizações, pois ele se formara com apenas 14 anos na Universidade de Nova Jersey, que mais tarde viria a se tornar a Universidade de Princeton.

Rush exerceu a medicina no Hospital Pensilvânia, na Filadélfia, e deu aulas na Escola de Medicina da instituição, responsável pela formação de três quartos dos médicos americanos durante os anos em que lá ensinou. Era tão respeitado que o conheciam como "o Hipócrates da Pensilvânia" e continua a ser até hoje o único médico a ter uma estátua erguida em sua honra na cidade de Washington pela Associação Médica Americana. Sua prolífica carreira permitiu que convencesse toda uma geração de médicos dos benefícios proporcionados pela sangria, incluindo os três que atenderam o general Washington, pois Rush servira com Craik na Guerra da Independência contra os britânicos, havia estudado medicina com o dr. Brown em Edimburgo e tinha ensinado ao dr. Dick na Pensilvânia.

O dr. Rush certamente punha em prática o que pregava. Suas maratonas de sangria mais documentadas tiveram lugar durante a epidemia de febre amarela em 1794 e 1797. Chegou às vezes a sangrar cem pacientes em um único dia, o que significava que sua clínica exalava um fedor de sangue estragado e atraía enxames de moscas. Entretanto, William Cobbett, que, como jornalista, nutria um interesse especial por escândalos médicos, convencera-se de que Rush estava matando inadvertidamente muitos de seus pacientes. Cobbett começou a examinar os boletins locais que registravam a mortalidade e, obviamente, percebeu um aumento no índice de mortes depois que os colegas de Rush começaram a seguir suas recomendações em relação às sangrias. Isso o levou a declarar que os métodos de Rush tinham "contribuído para despovoar a Terra".

A resposta do dr. Rush a essa alegação de tratamento inadequado dos pacientes foi mover uma ação contra Cobbett por difamação na Filadélfia em 1797. Adiamentos e digressões fizeram com que o caso se arrastasse por cerca de dois anos, mas ao fim de 1799 o júri estava pronto para tomar uma decisão. A questão principal era saber se Cobbett acertara ao afirmar que Rush estava matando seus pacientes por meio das sangrias ou se sua acusação não tinha fundamento e era maldosa. Ainda que Cobbett pudesse recorrer aos registros para sustentar seu caso, isso não chegava a ser uma análise rigorosa do impacto provocado pelas sangrias. Além disso, tudo o mais parecia conspirar contra ele.

Por exemplo, apenas três testemunhas foram convocadas para o julgamento, todas eram doutores que simpatizavam com a abordagem do dr. Rush em relação à medicina. Havia também o fato de o caso ter sido defendido por sete advogados, o que sugere que a capacidade de persuasão pesou mais do que quaisquer provas. Com sua fortuna e reputação, Rush contava com os melhores profissionais disponíveis para defender seus interesses, fazendo com que Cobbett travasse o tempo todo uma luta desigual. Como se não bastasse tudo isso, o público provavelmente foi influenciado pelo fato de Cobbett não ser um médico, enquanto Rush era um dos pais da medicina americana, de modo que parecia natural apoiar o ponto de vista desse último.

Como era de esperar, Rush venceu seu processo. Cobbett foi forçado a lhe pagar 5 mil dólares, a maior indenização já paga na Pensilvânia. Assim, exatamente no mesmo momento em que George Washington morria depois de ser submetido a uma série de procedimentos de sangria, um tribunal decidia que esse se tratava de um tratamento médico perfeitamente satisfatório.

Não podemos, contudo, nos apoiar na decisão de um tribunal do século XVIII para decidir se os benefícios médicos proporcionados pela sangria compensam quaisquer efeitos colaterais. Afinal, o julgamento provavelmente foi bastante influenciado por todos os fatores já mencionados. Também vale a pena lembrar que Cobbett era um estrangeiro, enquanto Rush, um herói nacional, de modo que era quase impensável que um júri se pronunciasse contra Rush.

Para decidirmos a respeito dos benefícios proporcionados pelas sangrias, os critérios médicos exigiriam um procedimento mais rigoroso, ainda mais isento do que o tribunal mais justo que pudéssemos imaginar. Na realidade, enquanto Rush e Cobbett estavam debatendo a questão em um tribunal, eles ignoravam que exatamente o tipo de procedimento apropriado para estabelecer a verdade em assuntos médicos já fora descoberto do outro lado do Atlântico e vinha sendo utilizado com grande proveito. Foi inicialmente usado para testar um tratamento radicalmente novo para uma doença que vitimava marinheiros, mas logo viria a ser empregado para avaliar as sangrias, e no devido tempo essa abordagem viria a ser um recurso para lidar com um amplo espectro de intervenções médicas, incluindo as terapias alternativas.

Escorbuto, marujos e o teste do sangue

Em junho de 1744, o comandante George Anson, um herói da Marinha britânica, voltou ao seu país após uma viagem de circum-navegação que durara quase quatro anos. Durante aquela jornada, Anson havia enfrentado e capturado o galeão espanhol *Covadonga*, incluindo as suas 1.313.843 moedas de ouro e 35.682 onças de prata virgem, o butim mais valioso obtido nos dez anos de luta que a Inglaterra travara contra a Espanha. Quando Anson e seus homens desfilaram pelas ruas de Londres, o tesouro conquistado acompanhou-o em 32 carroças carregadas de barras de prata. Anson, entretanto, pagara um alto preço por aquele espólio de guerra. Sua tripulação tinha sido vítima de repetidos acessos de uma doença conhecida como escorbuto, que acabou por matar mais de dois em cada três de seus marinheiros. Para situar esse dado no contexto da época, enquanto apenas quatro homens haviam sido mortos nas batalhas navais travadas por Anson, cerca de mil deles tinham sucumbido ao escorbuto.

O escorbuto há muito vinha sendo um constante flagelo desde que os navios, em suas viagens, começaram a se demorar por mais do que algumas poucas semanas. O primeiro caso de escorbuto em alto-mar de que se tem notícia foi registrado em 1497, quando Vasco da Gama dobrou o cabo da Boa Esperança. E desde então a incidência do problema aumentou na mesma medida em que capitães cada vez mais ousados velejavam para pontos remotos do globo. O médico inglês William Clowes, que serviu na frota da rainha Elizabeth, forneceu uma descrição detalhada dos horríveis sintomas que acabariam por matar dois milhões de marinheiros:

> Suas gengivas apodreciam até as próprias raízes dos dentes; e suas bochechas, endurecidas e inchadas, os dentes frouxos, prestes a cair [...] seu hálito tornava-se pestilento. As pernas, tão frágeis e fracas, cheias de dores e feridas, exibiam muitas manchas roxas e vermelhas, algumas grandes, outras tão pequenas como picadas de mosquitos.

Tudo isso faz sentido de uma perspectiva moderna, porque sabemos que o escorbuto é causado pela deficiência de vitamina C. O corpo humano usa essa vitamina para produzir colágeno, que cola e dá coesão aos músculos, vasos sanguíneos e outras estruturas do nosso corpo, ajudando assim a reconstituir cortes e feridas. É por essa razão que a falta de tal vitamina resulta em sangramentos e na degeneração da cartilagem, dos ligamentos, dos tendões, ossos, pele, gengivas e dentes. Em resumo, a vítima de escorbuto se desintegra gradualmente e morre de forma dolorosa.

O termo *vitamina* descreve um nutriente orgânico vital para a sobrevivência, mas que não pode ser produzido pelo próprio corpo; precisa, portanto, ser suprido por meio de alimentos. Costumamos obter nossa vitamina C nas frutas, algo que, infelizmente, estava ausente da dieta habitual dos marinheiros. Eles comiam, ao contrário, biscoitos, carne salgada, peixe seco, todos desprovidos de vitamina C e propensos a abrigarem carunchos. Na realidade, a infestação por esses animais costumava ser considerada um bom sinal, porque os carunchos só abandonariam a carne se ela estivesse perigosamente apodrecida ou deixasse de ser comestível.

A solução simples teria sido alterar a dieta dos marinheiros, mas os cientistas ainda não tinham descoberto a vitamina C e ignoravam a importância das frutas frescas na prevenção do escorbuto. Médicos propunham, em vez disso, uma série de outras providências. É claro que sempre valia a pena tentar as sangrias, e outros tratamentos incluíam o consumo de pasta de mercúrio, água salgada, vinagre, ácido sulfúrico, ácido clorídrico ou vinho mosele. Outro tratamento exigia enterrar o paciente na areia até o pescoço, o que era muito prático em pleno oceano Pacífico. O remédio mais tortuoso era o trabalho duro, já que os médicos haviam observado que o escorbuto costumava ser associado a marinheiros preguiçosos. Os médicos, é óbvio, confundiam causa e efeito, porque o escorbuto é que tornava os marinheiros preguiçosos, e não a preguiça que tornava os marujos vulneráveis à doença.

Essa série de medidas inúteis significava que as mortes por escorbuto continuavam a ser um obstáculo às ambições marítimas nos séculos XVII e XVIII. Estudiosos por todo o mundo elaboravam teorias esotéricas sobre as causas do escorbuto e debatiam os méritos das várias curas, mas ninguém parecia capaz de deter a podridão que seguia matando centenas de milhares de marinheiros. Então, em 1746, ocorreu um grande avanço quando um médico da Marinha, o jovem escocês James Lind, subiu a bordo do HMS *Salisbury*. Seu cérebro ativo e sua mente meticulosa lhe permitiram que deixasse de lado os modismos, os preconceitos, as histórias e boatos, lidando com o flagelo do escorbuto, ao contrário, com extrema lógica e racionalidade. Em resumo, James Lind estava fadado a ter sucesso onde todos os outros haviam fracassado porque ele aplicou o que parece ter sido o primeiro *experimento clínico controlado* de todo o mundo.

A missão de Lind o levou a navegar pelo canal da Mancha e pelo Mediterrâneo, e, mesmo que o HMS *Salisbury* não tivesse nunca se afastado muito do litoral, um em cada dez marujos exibia sintomas de escorbuto no início de 1747. A primeira reação de Lind provavelmente foi a de oferecer aos marinheiros um dos muitos tratamentos populares na época, mas o impulso foi interceptado por um pensamento que passou pela sua mente. O que aconteceria se tratasse grupos distintos de marinheiros de forma distinta? Ao observar quais se recuperavam e aqueles cujo estado se deteriorava, teria condições de determinar quais tratamentos se mostravam eficazes e quais não surtiam efeito. Para nós isso pode parecer óbvio, mas representava um ponto de partida radicalmente novo, abandonando os procedimentos médicos adotados até então.

No dia 20 de maio, Lind identificou vinte marujos com sintomas igualmente sérios de escorbuto, na medida em que todos apresentavam "gengivas apodrecidas, manchas e exaustão, com fraqueza nos joelhos". Ele, então, instalou suas redes na mesma área do navio, garantindo que todos recebessem o mesmo café da manhã, almoço e jantar, estabelecendo assim "uma dieta comum a todos". Dessa maneira, Lind estava ajudando a garantir um teste isento, já que todos os pacientes estavam igualmente doentes, alojados e alimentados de forma semelhante.

James Lind

Dividiu então os marinheiros em seis pares e aplicou a cada par um tratamento diferente. O primeiro deles recebeu um quarto de cidra; o segundo par, 25 gotas de um elixir de vitríolo (ácido sulfúrico), três vezes ao dia; o terceiro, duas colheres de vinagre três vezes ao dia; o quarto, meio quartilho de água do mar por dia; o quinto, uma pasta medicinal composta de alho, mostarda, rabanete e goma de mirra; e o sexto par recebeu duas laranjas e um limão por dia. Outro grupo de marinheiros doentes que seguiu consumindo a dieta normal também foi monitorado, funcionando como um grupo de controle.

Há dois pontos importantes a serem esclarecidos antes de seguirmos adiante. Em primeiro lugar, a inclusão de laranjas e limões foi fruto de um simples palpite. Ainda que existissem, já em 1601, alguns poucos relatos de que limões aliviariam os sintomas do escorbuto, os médicos de fins do século XVIII encarariam as frutas como um medicamento bizarro. Se a expressão *medicina alternativa* existisse na época de Lind, seus colegas possivelmente teriam rotulado as laranjas e os limões como alternativos, por serem remédios naturais não sustentados por nenhuma teoria plausível e, portanto, dificilmente comparáveis às práticas mais consolidadas.

O segundo ponto importante é que Lind não incluiu a sangria na sua experiência. Ainda que outros julgassem as sangrias apropriadas para o tratamento do escorbuto, Lind não se deixara convencer e suspeitava, ao contrário, de que a verdadeira cura estaria associada à dieta. Voltaremos em breve à questão de como a sangria foi posta à prova.

O tratamento clínico teve início e Lind esperou para ver quais marinheiros acabariam se recuperando, se é que algum viria a melhorar. Apesar de o experimento ter sido programado para durar 14 dias, o suprimento de frutas cítricas do navio chegou ao fim com apenas seis dias de viagem, de modo que Lind foi forçado a avaliar os resultados em um estágio antes do previsto. Felizmente, a conclusão já se mostrava evidente, pois os marujos que haviam consumido limões e laranjas experimentaram uma notável e quase completa recuperação. Todos os outros pacientes continuavam a sofrer com os sintomas de escorbuto, exceto pelos que haviam bebido a cidra, que exibiam ligeiros indícios de melhora. Isso provavelmente se deu porque a cidra também pode conter pequenas quantidades de vitamina C, dependendo de como for produzida.

Ao controlar variáveis como o ambiente e a dieta, Lind havia demonstrado que as laranjas e os limões eram decisivos para curar o escorbuto. Ainda que o número de pacientes envolvidos no experimento fosse extremamente pequeno, os resultados obtidos eram tão gritantes que ele se mostrou convencido da sua descoberta. Não tinha, é claro, nenhuma ideia de que laranjas e limões continham vitamina C ou de que a vitamina C fosse um ingrediente vital para a produção de colágeno, mas nada disso era importante — o dado fundamental era que esse tratamento levava à cura. A prioridade número um da medicina é demonstrar que um tratamento é eficaz; compreender exatamente os detalhes do mecanismo em questão pode ser deixado para uma fase posterior da pesquisa.

Se Lind estivesse realizando seu experimento no século XXI, ele teria anunciado suas descobertas em um simpósio importante e em seguida divulgado seu trabalho em uma publicação médica. Outros cientistas teriam lido a respeito da sua metodologia e repetido seu experimento, de modo que dentro de um ou dois anos surgiria um consenso internacional sobre a capacidade de laranjas e limões curarem o escorbuto. Infelizmente, a comunidade médica do século XVIII se encontrava relativamente dispersa, de forma que descobertas às vezes passavam despercebidas.

O próprio Lind não ajudou muito ao mostrar-se um homem tímido, que não conseguiu divulgar e promover sua pesquisa. Seis anos depois da experiência, ele finalmente tornou público seu trabalho em um livro dedicado ao comandante Anson, conhecido por ter perdido cerca de mil homens para o escorbuto apenas alguns anos antes. O *Tratado sobre o escorbuto* consistia em um tomo de intimidantes quatrocentas páginas escritas em estilo arrastado, não sendo de surpreender, portanto, que lhe tivesse conquistado poucos adeptos.

Pior ainda, Lind minou a credibilidade da sua cura com o desenvolvimento de uma versão concentrada de suco de limão que seria mais fácil de transportar, armazenar, preservar e administrar. A bebida era criada por aquecimento e evaporação do sumo do limão, mas Lind não se deu conta de que esse processo destruía a vitamina C, o ingrediente ativo que curava o escorbuto. Portanto, qualquer um que seguisse a recomendação de Lind logo acabaria se decepcionando, já que a bebida era quase totalmente ineficaz. Assim, a despeito de um experimento bem-sucedido, a cura simples proporcionada pelo limão foi ignorada, o escorbuto continuou a grassar e muitos outros marinheiros morreram. Na época em que terminara a Guerra dos Sete Anos contra a França, em 1763, os registros mostravam que 1.512 marinheiros britânicos haviam morrido em combate e 100 mil tinham sido mortos pelo escorbuto.

No entanto, em 1780, 33 anos depois da experiência original, o trabalho de Lind atraiu a atenção de um influente médico chamado Gilbert Blane. Apelidado de "Chillblain" (Frieira) por causa da frieza expressa em suas atitudes, Blane entrara em contato por acaso com o tratado de Lind sobre o escorbuto enquanto se preparava para sua primeira missão na frota britânica no Caribe. Ficou impressionado com a declaração de Lind de que "não iria propor nada que tivesse sido ditado meramente por teorias; mas comprovando tudo por meio de experiências e fatos, os guias mais seguros e confiáveis". Inspirado pela abordagem de Lind e interessado pela sua conclusão, Blane decidiu que iria monitorar de modo meticuloso as taxas de mortalidade na frota britânica no Caribe para verificar o que aconteceria se introduzisse limões na dieta de todos os marinheiros.

Apesar de o experimento de Blane ter se dado em condições menos controladas do que a pesquisa de Lind, ele envolvia um número bem maior de marinheiros e se poderia dizer que os resultados foram ainda mais expressivos. Durante seu primeiro ano no Caribe, havia 12.019 marinheiros na frota britânica, dos quais apenas sessenta tinham morrido em combate e 1.518 devido a doenças, sendo o escorbuto a causa da maioria absoluta dessas mortes. Contudo, depois de Blane introduzir o limão na dieta, a mortalidade caiu pela metade. Mais tarde, limas vieram a ser usadas no lugar dos limões, o que levou os marinheiros e em seguida os britânicos em geral a serem conhecidos pela gíria *limeys*.

Blane não apenas se convenceu da importância das frutas frescas, mas 15 anos mais tarde conseguiu implementar a prevenção contra o escorbuto por toda a Marinha britânica, tendo sido nomeado para o Conselho dos Doentes e Feridos, responsável por determinar os procedimentos médicos adotados. A 5 de março de 1795 o Conselho do Almirantado concordou que as vidas dos marinheiros seriam salvas se garantissem a distribuição de uma ração diária de cerca de 20 gramas de suco de limão. Lind morrera apenas um ano antes, mas sua missão de livrar os navios britânicos do escorbuto acabou sendo levada a cabo de modo competente por Blane.

Os britânicos demoraram a adotar a terapia do limão, já que quase meio século tinha se passado desde a experiência revolucionária de Lind, mas muitas outras nações mostraram estar ainda mais atrasadas. Isso deu aos britânicos uma enorme vantagem quanto à colonização de terras distantes e a vitória em batalhas marítimas com seus vizinhos europeus. Por exemplo, antes da Batalha de Trafalgar, em 1805, Napoleão havia planejado invadir a Grã-Bretanha, mas foi impedido de fazer isso por um bloqueio naval britânico que manteve os navios franceses em seus próprios portos por vários meses. Só foi possível encurralar a frota francesa porque os navios britânicos abasteciam suas tripulações com frutas, o que significava que não precisavam interromper seus períodos de serviço para trazer a bordo novos marinheiros saudáveis para substituir os que estariam morrendo de escorbuto. Efetivamente não é exagero dizer que a invenção de Lind do experimento clínico e a consequente adoção dos limões por Blane para prevenir o escorbuto salvaram a nação, porque o exército de Napoleão era bem maior do que sua contrapartida britânica, de modo que um fracasso no bloqueio teria resultado no sucesso de uma invasão francesa.

O destino de uma nação é um fator de grande importância histórica, contudo a aplicação das conclusões obtidas por meio do experimento clínico teria um significado ainda mais importante nos anos a seguir. Pesquisas médicas passaram a partir de então a recorrer rotineiramente a experimentos clínicos para decidir quais tratamentos funcionavam e quais eram ineficazes. Esse desdobramento permitiu que médicos salvassem centenas de milhões de vidas em todo o mundo ao serem capazes de curar doenças recorrendo com confiança a medicamentos de eficiência comprovada, em vez de administrar equivocadamente remédios de charlatães.

A sangria, devido ao papel central que exerceu na medicina, foi um dos primeiros tratamentos a ser submetido a um experimento clínico controlado. Em 1809, apenas uma década depois de Washington ter sido submetido a sangrias no seu leito de morte, um médico militar escocês chamado Alexander Hamilton se propôs a determinar se era ou não recomendável submeter os pacientes a esse procedimento. Em condições ideais, seu experimento clínico teria examinado o impacto provocado pelas sangrias sobre uma única doença ou sintoma, como a gonorreia ou a febre, porque os resultados tendem a ser mais claros se uma experiência é focada em um único tratamento para uma única enfermidade. Entretanto, a experiência teve lugar enquanto Hamilton estava de serviço na Guerra Peninsular, em Portugal, onde as condições dos campos de batalha não lhe permitiam que se desse ao luxo de realizar um experimento ideal — em vez disso, ele examinou o impacto da sangria em um amplo espectro de condições. Para fazermos justiça a Hamilton, esse não era um projeto tão impróprio para sua experiência, porque na época as sangrias eram apregoadas como uma espécie de panaceia — se os médicos acreditavam que as sangrias eram capazes de curar quaisquer doenças, então era possível argumentar que uma experiência deveria incluir vítimas de todas as doenças.

Hamilton começou seu experimento dividindo em três grupos um contingente de 366 soldados que sofriam de uma série de enfermidades. Os primeiros dois grupos foram tratados por ele mesmo e por um colega (Mr. Anderson) sem o recurso à sangria, enquanto o terceiro grupo foi tratado por um terceiro médico, que permaneceu anônimo. Esse último empregou o procedimento habitual de usar o bisturi para sangrar os pacientes. Os resultados do experimento foram claros:

> Tudo foi arranjado de modo a admitirmos esse número de pacientes, alternadamente, de maneira que cada um de nós ficasse com um terço do total. Os doentes eram recebidos indiscriminadamente e tratados do modo mais uniforme possível, com o mesmo cuidado e usufruindo dos mesmos confortos... Nem Mr. Anderson nem eu empregamos o bisturi uma vez sequer para fazer uma sangria. Ele perdeu dois pacientes; eu, quatro casos; enquanto, no outro terço, 35 pacientes morreram.

O índice de mortalidade para pacientes tratados com sangrias era dez vezes mais alto do que entre os pacientes em que aquele procedimento havia sido evitado. Isso resultava em uma acusação incisiva contra a extração de sangue e em uma clara demonstração de que o número de mortes que causava era maior do que o de vidas que salvava. Era difícil argumentar contra a conclusão da pesquisa porque ela havia satisfeito plenamente dois dos fatores principais que determinam a qualidade de uma experiência.

Em primeiro lugar, o experimento havia sido cuidadosamente controlado, o que significa que grupos separados de pacientes eram tratados de forma semelhante, exceto por um único aspecto, ou seja, a administração das sangrias. Isso permitiu a Hamilton isolar o impacto da sangria. Se o grupo submetido às sangrias tivesse sido mantido em piores condições ou submetido a uma dieta diferente, então o índice mais alto de mortalidade poderia ter sido atribuído ao ambiente ou à nutrição, mas Hamilton garantira que todos os grupos tivessem recebido "o mesmo cuidado" e "os mesmos confortos". Por essa razão, apenas a sangria podia ser apontada como o fator responsável pela taxa mais alta de mortalidade no terceiro grupo.

Em segundo lugar, Hamilton havia procurado se assegurar de que sua experiência fosse isenta ao garantir que os grupos estudados estivessem em uma posição a mais semelhante possível. Conseguiu isso evitando qualquer distribuição sistemática de pacientes, como, por exemplo, conduzindo deliberadamente soldados mais velhos para o grupo destinado às sangrias, o que teria induzido a experiência a prejudicar aquele procedimento. Em vez disso, Hamilton encaminhou pacientes a cada grupo "alternada e indiscriminadamente", o que nos dias de hoje chamaríamos de ensaio clínico *randomizado* — ou seja, alocar ao acaso os tratamentos em uma experiência. Se os pacientes são distribuídos aleatoriamente entre os grupos, então podemos supor que os grupos serão de um modo geral similares quanto a quaisquer fatores, como idade, renda, gênero ou gravidade da doença, que possam vir a afetar o futuro daquele paciente. O critério aleatório permite até que fatores desconhecidos venham a se distribuir de modo equilibrado entre os grupos. A isenção obtida com a *randomização* (o critério aleatório) se mostra particularmente eficaz se o contingente inicial de pacientes for grande. Nesse caso, o número de participantes (366 pacientes) era notavelmente amplo. Hoje em dia os pesquisadores médicos chamam este procedimento de *ensaio controlado randomizado* ou *ensaio clínico randomizado* (RCT), e é considerado o padrão mais elevado para se porem terapias à prova.

Ainda que Hamilton tenha tido sucesso ao conduzir o primeiro ensaio clínico randomizado sobre as consequências das sangrias, ele falhou na hora de publicar seus resultados. Na realidade, só temos conhecimento da pesquisa de Hamilton porque em 1987 seus documentos foram descobertos entre papéis escondidos em um baú guardado na Real Congregação de Médicos, em Edimburgo. O fracasso em publicar é uma séria negligência em relação ao dever de qualquer pesquisador porque a publicação acarreta duas impor-

36   Truque ou tratamento

tantes consequências. Primeiro, encoraja outros a replicarem a pesquisa, que pode ou revelar erros no experimento original, ou confirmar seu resultado. Em segundo lugar, a publicação é a melhor maneira de difundir uma nova pesquisa, de modo que outros possam vir a aplicar o que foi descoberto.

A não publicação significou que o experimento sobre as sangrias promovido por Hamilton não teve nenhum impacto sobre o entusiasmo generalizado com que o procedimento era adotado. Longe disso, foram precisos mais alguns anos antes de que outros pioneiros da medicina, como o médico francês Pierre Louis, conduzissem seus próprios ensaios e confirmassem as conclusões de Hamilton. Esses resultados, que foram devidamente publicados e divulgados, mostraram repetidamente que a sangria não era um recurso para salvar vidas, mas sim um assassino em potencial. À luz dessas descobertas, parece altamente provável que as sangrias tenham sido responsáveis pela morte de George Washington.

Lamentavelmente, como essas conclusões contrárias à sangria se opunham à visão então predominante, muitos médicos relutaram em aceitá-las e até deram o melhor de si para desacreditá-las. Por exemplo, quando Pierre Louis publicou os resultados de suas experiências em 1828, muitos médicos descartaram essa conclusão negativa a respeito da sangria justamente porque era baseada em informações obtidas na análise de grandes quantidades de pacientes. Eles menosprezaram seu "método numérico" porque estavam mais interessados em tratar do paciente individual que tinham à sua frente do que no destino de uma ampla amostra de pacientes. Louis argumentou que era impossível saber se um tratamento era ou não seguro ou eficaz para o paciente individual a não ser que tivesse comprovado sua segurança e eficácia em um grande número de pacientes: "Um agente terapêutico não pode ser empregado com qualquer discernimento ou probabilidade de sucesso em um determinado caso, a menos que sua eficácia geral, em casos análogos, tenha sido previamente constatada... sem a ajuda de estatísticas, nada que se assemelha à verdadeira medicina é possível."

E, quando o médico escocês Alexander MacLean defendeu o uso de experimentos médicos para testar tratamentos enquanto trabalhava na Índia em

1818, seus críticos argumentaram que era errado fazer experiências daquele modo com a saúde dos pacientes. Ele respondeu observando que evitar experiências significava que a medicina jamais deixaria de ser uma mera coleção de tratamentos não testados, que poderiam ser totalmente ineficazes ou perigosos. Ele descreveu a medicina praticada sem levar em conta esses indícios como "uma série contínua de experiências com as vidas de nossos semelhantes".

Apesar da invenção do ensaio clínico e a despeito dos indícios reunidos contra a sangria, muitos médicos europeus continuaram a sangrar seus pacientes, em uma proporção tal, que a França foi obrigada a importar 42 milhões de sanguessugas em 1833. Mas, a cada década que se passava, maior era a força que uma atitude racional adquiria entre os médicos; as experiências foram se tornando mais comuns, enquanto terapias perigosas e ineficazes como as sangrias começaram a entrar em decadência.

Antes do advento dos ensaios clínicos, um médico decidia qual tratamento aplicar aos seus pacientes com base unicamente nos seus próprios preconceitos ou naquilo que lhe havia sido ensinado por seus pares ou nas suas vagas lembranças a respeito de experiências com um punhado de pacientes que sofriam do mesmo mal. Depois da adoção do ensaio clínico, médicos podiam escolher qual tratamento desejavam empregar para um único paciente, examinando indícios sobre vários experimentos envolvendo talvez milhares de pacientes. Ainda não havia garantia alguma de que o tratamento que fora bem-sucedido em uma série de ensaios poderia curar um paciente em particular, mas qualquer médico que adotasse essa abordagem estava dando a seu paciente as melhores chances possíveis de recuperação.

A invenção do ensaio clínico feita por Lind havia desencadeado uma revolução gradual que ganhou fôlego no decorrer do século XIX. Transformou a medicina da perigosa loteria que era no século XVIII em uma disciplina racional no século XX. O ensaio clínico ajudou a fazer nascer a medicina moderna, que tornou possível que desfrutássemos de vidas mais longas, mais saudáveis e mais felizes.

A medicina baseada em evidências

Como os ensaios clínicos são um fator importante para determinar os tratamentos mais indicados para um paciente, eles desempenham um papel crucial em um movimento conhecido como *medicina baseada em evidências*. Os princípios básicos da medicina baseada em evidências teriam contado com a aprovação de James Lind já no século XVIII, mas, apesar disso, o movimento só veio a se consolidar realmente em meados do século XX, e a própria expressão começou a aparecer em publicações apenas em 1992, quando foi cunhada por David Sackett, na Universidade de McMaster, em Ontário, no Canadá. Ele assim a definiu: "A medicina baseada em evidências consiste no uso meticuloso, explícito e equilibrado das melhores evidências disponíveis em um dado momento ao tomarmos decisões sobre como tratar de pacientes individuais."

A medicina baseada em evidências dá maiores recursos aos médicos ao abastecê-los com as informações mais confiáveis, beneficiando os pacientes quando aumenta as chances de que eles receberão o tratamento mais apropriado. Do ponto de vista do século XXI, parece óbvio que as decisões médicas deveriam ser baseadas em evidências, mais especificamente nos ensaios clínicos randomizados, porém o surgimento da medicina baseada em evidências assinala uma mudança decisiva na história da medicina.

Antes do desenvolvimento da medicina baseada em evidências, os médicos se mostravam espetacularmente ineficientes. Aqueles pacientes que se recuperavam de uma doença costumavam ter sucesso apesar dos tratamentos que recebiam, não por causa deles. Mas, assim que o *establishment* médico adotou ideias simples como o ensaio clínico, então o progresso ganhou velocidade. Hoje o ensaio clínico se tornou algo rotineiro no desenvolvimento de novos tratamentos, e os especialistas da área de medicina concordam em afirmar que a medicina baseada em evidências é o fator determinante para um sistema de saúde eficiente.

Contudo, pessoas de fora do *establishment* médico às vezes consideram a medicina baseada em evidências um conceito frio, confuso e intimidante.

COMO CHEGAR À VERDADE? 39

Caso você nutra alguma simpatia por esse ponto de vista, então, uma vez mais, vale a pena relembrar como era o mundo antes do advento do ensaio clínico e da medicina baseada em evidências: médicos ignoravam o mal que causavam ao sangrar milhões de pessoas, na realidade chegando a matar muitas delas, inclusive George Washington. Esses médicos não eram estúpidos ou malvados; eles simplesmente não detinham o conhecimento que vem à tona quando os ensaios médicos se multiplicam.

Lembrem-se, por exemplo, de Benjamin Rush, o entusiasta das sangrias que entrou com um processo e ganhou a causa no dia em que Washington morreu. Tratava-se de um homem brilhante, educado e de bons sentimentos, responsável pelo reconhecimento de que o vício era uma condição que exigia tratamento médico e que compreendeu que os alcoólatras perdiam a capacidade de controlar sua tendência para beber. Também foi um defensor dos direitos da mulher, lutou pela abolição da escravidão e fez campanha contra a pena de morte. Contudo, essa combinação de inteligência e decência não foi o bastante para impedi-lo de matar centenas de pacientes, sangrando-os até a morte, e de encorajar seus alunos a fazerem exatamente o mesmo.

Rush foi iludido pelo respeito que tinha por ideias antigas somado aos motivos inventados unicamente para justificar as sangrias. Teria sido fácil, por exemplo, considerar o efeito sedativo provocado pela sangria como uma genuína melhora, sem saber que estava fazendo com que a vida se esvaísse dos seus pacientes. Provavelmente também se deixava confundir pela sua própria memória, lembrando-se de maneira seletiva daqueles pacientes que haviam sobrevivido às sangrias e convenientemente se esquecendo dos que tinham morrido. Além disso, Rush teria ficado tentado a atribuir qualquer sucesso ao seu tratamento e descartado qualquer fracasso ao atribuí-lo a um paciente que em todo caso já estava destinado a morrer.

Apesar de a medicina baseada em evidências condenar o tipo de sangria indiscriminada em que Rush incorreu, é importante observar que essa abordagem da medicina também significa manter a mente aberta a novas evidências e à revisão das próprias conclusões. Por exemplo: graças às últimas evidências obtidas em novos ensaios, as sangrias passaram novamente a ser um tratamento aceitável em situações bastante específicas — foi provado dessa forma que, como um último recurso, a sangria pode aliviar a sobrecarga de fluidos provocada por insuficiência cardíaca. De modo semelhante, as sanguessugas têm hoje um papel a desempenhar ajudando pacientes a se recuperarem de alguns tipos de cirurgia. Em 2007, por exemplo, sanguessugas foram colocadas na boca de uma mulher em Yorkshire quatro vezes por dia durante uma semana e meia depois de ter um tumor cancerígeno removido e sua língua reconstruída. Isso foi feito porque elas secretam substâncias químicas que melhoram a circulação do sangue, acelerando assim o processo de cura.

Mesmo sendo indubitavelmente uma força benéfica, ocasionalmente a medicina baseada em evidências é tratada com desconfiança. Algumas pessoas a veem como uma estratégia para permitir que o *establishment* médico defenda seus próprios integrantes e tratamentos, excluindo rivais de fora desse círculo que propõem tratamentos alternativos. Na realidade, como já vimos, é o contrário que muitas vezes ocorre, porque a medicina baseada em evidências na verdade permite que pessoas de fora sejam ouvidas — ela avaliza qualquer tratamento que revele ser eficaz, independentemente de quem esteja por trás dele, e não importa o quão estranho possa parecer. Sumo de limão como tratamento para escorbuto soava como um remédio implausível, mas o *establishment* teve de aceitá-lo porque era sustentado por evidências obtidas em ensaios. As sangrias, por outro lado, eram um tratamento absolutamente padrão, mas o *establishment* acabou por rejeitar sua própria prática porque esta vinha sendo minada pelas evidências obtidas em ensaios.

Há um episódio da história da medicina que ilustra de forma particularmente clara de que modo uma abordagem baseada em evidências obriga o *establishment* a aceitar conclusões que vêm à tona quando a medicina é posta à prova. Florence Nightingale, a lendária enfermeira, era uma mulher com uma reputação bastante discreta, mas mesmo assim conseguiu vencer uma dura disputa contra um *establishment* médico dominado por homens ao se armar com dados sólidos e irrefutáveis. Ela pode efetivamente ser considerada como uma das primeiras defensoras da medicina baseada em evidências e se valeu disso para transformar o sistema de saúde vitoriano.

COMO CHEGAR À VERDADE? 41

Florence e sua irmã nasceram durante uma longa e muito produtiva lua de mel desfrutada durante dois anos na Itália por seus pais, William e Frances Nightingale. A irmã mais velha de Florence nasceu em 1819 e recebeu o nome de Parthenope por causa da cidade em que nasceu — Parthenope era o nome grego para Nápoles. Então Florence nasceu na primavera de 1820 e também ela recebeu o nome da cidade em que nasceu. Esperava-se que Florence fosse crescer para levar a vida de uma dama inglesa das classes privilegiadas da era vitoriana, mas ainda adolescente ela alegou ter ouvido repetidamente a voz de Deus a guiá-la. Parece que seu desejo de se tornar uma enfermeira foi resultado de uma "vocação divina". Isso afligiu seus pais, pois enfermeiras costumavam ser vistas como pessoas de educação inferior, promíscuas e muitas vezes com propensão a beber, mas eram esses justamente os preconceitos que Florence estava determinada a combater.

A ideia de Florence dedicar-se à enfermagem na Grã-Bretanha já era em si bastante chocante, de modo que seus pais devem ter ficado ainda mais assustados pela sua decisão posterior de trabalhar nos hospitais da Guerra da Crimeia. Florence tinha lido relatos escandalosos em jornais como *The Times* chamando a atenção para o grande número de soldados que vinham sucumbindo à cólera e à malária. Ela se apresentou como voluntária e em novembro de 1854 estava administrando o Hospital Scutari, na Turquia, conhecido por seus pavilhões imundos, camas sujas, esgotos obstruídos e comida estragada. Logo ficou evidente para ela que os ferimentos de que os soldados eram vítimas não constituíam a principal causa de morte, mas sim as doenças que se propagavam em condições tão deploráveis. Como um relatório oficial admitia: "O vento soprava o ar dos esgotos para as tubulações de vários banheiros abertos para os corredores e pavilhões onde os doentes jaziam deitados."

Nightingale se propôs a transformar o hospital abastecendo-o com alimentos decentes, roupa de cama limpa, desentupindo as tubulações e abrindo as janelas para proporcionar ar fresco. Em apenas uma semana ela retirou 215 carroças de sujeira, desentupiu e lavou as tubulações de esgoto 19 vezes e enterrou as carcaças de dois cavalos, uma vaca e quatro cachorros que haviam sido encontrados nas instalações do hospital. Os funcionários e médicos que tinham administrado anteriormente a instituição consideraram essas medidas um insulto ao seu profissionalismo e resistiram a cada um dos passos por ela dados nesse processo; mesmo assim, ela seguiu em frente. Os resultados pareceram dar razão aos seus métodos: em fevereiro de 1855, o índice de mortalidade para todos os soldados internados era de 43%; depois das suas reformas, contudo, esse número caiu para apenas 2% em junho de 1855. Quando voltou à Grã-Bretanha no verão de 1856, Nightingale foi saudada como uma heroína, em grande parte devido ao apoio que recebeu do jornal *The Times*:

> Sempre que doenças, nas suas formas mais perigosas, e a mão da incúria estejam angustiantemente próximas, com certeza estará por perto esta mulher incomparável; sua presença benigna exerce uma influência no sentido de oferecer conforto mesmo aos que se debatem em um esforço mortal. Sem nenhum exagero, nesses hospitais ela é um "anjo exercendo seu ministério" e, enquanto sua forma esguia percorre silenciosamente cada corredor, à sua simples visão, a expressão de cada soldado se ameniza em um sentimento de gratidão.

Contudo, existiam ainda muitos céticos. O principal oficial encarregado da saúde no exército argumentou que a taxa mais alta de sobrevivência obtida por Nightingale não se devia necessariamente à melhora nas condições de higiene. Ele observou que seu aparente sucesso podia ser atribuído ao fato de tratar de soldados com lesões menos graves ou talvez de terem sido tratados em uma época de clima mais ameno, ou poderia ainda haver algum outro fator que não tivesse sido levado em conta.

Felizmente, além de ser uma enfermeira dedicada, Nightingale era também uma estatística brilhante. Seu pai, William Nightingale, tinha se mostrado suficientemente esclarecido para acreditar que as mulheres deveriam ser educadas de modo apropriado, de forma que Florence havia estudado italiano, latim, grego, história e, em especial, matemática. Na realidade, recebera orientação de alguns dos mais brilhantes matemáticos da Grã-Bretanha, como James Sylvester e Arthur Cayley.

Assim, quando foi desafiada pelo *establishment* britânico, ela se valeu do seu treinamento em matemática e usou argumentos estatísticos para dar base à sua afirmação de que uma melhoria das condições de higiene levara a um índice mais alto de sobrevivência. Nightingale havia compilado escrupulosamente registros detalhados de seus pacientes ao longo do período passado na Crimeia, de modo que lhe foi possível fazer uma triagem deles para encontrar todo tipo de indícios provando que ela estava certa a respeito da importância da higiene na assistência médica.

Para mostrar, por exemplo, de que modo a sujeira vinha matando soldados no Hospital Scutari, usou seus dados para comparar um grupo de soldados tratados ali nos dias do período anterior anti-higiênico com um grupo de controle de soldados feridos que, na mesma época, eram mantidos no seu próprio alojamento militar. Se o grupo de controle do alojamento mostrasse um resultado melhor do que o do grupo no Scutari, então isso indicaria que as condições encontradas por Nightingale ao chegar a Scutari estavam na verdade causando mais mal do que bem. Como era de esperar, os soldados instalados no alojamento apresentavam um índice de mortalidade de 27 mortes por mil comparadas a 427 por mil no Scutari. Isso era mostrado por apenas um grupo de estatísticas; porém, quando analisadas juntamente com outras comparações, elas ajudaram Nightingale a vencer sua discussão a respeito da importância da higiene.

Nightingale estava convencida de que todas as outras importantes decisões relativas a questões médicas deveriam tomar como base evidências semelhantes a essas. Por isso batalhou pela criação de uma Real Comissão da Saúde no Exército, à qual ela mesma submeteu várias centenas de páginas de estatísticas detalhadas. Em uma época em que a mera inclusão de tabelas com dados desse tipo era considerada como uma atitude radical, ela também elaborou diagramas multicoloridos que não pareceriam deslocados em uma apresentação em uma moderna sala de reuniões. Ela até inventou uma versão aperfeiçoada da "pizza", conhecida como diagrama de área polar, que a ajudou a ilustrar seus dados. Ela compreendeu que complementar suas estatísticas com esses gráficos seria de grande ajuda para vender seus argumentos a políticos pouco familiarizados com matemática.

Os estudos estatísticos de Nightingale acabariam, no devido tempo, levando a uma revolução nos hospitais militares, já que o relatório da Comissão Real conduziu à instituição de uma Escola de Medicina do Exército e a um sistema de coleta de dados médicos. Esse esforço por sua vez resultou em um monitoramento cuidadoso sobre quais condições traziam ou não benefícios aos pacientes.

Atualmente Florence Nightingale é mais conhecida como a fundadora da moderna enfermagem, tendo estabelecido um currículo e uma escola de treinamento para enfermeiras. Contudo, pode-se argumentar que sua vida inteira de campanhas por reformas com base em evidências estatísticas exerceu um impacto ainda mais significativo no campo da saúde. Em 1858, ela foi eleita a primeira mulher a fazer parte da Sociedade Real de Estatística e veio a ser integrante honorária da Associação Estatística Americana.

A paixão de Nightingale pela estatística permitiu que convencesse o governo da importância de toda uma série de reformas na área da saúde. Muitas pessoas, por exemplo, haviam argumentado que formar enfermeiras era uma perda de tempo, já que pacientes tratados por enfermeiras treinadas na verdade apresentariam uma taxa de mortalidade mais alta do que aqueles sob os cuidados de uma equipe não treinada. Nightingale, contudo, mostrou que isso se devia apenas ao fato de que os casos mais sérios vinham sendo encaminhados para pavilhões com enfermeiras treinadas. Se a intenção for comparar os resultados entre os dois grupos, então é essencial (como discutimos anteriormente) que pacientes sejam designados de forma randômica, ou seja, aleatória, aos dois grupos. Obviamente, quando Nightingale estabeleceu ensaios nos quais pacientes eram encaminhados ao acaso a enfermeiras treinadas e não treinadas, tornou-se claro que o conjunto de pacientes cuidados por enfermeiras treinadas apresentou uma performance bem melhor do que sua contrapartida em pavilhões com equipes não treinadas. Além disso, Nightingale usava estatísticas para mostrar que partos realizados em casa eram mais seguros do que aqueles ocorridos em hospitais, supostamente porque os lares eram mais limpos do que os hospitais vitorianos. Seus interesses acabaram se expandindo para fora do país, pois ela recorreu à matemática para estudar a influência do saneamento no sistema de saúde nas áreas rurais da Índia.

E, ao longo de sua carreira, sua dedicação ao trabalho junto aos soldados nunca esmoreceu. Em um de seus últimos estudos, observou que soldados baseados na Grã-Bretanha em tempos de paz apresentavam um índice de mortalidade de 20 por mil, quase o dobro daquele registrado entre os civis, fato que ela suspeitava ter sua origem nas condições deficientes de seus alojamentos. Calculou a taxa de mortalidade em todo o exército britânico ocasionada pelas péssimas acomodações e também fez um comentário que enfatizava até que ponto isso representava uma perda desnecessária de vidas por parte dos jovens: "É o mesmo que pegar todos os anos 1.100 homens e fuzilá-los em Salisbury Plain."

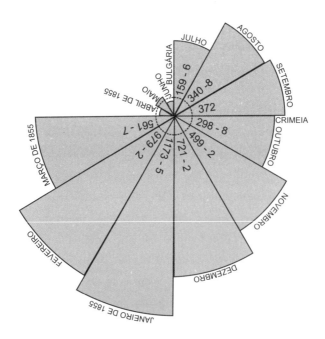

Diagrama de área polar idealizado por Florence Nightingale mostrando a "Mortalidade no Exército no Oriente", entre abril de 1854 e março de 1855. (*Wellcome Library, Londres*)

46 TRUQUE OU TRATAMENTO

A lição a ser extraída das vitórias médicas obtidas por Florence Nightingale é a de que ensaios científicos são não apenas o melhor modo de estabelecer a verdade na medicina, como também o melhor mecanismo para fazer com que essa verdade seja reconhecida. Os resultados dos ensaios são de tal forma expressivos que possibilitaram a uma jovem relativamente desconhecida como Nightingale — que não integrava o *establishment* nem detinha uma grande reputação — provar que estava certa e que aqueles no poder estavam equivocados. Sem os ensaios médicos, visionários solitários como Nightingale seriam ignorados, enquanto médicos seguiriam atuando segundo um conjunto de conhecimentos médicos degenerado, baseado unicamente na tradição, em dogmas, modismos, política, marketing e casos curiosos.

Uma tacada de gênio

Antes de avaliarmos as terapias alternativas aplicando uma abordagem derivada da medicina baseada em evidências, vale a pena enfatizar que ela proporciona conclusões extraordinariamente expressivas e persuasivas. E, realmente, não é apenas o *establishment* médico que precisa se curvar diante da medicina baseada em evidências, porque também governos podem vir a ser forçados a rever suas políticas e empresas obrigadas a alterar seus produtos segundo os indícios revelados por esses ensaios científicos. Uma última história ilustra exatamente como as evidências obtidas pela ciência são capazes de fazer o mundo parar, ouvir e agir quando se trata de assuntos relacionados à saúde — ela diz respeito à pesquisa que revelou de forma gritante os perigos até então desconhecidos oferecidos pelo fumo.

Essa pesquisa foi conduzida por *sir* Austin Bradford Hill e por *sir* Richard Doll, que, curiosamente, apresentam certa simetria em suas histórias pessoais. Hill havia desejado seguir os passos do pai e ser médico, mas um ataque de tuberculose tornou isso impossível, de modo que ele se lançou em uma carreira mais voltada para a matemática. A ambição de Doll era estudar matemática em Cambridge, mas ele ficou embriagado após tomar três canecas de uma cerveja caseira na Universidade de Trinity (8% de teor alcoólico) na noite anterior ao seu exame e obteve um desempenho abaixo do seu potencial, sendo levado então a tentar uma carreira na medicina. O resultado foi uma dupla de profissionais com fortes interesses tanto na área de saúde como na de estatística.

A carreira de Hill o tinha levado a empreender pesquisas em um amplo espectro de temas ligados à saúde. Nos anos 1940, por exemplo, ele revelou a ligação existente entre arsênico e câncer nos trabalhadores da indústria química ao examinar seus atestados de óbito, e foi em frente para provar que a rubéola durante a gravidez poderia levar a deformações em bebês. Também coordenou pesquisas importantes sobre a eficácia de antibióticos no combate à tuberculose, a doença que havia acabado com suas esperanças de se tornar médico. Então, em 1948, o interesse de Hill se voltou para o câncer de pulmão, porque em apenas duas décadas a incidência da doença havia se multiplicado por seis. Os especialistas estavam divididos sobre o que estaria por trás dessa crise na saúde pública, com alguns deles atribuindo o aumento a diagnósticos mais precisos, enquanto outros sugeriam que o câncer de pulmão estaria sendo estimulado por poluição industrial, emissões de gases por automóveis e, talvez, pelo fumo.

Sem contar com nenhum consenso à vista, Hill se associou a Doll e decidiu investigar uma das causas sugeridas para câncer no pulmão, a saber, os cigarros. Contudo, eles estavam diante de um problema óbvio — não podiam conduzir um ensaio clínico randomizado nesse contexto em particular. Teria sido, por exemplo, antiético, impraticável e sem sentido pegar um grupo de cem adolescentes, convencer metade deles a fumar por uma semana e então examiná-los em busca de indícios de câncer no pulmão.

Em vez disso, Hill e Doll decidiram que seria necessário conceber um *estudo prospectivo de coorte* ou um *estudo observacional*, o que significa que um grupo de indivíduos saudáveis é inicialmente identificado e posteriormente sua saúde passa a ser monitorada enquanto levam seu ritmo normal de vida. Essa é uma abordagem bem menos intervencionista do que o ensaio clínico randomizado e é por esse motivo que o estudo prospectivo de coorte é preferível quando se trata de conduzir experimentos a longo prazo sobre saúde.

Para captar qualquer vínculo entre fumo e câncer no pulmão em um estudo prospectivo de coorte, Hill e Doll compreenderam que teriam de recrutar voluntários que satisfizessem três importantes critérios. Em primeiro lugar, os participantes deviam ser fumantes inveterados ou não fumantes convictos, porque isso aumentava a probabilidade de que o padrão de comportamento de qualquer indivíduo continuaria a se manter ao longo da pesquisa, programada para durar vários anos. Em segundo lugar, os participantes deveriam ser confiáveis e dedicados, na medida em que precisariam se comprometer com o projeto e se submeter a exames regulares sobre a sua saúde e seus hábitos de fumante durante os estudos prospectivos de coorte. Em terceiro lugar, para controlar outros fatores, ajudaria se todos os participantes apresentassem perfil semelhante em termos de origem social, renda e condições de trabalho. O número de participantes também precisava ser grande, atingindo possivelmente vários milhares, porque isso levaria a conclusões mais precisas.

Achar um grupo de participantes que atendesse a esses critérios não era uma tarefa fácil, mas Hill acabou encontrando uma solução enquanto jogava golfe. Isso levou seu amigo o dr. Wynne Griffith a comentar: "Não sei se ele é um bom jogador, mas essa foi uma tacada de gênio." A brilhante ideia de Hill foi usar médicos como suas cobaias. Doutores satisfaziam perfeitamente às exigências: existiam muitos deles, um grande número era formado por fumantes compulsivos, eram inteiramente capazes de monitorar suas próprias condições de saúde e constituíam um subgrupo relativamente homogêneo da população.

Quando a pesquisa a respeito do fumo teve início em 1951, o plano era monitorar mais de 30 mil médicos britânicos ao longo de cinco décadas, mas por volta de 1954 um padrão nítido começou a vir à tona. Haviam ocorrido 37 mortes por câncer no pulmão e absolutamente todas elas tinham sido de fumantes. À medida que os dados se acumulavam, o estudo demonstrava que fumar aumentava em vinte vezes o risco de incidência de câncer no pulmão e, além disso, também aparecia associado a uma série de outros problemas de saúde, incluindo ataques cardíacos.

A Pesquisa dos Médicos Britânicos, como veio a ser conhecida, estava trazendo à luz resultados tão chocantes que alguns pesquisadores médicos a princípio relutaram em aceitar as descobertas. Paralelamente, a indústria do fumo também questionou a metodologia da pesquisa, argumentando que devia haver uma falha no modo como as informações estavam sendo coletadas e analisadas. Felizmente, os médicos britânicos se mostraram menos céticos em relação às conclusões de Hill e Doll que estavam vindo à tona, pois eles próprios haviam se envolvido bastante com a pesquisa. Por essa razão, eles não demoraram a aconselhar o público contra o hábito de fumar.

Como o vínculo entre cigarros e câncer do pulmão iria afetar fumantes em todo o mundo, era importante que o trabalho da dupla fosse replicado e testado. Resultados de outro estudo, envolvendo dessa vez 190 mil americanos, também foram anunciados em 1954, e suas conclusões traçavam um quadro igualmente negro. Nesse meio-tempo, pesquisas realizadas com ratos mostravam que metade deles desenvolvia lesões cancerígenas quando sua pele era revestida do líquido impregnado de alcatrão extraído da fumaça do tabaco, demonstrando de modo definitivo que cigarros continham carcinógenos. O quadro foi completado com novas informações do estudo de Hill e Doll que continuava a se estender pelos 55 anos programados — eles reforçavam de maneira explícita e em detalhes os efeitos letais do tabaco. Por exemplo, a análise dos médicos britânicos mostrava que aqueles nascidos em 1920 e que fumavam apresentavam probabilidade três vezes maior de morrer na meia-idade do que seus colegas não fumantes. Mais especificamente, 43% dos fumantes, comparados a 15% dos não fumantes, morriam entre as idades de 35 e 69 anos.

Doll ficou tão chocado quanto qualquer outra pessoa pelos indícios que condenavam o fumo: "Eu mesmo não esperava descobrir que o fumo era um grande problema. Na época, se pudesse apostar algum dinheiro, teria escolhido as estradas e os automóveis." Doll e Hill não começaram sua pesquisa para encontrar um resultado específico; estavam, ao contrário, simplesmente intrigados e preocupados em chegar à verdade. De um modo mais geral, pesquisas e ensaios científicos bem concebidos não são montados para alcançar um resultado preestabelecido; devem, ao contrário, ser transparentes e isentos, e aqueles que os conduzem devem se mostrar abertos a quaisquer conclusões que venham a surgir.

A Pesquisa dos Médicos Britânicos e estudos similares foram atacados pela indústria tabagista, mas Doll, Hill e seus colaboradores reagiram aos ataques, mostrando que pesquisas científicas com critérios rigorosos podem estabelecer a verdade com tal grau de autoridade que mesmo as organizações mais poderosas não conseguem negar os fatos por muito tempo. O elo entre fumo e câncer de pulmão ficou provado para além de qualquer dúvida razoável porque os indícios vindos de diversas fontes independentes confirmavam seus resultados mutuamente. Vale a pena reiterar que avanços na medicina exigem replicação de experimentos de forma independente — ou seja, estudos similares promovidos por mais de um grupo de pesquisa chegando a descobertas semelhantes. Qualquer conclusão que surja de um corpo de indícios como esse tem grande probabilidade de se mostrar realmente sólida.

A pesquisa de Hill e Doll acabou levando a uma série de medidas concebidas para nos persuadir a não fumar, o que resultou em uma queda de 50% no hábito de fumar em muitas partes do mundo desenvolvido. Infelizmente, o fumo ainda permanece em todo o mundo como a maior causa isolada de doenças passíveis de serem evitadas, pois novos mercados importantes continuam a ser abertos no mundo em desenvolvimento. Além disso, em muitos fumantes o vício se revela forte a ponto de eles ignorarem ou negarem os indícios reunidos pela ciência. Quando Hill e Doll publicaram seu estudo pela primeira vez no *British Medical Journal*, uma nota acrescentada pelos editores contava uma anedota característica: "Dizem que o leitor de uma revista americana ficou tão impressionado com um artigo sobre a relação entre fumo e câncer que ele decidiu parar de ler revistas."

Enquanto escrevíamos este livro, o *British Medical Journal* relembrou ao mundo a contribuição dada por Hill e Doll — considerou a pesquisa que determinou os riscos do fumo um dos 15 maiores avanços da medicina desde que a publicação começou a circular há 166 anos. Leitores tinham sido convocados a votar na sua descoberta favorita no que parecia ser uma versão médica do programa *Pop Idol*. Ainda que esse concurso de popularidade possa ter parecido vulgar a muitos acadêmicos, ele chamou atenção particularmente para duas coisas no contexto deste capítulo.

Em primeiro lugar, cada avanço na lista produzida pela sondagem ilustra o poder que a ciência detém para melhorar e salvar vidas. Por exemplo, a lista inclui a reidratação oral, que ajuda na recuperação da diarreia e que salvou 50 milhões de crianças nos últimos 25 anos. A relação inclui também os antibióticos, a teoria dos germes e da imunologia, que juntas ajudaram a combater uma série de doenças, salvando assim centenas de milhões de vidas. As vacinas, é claro, estavam na lista, porque têm evitado que muitas doenças ocorram, poupando também outros milhões de pessoas. A consciência a respeito dos riscos representados pelo hábito de fumar provavelmente evitou que acontecesse o mesmo em números equivalentes.

O segundo ponto é que o conceito de medicina baseada em evidências também foi reconhecido como um desses 15 principais avanços, pois ela também representa uma verdadeira realização em termos médicos. Como já mencionamos anteriormente, a medicina baseada em evidências consiste simplesmente em decidir qual o melhor tratamento médico com base nas melhores informações disponíveis. Ela não dispõe do brilho e do glamour de outros itens listados, mas pode-se argumentar que ela é o mais vital deles porque serviu de premissa para tantas das outras descobertas. Por exemplo, o conhecimento de que as vacinas e os antibióticos eram seguros e nos protegiam contra doenças só foi possível devido às evidências reunidas por meio de ensaios clínicos e outras investigações científicas. Sem essa modalidade da medicina, corremos o risco de cair na armadilha de considerarmos eficazes tratamentos inúteis ou de considerarmos ineficazes tratamentos úteis. Sem ela, portanto, provavelmente ignoraríamos os melhores tratamentos e nos apoiaríamos, em vez disso, em tratamentos medíocres, ou inferiores, ou inúteis, ou mesmo perigosos, aumentando, portanto, o sofrimento dos pacientes.

Mesmo antes que os princípios da medicina baseada em evidências tivessem sido formalizados, Lind, Hamilton, Louis, Nightingale, Hill e Doll, além de centenas de outros pesquisadores médicos, usaram a mesma abordagem para decidir o que funciona (limões para escorbuto), o que não funciona (sangrias), o que ajuda a evitar doenças (higiene) e o que desencadeia doenças (fumo). Toda a estrutura da moderna medicina veio à luz graças a esses pesquisadores médicos que recorreram a métodos científicos, como ensaios clínicos, para coletar evidências com o objetivo de chegar à verdade. Agora podemos descobrir o que acontece quando essa abordagem é aplicada à medicina alternativa.

A medicina alternativa afirma ser capaz de combater as mesmas doenças e enfermidades que a medicina convencional procura enfrentar e podemos avaliar essa pretensão avaliando as evidências. Qualquer tratamento alternativo que se revela eficaz para uma determinada condição pode então ser comparado com os resultados obtidos pela medicina convencional para decidir se o enfoque alternativo deveria substituir parcial ou integralmente a abordagem convencional.

Temos confiança de que seremos capazes de oferecer conclusões confiáveis sobre o valor das várias terapias alternativas, porque muitos pesquisadores já vêm conduzindo ensaios e coletando evidências. Na verdade, milhares de ensaios clínicos vêm sendo realizados para aferir a eficácia de terapias alternativas. Alguns deles foram conduzidos com grande rigor com uma ampla população de pacientes e então replicados de forma independente, de modo que as conclusões pudessem se tornar confiáveis. Os capítulos restantes deste livro são dedicados à análise de resultados desses experimentos por meio de toda uma série de terapias alternativas. Nossa meta é examinar essas evidências e então contar a vocês quais terapias funcionam e quais não apresentam resultado, quais são seguras e quais são perigosas.

Nesse estágio inicial do livro, muitos terapeutas alternativos podem se sentir otimistas e acreditar que a sua terapia em particular sairá vitoriosa ao analisarmos os dados referentes à sua eficácia. Afinal, esses terapeutas alternativos provavelmente podem se identificar com os dissidentes que foram personagens deste capítulo.

Florence Nightingale teria sido vista como uma dissidente durante o período inicial de sua carreira, porque ela priorizava a higiene quando todos os outros envolvidos no sistema de saúde estavam focados em outras coisas, como cirurgia e pílulas. Mas ela demonstrou que estava certa e que o *establishment* estava errado.

James Lind também foi um dissidente que provou estar com a razão, ao mostrar que limões eram eficazes contra o escorbuto quando o *establishment* médico estava promovendo toda uma série de outras medidas. Alexander Hamilton foi outro dissidente que sabia mais do que o *establishment*, porque argumentava contra as sangrias em uma época em que essas eram o procedimento padrão. E Hill e Doll eram dissidentes porque demonstraram que fumar era um prazer surpreendentemente mortal e produziram, além disso, informações que resistiram às investidas dos interesses da poderosa indústria do tabaco.

Esses dissidentes heroicos estão espalhados ao longo da história da medicina e também exercem de forma irresistível o papel de modelos para os dissidentes dos dias de hoje, inclusive terapeutas alternativos. Acupunturistas, homeopatas e adeptos de outros tratamentos se voltam contra o *establishment* com teorias e terapias que vão contra nosso atual entendimento da medicina e proclamam alto e bom som que o *establishment* não os compreende. Esses terapeutas preveem que, um dia, suas ideias tidas aparentemente como excêntricas serão reconhecidas. Acreditam que conquistarão um lugar merecido nos livros de história, juntamente com Florence Nightingale, Lind, Hamilton, Hill e Doll. Infelizmente, esses terapeutas alternativos devem entender que apenas uma minoria entre os dissidentes acaba provando estar no caminho certo. A maior parte dos dissidentes está simplesmente iludida e equivocada.

Terapeutas alternativos poderiam se deixar entusiasmar por uma frase da peça de George Bernard Shaw, *Annajanska, a imperatriz bolchevique*, na qual a grã-duquesa observa: "Todas as grandes verdades começam como blasfêmias." Contudo, seu entusiasmo pode diminuir com a frase que deveria acompanhar essa citação: "Nem todas as blasfêmias se tornam grandes verdades."

Talvez uma das melhores razões para rotular um tratamento médico como alternativo seja o fato de o *establishment* considerá-lo como uma blasfêmia. Nesse contexto, o objetivo do nosso livro é avaliar as evidências científicas relacionadas a cada tratamento alternativo para ver se é uma blasfêmia em vias de revolucionar a medicina ou se é uma blasfêmia destinada a permanecer no beco sem saída das ideias malucas.

2. A verdade sobre a acupuntura

*"Deve haver algo a favor da acupuntura —
nunca vemos um porco-espinho doente."*

Bob Goddard

Acupuntura

Antigo sistema de medicina baseado na noção de que a saúde e o bem-estar estão relacionados ao fluxo de uma força de vida (Ch'i) por meio de caminhos (meridianos) no corpo humano. Acupunturistas colocam agulhas finas na pele em pontos críticos ao longo dos meridianos para remover bloqueios e *encorajar* um fluxo equilibrado do Ch'i. Eles afirmam ser capazes de tratar de um amplo espectro de doenças e sintomas.

A MAIORIA DAS PESSOAS PARTE DO PRINCÍPIO DE QUE A ACUPUNTURA, o processo de perfuração da pele com agulhas para melhorar a saúde, é um sistema que tem sua origem na China. Na realidade, a mais remota evidência dessa prática foi descoberta no coração da Europa. Em 1991, Helmut e Erika Simon, dois turistas alemães, estavam caminhando através de uma geleira nos Alpes no vale de Ötz, perto da fronteira entre a Áustria e a Itália, quando encontraram um cadáver congelado. A princípio acreditaram que se tratava do corpo de um excursionista moderno, muitos dos quais perdem a vida devido às condições climáticas traiçoeiras. Na verdade, haviam tropeçado nos restos mortais de um homem de 5 mil anos.

Ötzi, o homem do gelo, assim batizado por causa do vale onde foi encontrado, se tornou mundialmente famoso pelo fato de o seu corpo encontrar-se notavelmente bem conservado pelo frio intenso, fazendo dele o mais antigo ser humano mumificado da Europa. Cientistas começaram a examinar Ötzi e logo veio à tona uma série de surpreendentes descobertas. O conteúdo de seu estômago, por exemplo, revelou que sua última refeição consistiu em carne de cervo e de *chamois*, uma cabra-antílope dos Alpes. E, ao examinar grãos de pólen misturados à carne, foi possível determinar que ele havia morrido na primavera. Carregava com ele um machado feito em 99,7% de puro cobre, e seu cabelo exibia altos níveis de contaminação por cobre, sugerindo que pode ter fundido o metal como um meio de sustento.

Uma das frentes mais surpreendentes de pesquisa foi aberta pelo dr. Frank Bahr, da Academia Alemã de Acupuntura e Auriculomedicina. Para ele, o aspecto mais interessante de Ötzi era uma série de tatuagens cobrindo partes do seu corpo. Essas tatuagens consistiam em linhas e pontos, sem nenhuma intenção pictórica, e pareciam formar 15 grupos diferentes. Além disso, Bahr reparou que as marcas estavam em posições que lhe eram familiares: "Fiquei espantado — oitenta por cento dos pontos correspondiam àqueles usados na acupuntura nos dias de hoje."

Ao mostrar as imagens a outros especialistas em acupuntura, eles concordaram que a maioria das tatuagens parecia estar em um raio de 6 milímetros de pontos de acupuntura reconhecidos e que todas as restantes ficavam próximas de outras áreas de especial significado para a acupuntura. Considerando uma possível distorção sofrida pela pele de Ötzi nesses últimos cinco mil anos, era mesmo possível que cada uma das tatuagens correspondesse a um ponto de acupuntura. Bahr chegou à conclusão de que as marcas tinham sido feitas por um antigo curandeiro de modo a permitir que Ötzi tratasse a si mesmo usando as tatuagens como guias para aplicar as agulhas nos pontos corretos.

Enquanto críticos sustentam que a ligação entre as tatuagens e os pontos de acupuntura nada mais é do que uma coincidência sem maior significado, Bahr permanece confiante em que Ötzi foi realmente um paciente pré-histórico da acupuntura. Ele observa que o padrão das tatuagens indica uma terapia de acupuntura específica — a maioria dos pontos tatuados são exatamente aqueles a que os modernos acupunturistas recorrem para tratar da dor nas costas, e os pontos restantes podem ser associados a males abdominais. Em um artigo publicado, em 1999, no periódico médico *Lancet,* altamente respeitado, Bahr e seus colegas escreveram: "Do ponto de vista de um acupunturista, a combinação de pontos selecionados representa um significativo regime terapêutico." Não apenas temos um aparente regime de tratamento, como também uma diagnose que se encaixa em uma especulação, porque estudos radiológicos mostraram que Ötzi sofria de artrite na região lombar da coluna e também sabemos que havia inúmeros ovos de parasitas *Trichuris trichiura* no seu cólon, o que teria lhe causado sérios problemas abdominais.

A despeito das alegações de que Ötzi seria o mais antigo paciente de acupuntura conhecido, os chineses insistem em que prática tem sua origem no Extremo Oriente. Segundo a lenda, os efeitos da acupuntura teriam sido descobertos por acaso, quando um soldado lutando na Guerra Mongólica de 2600 a.C. foi atingido por uma flecha. Felizmente não foi um disparo fatal, e, mais felizmente ainda, isso supostamente o curou de uma doença que há muito o afligia. Evidências mais concretas sobre as origens da acupuntura foram encontradas em túmulos pré-históricos, onde arqueólogos descobriram ferramentas de pedra bem-feitas, aparentemente utilizadas para perfurações. Uma linha de especulação é a de que essas ferramentas foram criadas por causa da antiga crença chinesa de que todas as doenças eram provocadas por demônios no interior do corpo humano. Pode ser que se tenha imaginado que a inserção de agulhas no corpo viria a matar ou liberar esses demônios.

A primeira descrição detalhada da acupuntura surge no *Huangdi Neijing* (conhecido como *O livro clássico da medicina interna do Imperador Amarelo*), uma coleção de escritos datando do século II a.C. Ele apresenta a filosofia e a prática complexas da acupuntura em termos que seriam bastante familiares para qualquer profissional moderno. Mais importante, o *Huangdi Neijing* descreve como *Ch'i*, a energia vital de força de vida, flui através do nosso corpo por canais conhecidos como *meridianos*. Doenças se devem a desequilíbrios ou bloqueios do fluxo de *Ch'i*, e a meta da acupuntura é acessar os meridianos em certos pontos vitais para restabelecer o equilíbrio ou desbloquear o Ch'i.

Ainda que Ch'i seja um princípio básico na acupuntura, suas diferentes escolas evoluíram ao longo dos séculos, desenvolvendo suas próprias interpretações sobre como Ch'i flui através do corpo. Alguns acupunturistas, por exemplo, trabalham tendo como base os 14 meridianos principais que levam Ch'i, enquanto a maioria sustenta a noção de que o corpo contém

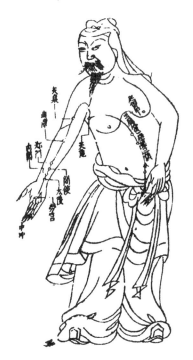

Mapa de pontos da acupuntura da dinastia Ming, mostrando os meridianos, ou canais, através dos quais supostamente flui o nosso Ch'i. (*Wellcome Library, Londres*)

apenas doze meridianos principais. De modo semelhante, diferentes escolas de acupuntura incluíram conceitos adicionais, como o *yin* e o *yang*, e os interpretaram de distintas maneiras. Enquanto certas escolas dividem o *yin* e o *yang* em três subcategorias, outras os dividem em quatro. Como existem muitas delas, seria inviável oferecer uma descrição detalhada de cada uma, mas esses são os princípios básicos:

- Cada meridiano está associado e conectado a um dos órgãos mais importantes.
- Cada meridiano tem um caminho interno e um externo. Ainda que os caminhos internos estejam localizados em um plano profundo do corpo, os externos ficam relativamente perto da superfície e são acessíveis por meio de agulhas.
- Há centenas de possíveis pontos de acupuntura ao longo dos meridianos.
- Dependendo da escola e da condição do paciente tratado, o acupunturista irá inserir agulhas em pontos determinados de meridianos determinados.
- A profundidade da penetração varia entre 1 e 10 centímetros, e muitas vezes a terapia implica a rotação da agulha *in situ*.
- As agulhas podem ser deixadas no local por alguns segundos ou por algumas horas.

Antes de tomar decisões sobre os pontos de acupuntura a serem acessados, assim como sobre a duração, a profundidade e o modo de penetração das agulhas, o acupunturista precisa primeiro diagnosticar o paciente. Faz isso se baseando em cinco técnicas, a saber: *inspeção, auscultação, olfação, palpação* e *interrogatório*. Inspeção significa examinar o corpo e o rosto, incluindo a cor e o revestimento da língua. A auscultação e a olfação implicam ouvir e cheirar o corpo, procurando por sintomas como o fato de ofegar e cheiros incomuns. Palpação envolve tomar o pulso do paciente: é importante ressaltar que acupunturistas alegam poder extrair mais informações desse processo do que qualquer médico convencional. Interrogatório, como sugere o termo, significa simplesmente entrevistar o paciente.

As alegações dos chineses de que a acupuntura seria capaz de diagnosticar e curar milagrosamente toda uma série de doenças não puderam deixar de suscitar o interesse do resto do mundo. A primeira descrição detalhada por um médico europeu foi a de Wilhelm ten Rhyne, da Companhia das Índias Orientais da Holanda, em 1683, que inventou a palavra *acupuntura* em seu tratado em latim *De Acupunctura*. Poucos anos mais tarde, um médico e viajante alemão chamado Engelbert Kaempfer voltou, trazendo relatos, do Japão, onde sua prática não era restrita a especialistas: "Mesmo as pessoas comuns se aventuram a fazer aplicações com as agulhas baseadas somente na sua experiência [...] tomando cuidado apenas para não espetar um nervo qualquer, assim como tendões ou vasos sanguíneos importantes."

Depois de algum tempo, certos médicos ocidentais começaram a praticar a acupuntura, porém tendiam a reinterpretar os princípios a ela subjacentes de modo a conciliá-la com as mais recentes descobertas científicas. No início do século XIX, por exemplo, Louis Berlioz, pai do famoso compositor,

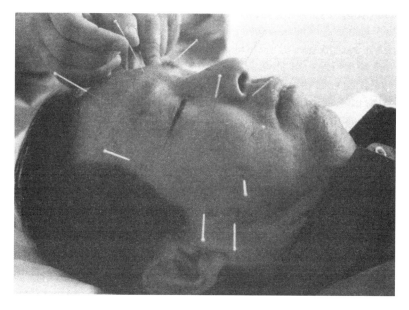

Figura 1 – Acupuntura sendo administrada em vários pontos da face de um paciente. Acredita-se que três meridianos yang começam na região facial. (*Tek Image/Science Photo Library*)

descobriu que a acupuntura propiciava benefícios para aliviar dores musculares e problemas com nervos. Ele especulou que o mecanismo curativo poderia estar ligado às pesquisas de Luigi Galvani e sua descoberta de que impulsos elétricos podiam fazer saltar a perna de uma rã dissecada. Berlioz sugeriu que as agulhas de acupuntura poderiam estar interrompendo ou estimulando o fluxo da eletricidade no interior do corpo, substituindo assim as noções abstratas de Ch'i e dos meridianos por conceitos mais tangíveis, como eletricidade e nervos. Isso conduziu à proposta de Berlioz de que os efeitos da acupuntura poderiam ser otimizados ligando as agulhas a uma bateria.

A acupuntura, ao mesmo tempo, via aumentar sua popularidade nos EUA, o que levou alguns médicos a realizarem testes para aferir sua eficácia. Em 1826, por exemplo, houve uma tentativa na Filadélfia de ressuscitar filhotes de gatos afogados, inserindo agulhas em seus corações, uma experiência baseada em certas alegações de acupunturistas europeus. Infelizmente os médicos americanos não tiveram sucesso e, "aborrecidos, desistiram".

Nesse meio-tempo, acupunturistas europeus continuaram a publicar artigos registrando resultados positivos, como um publicado no *Lancet*, em 1836, descrevendo como a acupuntura havia sido usada para curar um inchaço no escroto. A terapia, ao mesmo tempo, tornou-se especialmente popular na alta sociedade graças à sua divulgação por personagens como George O'Brien, terceiro conde de Egremont, que foi curado de ciática. Ficou tão impressionado que rebatizou seu cavalo de corrida favorito com o nome de Acupuntura, em um gesto de gratidão para com a terapia milagrosa.

Então, por volta de 1840, justamente quando parecia que a acupuntura estava prestes a se consolidar no corpo da medicina ocidental convencional, a elite privilegiada adotou novos modismos, e o número de acupunturistas diminuiu. A rejeição da prática pelos europeus esteve ligada principalmente a disputas como a Primeira e a Segunda Guerras do Ópio entre a Grã-Bretanha e a China, que acarretaram um desprezo pelo país asiático e por suas tradições — a acupuntura não era mais vista como uma poderosa terapia do misterioso Oriente, mas sim como um ritual sinistro vindo do Leste maligno. Enquanto isso, a acupuntura também entrara em declínio na China. O imperador

Daoguang (1782–1850) a considerou como um obstáculo ao progresso médico e a tirou do currículo do Instituto Imperial de Medicina.

No início do século XX, a acupuntura estava extinta no Ocidente e entrara em uma espécie de hibernação no Oriente. Poderia ter saído de uso de modo permanente, mas subitamente viveu um renascimento em 1949 em uma consequência direta da revolução comunista e da criação da República Popular da China. Mao Tsé-tung promoveu uma ressurreição da tradicional medicina chinesa, que incluía não apenas a acupuntura, como também o uso de ervas medicinais e de outras terapias. Sua motivação era, em parte, ideológica, na medida em que desejava reforçar o sentimento de autoestima na medicina chinesa. Contudo, também foi conduzido a isso pela necessidade. Tinha prometido levar tanto às áreas urbanas como às rurais um sistema de saúde ao alcance da população, o que só era viável por meio da rede de médicos tradicionais, os chamados "médicos descalços". Mao não se importava se a medicina tradicional funcionava, contanto que pudesse manter as massas satisfeitas. Na realidade, seu médico pessoal, Zhisui Li, escreveu um livro de memórias intitulado *A vida privada do camarada Mao* (Rio de Janeiro: Civilização Brasileira, 1997), no qual citava uma afirmação de Mao: "Mesmo que eu acredite que devamos promover a medicina chinesa, eu pessoalmente não acredito nela. Não tomo os remédios chineses."

Devido ao isolamento da China, o ressurgimento de seu interesse pela acupuntura passou quase que despercebido no Ocidente — uma situação que só se alterou quando o presidente Nixon fez planos para a sua histórica viagem à China, em 1972. Aquela era a primeira vez que um presidente americano visitava a República Popular da China, de modo que foi precedida de uma visita preparatória feita por Henry Kissinger em julho de 1971. Mesmo a visita de Kissinger se transformou em um grande acontecimento, sendo por isso acompanhada por uma legião de jornalistas, que incluía um repórter chamado James Reston. Infelizmente para Reston, assim que chegou à China, ele foi acometido por uma dor lancinante na virilha. Mais tarde ele lembraria como seu estado piorou no decorrer daquele dia: "À noite, minha temperatura passou de 39 graus e em meu delírio podia ver o sr. Kissinger flutuando junto ao teto do meu quarto sorrindo, sentado em um jinriquixá coberto."

Logo ficou claro que ele sofria de uma crise de apendicite, de modo que Reston foi internado com urgência no Hotel Anti-imperialista para ser submetido a um procedimento cirúrgico padrão. A operação correu como programada, porém duas noites mais tarde ele começou a sentir fortes dores abdominais que foram tratadas com acupuntura. Ele foi atendido pelo dr. Li Chang-yuan, que não tinha cursado uma escola de medicina, mas havia, em vez disso, trabalhado como aprendiz de um acupunturista veterano. Ele contou a Reston que aprendera muito praticando nele próprio: "É melhor prejudicarmos a nós mesmos mil vezes do que fazer mal uma única vez a outra pessoa."

James Reston considerou o tratamento tão surpreendente quanto eficaz e escreveu sobre sua experiência em um artigo publicado no *The New York Times* a 26 de julho de 1971. Sob o título "A respeito da minha cirurgia em Beijing", Reston descreveu de que modo o acupunturista havia inserido agulhas no seu cotovelo direito e logo abaixo dos dois joelhos. Os americanos devem ter se espantado ao ler como as agulhas eram "manipuladas para estimular o intestino e aliviar a pressão e a distensão do estômago". Reston louvou o modo como essa técnica tradicional havia feito com que a dor diminuísse, o que suscitou entre especialistas em medicina um enorme interesse em torno de seu artigo. Na verdade, não demorou muito para que doutores da Casa Branca e outros médicos americanos partissem em visita à China para ver com os próprios olhos os poderes da acupuntura. No início da década de 1970, esses observadores testemunharam exemplos surpreendentes do uso da acupuntura chinesa. Talvez o emprego mais impressionante tenha sido sua utilização durante uma importante cirurgia. Um certo dr. Isadore Rosenfeld, por exemplo, visitou o Hospital da Universidade de Xangai e relatou o caso de uma paciente de 28 anos submetida a uma cirurgia de coração aberto para reparos na sua válvula mitral. Surpreendentemente, os cirurgiões recorreram à acupuntura no lóbulo da sua orelha esquerda em vez de usar os anestésicos convencionais. O cirurgião cortou o osso esterno com uma serra elétrica e abriu seu peito para deixar à mostra o coração. O dr. Rosenfeld descreveu de que modo ela permaneceu acordada e consciente durante todo o processo: "Em momento algum ela expressou qualquer sensação de dor. Não havia nenhuma máscara no seu rosto, nenhuma agulha intravenosa no seu braço. [...] Tirei uma foto em cores dessa cena memorável: o peito aberto, a paciente sorridente e as mãos do cirurgião segurando seu coração. Costumo mostrar essa foto a qualquer um que deboche da acupuntura."

Casos extraordinários como esse, documentados por médicos respeitados, exerceram um efeito imediato nos Estados Unidos. Médicos ansiosos disputavam vagas em cursos intensivos de três dias sobre acupuntura, oferecidos tanto na China como na América, e um número cada vez maior de agulhas de acupuntura começou a ser importado para os EUA. Ao mesmo tempo, deputados norte-americanos estavam decidindo o que fazer com essa recém-descoberta maravilha da medicina, já que não tinha sido feita nenhuma avaliação formal para saber se a terapia funcionava ou não. De modo semelhante, não havia sido realizada nenhuma investigação em relação à segurança dos instrumentos da acupuntura, motivo pelo qual a Food and Drug Administration (FDA), o órgão público que fiscaliza alimentos e remédios no país, tentou impedir o desembarque de agulhas nos EUA. Algum tempo depois, a FDA acabou por assumir posição mais flexível, aceitando a importação de agulhas de acupuntura sob o rótulo de utensílios experimentais. O governador da Califórnia, Ronald Reagan, adotou uma linha parecida e, em agosto de 1972, assinou lei que permitia a prática da acupuntura, mas apenas em escolas médicas autorizadas e somente em condições em que cientistas pudessem testar sua segurança e eficácia.

Em retrospecto, podemos ver que aqueles que argumentavam pedindo cautela provavelmente estavam corretos. Hoje em dia parece provável que muitas das demonstrações chinesas envolvendo cirurgias tenham sido fruto de manipulação, já que a acupuntura era complementada com anestésicos locais, sedativos ou outros meios de controlar a dor. Na realidade, trata-se de uma fraude que vinha sendo realizada até épocas recentes, como em 2006, quando a série da BBC *Medicina Alternativa* atraiu grande interesse na Grã-

Bretanha, ao mostrar uma cirurgia quase idêntica àquela que o dr. Rosenfeld havia testemunhado três décadas antes. Mais uma vez a acupuntura era usada em uma paciente com vinte e poucos anos, também submetida a uma cirurgia de coração aberto, e novamente em Xangai.

O apresentador da BBC explicava: "Ela ainda está consciente porque, em vez de uma anestesia geral, esta equipe cirúrgica do século XXI está usando um método de 2 mil anos de idade para controlar a dor — a acupuntura." Jornalistas britânicos, assim como o público, ficaram espantados com as imagens extraordinárias, mas um relatório do Real Colégio de Anestesistas viu a cirurgia sob uma luz diferente:

> É óbvio, pela aparência dela, que a paciente já recebeu sedativos e estou informado de que estes incluíam midazolam, droperidol e fentanila. As doses usadas foram pequenas, mas estes tipos de medicamentos 'amplificam' o efeito uns dos outros, de modo a aumentar o efeito geral. Fentanila não é a rigor um sedativo no sentido estrito da palavra, mas um analgésico consideravelmente mais forte do que a morfina. O terceiro componente do anestésico também é visto na fita e consiste na infiltração de grandes quantidades de anestésicos locais nos tecidos na parte da frente do peito, onde a incisão cirúrgica foi feita.

Resumindo, a paciente havia recebido grandes doses de medicamentos convencionais que permitiam concluir que a acupuntura ali desempenhava provavelmente um papel meramente cosmético ou psicológico.

Os médicos americanos que visitavam a China nos anos 1970 não estavam familiarizados com a manipulação política, de modo que foram necessários alguns anos antes que o entusiasmo ingênuo que demonstravam pela acupuntura se transformasse em dúvida. Em meados dos anos 1970, acabou ficando claro para muitos deles que o uso da acupuntura em cirurgias na China como um anestésico devia ser tratado com ceticismo. Filmes registrando procedimentos médicos impressionantes e realizados pelos Estúdios de Cinema de Xangai, que haviam sido exibidos em escolas de medicina nos EUA, foram reinterpretados como propaganda. Nesse meio-tempo, as autoridades chinesas continuaram a reivindicar façanhas insustentáveis para aumentar o crédito da acupuntura, publicando prospectos que continham afirmações como "a perfuração profunda do ponto *yamen* permite aos surdos-mudos ouvir e falar [...]. E, quando o demônio era expulso, o mudo falava: e as multidões ficavam maravilhadas".

Em menos de uma década, a reputação da acupuntura no Ocidente cresceu e declinou. Tinha sido louvada de maneira acrítica imediatamente após a visita de Nixon à China, apenas para depois ser tratada com suspeita pelo *establishment* médico. Isso não significa que os médicos ocidentais tivessem mantido suas mentes fechadas para a acupuntura. As alegações mais extraordinárias poderiam ter sido injustificadas, mas talvez muitos dos outros supostos benefícios fossem genuínos. A única maneira de descobrir isso seria submeter a acupuntura exatamente aos mesmos critérios aplicados a qualquer novo tratamento. A melhor síntese da situação foi a apresentada pela Sociedade Americana de Anestesistas, que divulgou uma declaração em 1973 enfatizando a necessidade de cautela, enquanto, ao mesmo tempo, oferecia uma solução para avançar nessa questão:

> A segurança da medicina norte-americana foi construída tendo como base a avaliação científica de cada técnica antes que ela viesse a se tornar um conceito amplamente aceito na prática médica. O uso prematuro da acupuntura nos EUA neste momento se afasta dessa abordagem tradicional. Uma técnica potencialmente útil que foi desenvolvida ao longo de milhares de anos na China vem sendo aplicada apressadamente com pouca preocupação em relação a precauções e riscos. Entre os riscos em potencial está a sua aplicação a pacientes que não foram devidamente avaliados psicologicamente. Se a acupuntura vier a ser aplicada indiscriminadamente, isso poderia resultar em graves traumas mentais em certos pacientes. Outro risco é o mau uso que dela podem fazer charlatães em suas tentativas de curar uma série de doenças, incluindo câncer e artrite, impedindo desse modo que o paciente venha a receber tratamentos de eficácia comprovada. Sua exploração pode vir a iludir o público, levando-o a acreditar que a acupuntura é indicada

não importa para qual enfermidade. A acupuntura pode realmente ter um mérito considerável e vir a desempenhar um papel importante na medicina americana. Esse papel só pode ser determinado por uma avaliação objetiva feita ao longo de um período de alguns anos.

A Sociedade Americana de Anestesistas, portanto, não estava aceitando nem rejeitando de antemão o uso da acupuntura, mas, ao contrário, simplesmente argumentando em defesa de um exame mais rigoroso. Esses especialistas ponderados não estavam interessados em casos curiosos; queriam, isso sim, "uma avaliação objetiva", baseada em um grande número de pacientes. Em outras palavras, pretendiam que a acupuntura fosse submetida ao mesmo tipo de ensaios clínicos discutidos no Capítulo 1, que havia decidido pela eficácia ou não de tratamentos como as sangrias e o suco de limão para o escorbuto. Talvez a acupuntura acabasse se revelando tão ineficaz como a sangria ou talvez tão eficaz como o limão. Só havia uma maneira de descobrir: realizar pesquisas adequadas.

Durante os anos 1970 e em hospitais por todos os EUA começaram a submeter a acupuntura a ensaios clínicos, como parte de um grande esforço conjunto para testar seu impacto em uma série de enfermidades. Alguns desses ensaios envolviam apenas um punhado de pacientes, enquanto outros dezenas de voluntários. Alguns rastrearam o impacto exercido pela acupuntura nas horas imediatamente posteriores a uma única sessão de tratamento, enquanto outros consideraram tratamentos de longo prazo e monitoraram o progresso de pacientes ao longo de várias semanas ou mesmo meses. As doenças estudadas iam de dores na base da coluna até angina, de enxaqueca até artrite. Apesar da ampla variedade de ensaios clínicos, eles seguiram em linhas gerais os princípios estabelecidos por James Lind: escolher pacientes em determinada condição de saúde, atribuindo-os ao acaso seja a um grupo de acupuntura, seja a um grupo de controle, para ver se o resultado obtido naqueles tratados pela acupuntura era melhor do que o do grupo de controle.

Ao fim da década já havia sido realizado um grande número de ensaios, de modo que, em 1979, um seminário inter-regional da Organização Mundial da Saúde (OMS) pediu a R. H. Bannerman que resumisse as evidências pró e contra-acupuntura. Suas conclusões chocaram os céticos e deram razão aos chineses. Em *Acupuncture: The WHO View* [A acupuntura: a visão da OMS], Bannerman afirmava haver mais de vinte condições que "se prestam ao tratamento pela acupuntura", incluindo sinusite, resfriados comuns, bronquite, amigdalite, asma, úlceras do duodeno, disenteria, constipação, diarreia, dor de cabeça e enxaqueca, ombro travado, cotovelo de tenista, ciática, dor lombar e osteoartrite.

Esse documento da OMS e outros comentários igualmente positivos foram um divisor de águas em termos da credibilidade da acupuntura no Ocidente. Profissionais em formação podiam agora se inscrever em cursos com maior confiança, seguros na sua convicção de que aquela era uma terapia que realmente funcionava. Em um movimento semelhante, o número de pacientes que esperavam por tratamento começou a aumentar rapidamente à medida que foram se convencendo cada vez mais do poder da acupuntura. Por exemplo, só na Europa em 1990 existiam 88 mil acupunturistas e cerca de 20 milhões de pacientes recebendo tratamento. Muitos acupunturistas eram profissionais que atuavam de forma independente, mas gradativamente a terapia foi se integrando à medicina convencional. Isso foi enfatizado em uma pesquisa feita em 2002 pela Associação Médica Britânica, segundo a qual cerca de metade dos médicos em atividade tinha providenciado sessões de acupuntura para seus pacientes.

O único mistério a resolver parecia ser o mecanismo que tornava a acupuntura tão eficaz. Ainda que os médicos ocidentais estivessem agora vendo com maior simpatia a noção de que a inserção de agulhas em pontos específicos do corpo poderia acarretar mudanças claras na saúde das pessoas, eles se mostravam bastante céticos a respeito da existência de meridianos ou de fluxos de Ch'i. Esses conceitos não têm nenhum significado em termos de biologia, química ou física, sendo, ao contrário, baseados em uma tradição da Antiguidade. O contraste entre a incredulidade do Ocidente e a confiança do Oriente em relação ao Ch'i e aos meridianos remonta às duas tradições médicas, particularmente quanto ao modo com que o tema da anatomia era tratado nos dois hemisférios.

A medicina chinesa surgiu de uma sociedade que rejeitava a dissecação humana. Incapazes de olhar o interior de um corpo, os chineses desenvolveram um modelo em grande parte imaginário para a anatomia humana que era baseado no mundo ao redor deles. Supunha-se que o corpo humano, por exemplo, tivesse 365 componentes distintos, mas apenas porque existem 365 dias por ano. Do mesmo modo, parece provável que a crença nos 12 meridianos tenha emergido como um paralelo aos 12 grandes rios da China. Em síntese, o corpo humano era interpretado como um microcosmo do universo, contrapondo-se à visão que procurava compreendê-lo em termos da sua própria realidade.

Os gregos antigos também viam com restrições o uso de cadáveres para pesquisas médicas, porém muitos médicos célebres estavam preparados para romper com a tradição com o objetivo de estudar o corpo humano. No século III a.C., Herófilo de Alexandria explorou o cérebro e seu vínculo com o sistema nervoso. Ele também identificou os ovários e as trompas de Falópio e teve o mérito de desmentir a noção bizarra e amplamente aceita de que o útero ficava vagando no interior do corpo feminino. Ao contrário dos chineses, os cientistas europeus gradativamente vieram a aceitar o fato de que a dissecação do corpo humano era parte necessária da pesquisa médica, de modo a proporcionar um progresso regular no estabelecimento de uma visão mais precisa da nossa anatomia.

Autópsias estavam se tornando comuns por volta do século XIII e as dissecações públicas com o objetivo de ensinar anatomia vinham ocorrendo por toda a Europa ao fim do século XIV. Em meados do século XVI, a prática da dissecação para o ensino da anatomia a estudantes de medicina havia se tornado comum, em grande medida graças à influência de personagens importantes como Vesalius, reconhecido como o fundador da moderna anatomia. Ele argumentou que um médico não podia tratar do corpo humano a menos que compreendesse de que forma era construído; porém, infelizmente, obter corpos ainda era um problema. Isso obrigou Vesalius a furtar, ainda no cadafalso, em 1536, o corpo de um criminoso executado. Seu objetivo era obter um esqueleto para suas pesquisas. Para sua sorte, grande parte da carne já havia apodrecido ou tinha sido comida por animais, de modo que seus ossos "eram mantidos juntos apenas pelos ligamentos". Em 1543 ele publicou sua obra-prima, *De humani corporis fabrica* ou *A construção do corpo humano*.

Os primeiros anatomistas da Europa compreenderam que mesmo as mais elementares descobertas sobre o corpo humano poderiam conduzir a profundas revelações sobre as suas funções. No século XVI, por exemplo, um anatomista chamado Hieronymus Fabricius descobriu que, ao longo de sua extensão, as veias contêm válvulas que funcionam em um único sentido, o que implica o fato de o sangue fluir em uma única direção. William Harvey usou essa informação para sustentar que o sangue circulava através do corpo humano, afirmação que acabaria por sua vez por tornar claro o processo pelo qual o oxigênio, os nutrientes e a doença se espalham pelo corpo humano. Nos dias de hoje, a ciência moderna continua a promover um exame cada vez mais minucioso da anatomia humana, com ajuda de microscópios cada vez mais poderosos para ver e, com instrumentos cada vez melhores, para dissecar. Além disso, atualmente podemos ter acesso a uma visão da dinâmica de um corpo vivo, em funcionamento, graças a endoscopias, raios X, ressonâncias magnéticas, tomografias computadorizadas e ultrassom — e ainda assim cientistas não foram capazes de encontrar o menor indício que seja da existência de meridianos ou de Ch'i.

Então, se meridianos e Ch'i são ficções, qual seria o mecanismo por trás do aparente poder curativo da acupuntura? Duas décadas depois de a visita de Nixon à China ter reintroduzido a acupuntura no Ocidente, cientistas eram obrigados a admitir que estavam perplexos, sem ter ideia de como ela supostamente trata de tantas enfermidades, indo da sinusite à gengivite, da impotência à disenteria. Contudo, quando se trata de alívio para a dor, chegaram a algumas teorias iniciais que pareciam verossímeis.

A primeira teoria, conhecida como *teoria da dor do portão de controle*, foi desenvolvida no início dos anos 1960, uma década antes de os cientistas começarem a refletir sobre a acupuntura. Um canadense chamado Ronald Melzack e um inglês, Patrick Wall, sugeriram conjuntamente que certas fibras nervosas que conduzem impulsos da pele para conexões mais centrais também possuem a capacidade de fechar um "portão". Se o portão é fechado, então outros impulsos, talvez associados à dor, lutam para alcançar o cérebro e têm menos chances de serem reconhecidos enquanto dor. Assim, estímulos relativamente menores podem vir a suprimir dores maiores vindas de outras fontes ao fecharem o portão antes que a dor que realmente incomoda possa alcançar o cérebro. A teoria da dor do portão de controle se tornou amplamente aceita como uma explicação de por que, por exemplo, esfregar um membro dolorido provoca uma sensação de alívio. Entretanto, será que a hipótese do portão de controle poderia explicar os efeitos da acupuntura? Muitos acupunturistas no Ocidente defenderam que a sensação causada pela agulha de acupuntura era capaz de fechar portões e bloquear dores mais intensas, mas céticos observaram que não há indícios consistentes para demonstrar que é esse o caso. A teoria da dor do portão de controle era válida em outras situações, mas a capacidade de a acupuntura explorá-la é algo que ainda não foi comprovado.

A segunda teoria para explicar o poder da acupuntura está baseada na existência de substâncias químicas chamadas *opiáceos*, que atuam como poderosos analgésicos naturais. Os opiáceos mais importantes são conhecidos como endorfinas. Alguns estudos chegaram mesmo a mostrar que a acupuntura de algum modo estimula a liberação desses produtos no interior do cérebro. Não é de surpreender que os acupunturistas tenham recebido com satisfação essas pesquisas; porém, mais uma vez, alguns permaneceram céticos. Eles questionam se a acupuntura pode liberar uma quantidade suficiente de opiáceos para proporcionar um alívio significativo da dor e citam outros estudos que não conseguiram confirmar nenhuma ligação entre endorfina e acupuntura.

Em síntese, aqui estavam duas teorias que tinham o potencial de explicar os poderes da acupuntura, mas eram ambas demasiado experimentais para convencer o *establishment* médico. Então, em vez de aceitar quaisquer das duas teorias, cientistas julgaram necessário fazer novas pesquisas. Nesse meio-tempo, também começaram a propor uma explicação à parte para justificar o alívio da dor proporcionado pela acupuntura. Na realidade, se estiver correta, essa terceira teoria apresenta o potencial para explicar todos os seus supostos benefícios, não apenas o alívio para a dor. Infelizmente para os acupunturistas, essa terceira teoria atribuía os impactos da acupuntura ao *efeito placebo*, um fenômeno médico com uma longa e controvertida história.

Em certo sentido, qualquer forma de tratamento na qual o efeito placebo desempenhe um papel decisivo não deixa de ser fraudulenta. E, realmente, muitas terapias enganosas do século XIX acabaram por se revelarem nada mais do que terapias que tinham o placebo como base. Na seção seguinte, discutiremos minuciosamente o efeito placebo e avaliaremos em que medida ele pode ser relacionado à acupuntura. Se o efeito placebo tiver sucesso ao explicar os aparentes benefícios da acupuntura, então 2 mil anos de *expertise* médica chinesa poderiam ir por água abaixo. Caso ocorra o contrário, o *establishment* médico seria forçado a encarar a acupuntura com seriedade.

O poder do placebo

A primeira patente médica emitida pelos critérios da Constituição dos Estados Unidos foi concedida em 1796 a um médico chamado Elisha Perkins, inventor de um par de varas que, segundo sua alegação, seriam capazes de extrair a dor dos pacientes. Esses *extratores*, como ele as batizou, não eram inseridos no paciente, mas simplesmente roçados na área machucada durante vários minutos, período no qual eles iriam "extrair o fluido elétrico nocivo que está na raiz do sofrimento". Luigi Galvani havia demonstrado recentemente que os nervos de organismos vivos reagiam à "eletricidade animal", de modo que os extratores de Perkins eram parte de um modismo crescente na área médica, tomando como base os princípios da eletricidade.

Além de proporcionar curas eletroterapêuticas para todo tipo de dores, Perkins alegava que seus extratores também podiam lidar com reumatismo, gota, entorpecimento e fraqueza muscular. Logo, ele estava se gabando de contar com 5 mil pacientes satisfeitos, e sua reputação se viu reforçada pelo apoio recebido de várias escolas de medicina e personagens importantes, como George Washington, que havia ele mesmo investido na aquisição de um par de extratores. A ideia foi então exportada para a Europa, quando o filho de Perkins, Benjamin, emigrou para Londres, onde publicou *A influência dos extratores metálicos sobre o corpo humano*. Tanto o pai como o filho ganharam fortunas com seus utensílios — além de cobrarem dos próprios pacientes altos honorários pelas sessões de terapia com extratores, eles também vendiam as varetas para outros médicos pelo preço de cinco guinéus cada uma. Alegavam que os extratores eram tão caros por serem feitos com uma exótica liga metálica, e essa liga seria supostamente vital para a capacidade de curar.

Contudo, John Haygarth, um médico britânico aposentado, passou a ver com suspeita os miraculosos poderes dos extratores. Ele morava em Bath, na época um balneário popular, entre aristocratas em busca de efeitos benéficos para a saúde, e vivia ouvindo casos sobre curas atribuídas aos extratores de Perkins, que causavam furor na época. Ele admitiu que os pacientes tratados com os extratores de Perkins estavam realmente se sentindo melhor, mas especulou que aqueles utensílios não passavam de uma fraude e que o impacto que exerciam se dava apenas na mente, não no corpo. Em outras palavras, pacientes crédulos poderiam estar simplesmente convencendo a si mesmos de que estavam se sentindo melhor, porque tinham fé nos elogiados e caros extratores de Perkins. Para testar sua teoria, fez uma sugestão em uma carta a um colega:

> Deixemos que seu mérito seja investigado de forma imparcial, de modo que sua fama venha a ser reforçada, se bem fundamentada, ou de modo que a opinião pública seja corrigida, no caso de se tratar simplesmente de uma ilusão [...]. Prepare um par de Extratores falsos, que se pareçam exatamente com os verdadeiros Extratores. Cuide para que o segredo a respeito seja total, não apenas para os pacientes, mas para qualquer outra pessoa. Deixe que a eficácia de ambos seja testada com isenção e que os registros dos efeitos produzidos pelos Extratores falsos e os verdadeiros sigam fielmente as palavras dos pacientes.

Haygarth estava sugerindo que pacientes fossem tratados com extratores feitos da liga metálica especial de Perkins e com os falsos extratores confeccionados com materiais comuns para verificar se haveria alguma diferença nas consequências. Os resultados da experiência, conduzida em 1799 no Bath's Mineral Water Hospital e na Bristol Infirmary, apontaram exatamente o que Haygarth suspeitava — pacientes relataram precisamente os mesmos efeitos benéficos, tivessem sido tratados com os verdadeiros ou com os falsos extratores. Alguns dos utensílios falsos, porém eficazes, tinham sido feitos de osso, ardósia e até cachimbos pintados. Nenhum desses materiais poderia servir de condutor para eletricidade, de modo que toda a base de sustentação dos extratores de Perkins foi abalada. Haygarth propôs, então, uma nova explicação para a aparente eficácia, ou seja, "a poderosa influência que a mera imaginação exerce sobre as doenças".

Haygarth argumentou que, se um médico era capaz de persuadir um paciente de que um tratamento funcionaria, então essa persuasão sozinha poderia provocar uma melhora no estado do paciente — ou poderia pelo menos convencer o paciente de que ocorreu tal melhoria. Em um caso em particular, Haygarth utilizou extratores para tratar de uma mulher com a articulação do cotovelo paralisada. Depois de tratada, ela alegou que sua mobilidade havia aumentado. Na realidade, uma observação cuidadosa mostrou que o cotovelo ainda estava imobilizado e que a senhora estava compensando a dificuldade aumentando o movimento no seu ombro e no pulso. Em 1800, Haygarth publicou *Of the imagination as a cause and as a cure of disorders of the body* [Da imaginação enquanto causa e cura de problemas do corpo], no qual sustentava que os extratores de Perkins não passavam de charlatanice e que qualquer benefício para o paciente era de ordem psicológica — a medicina havia começado suas investigações sobre o que hoje chamamos de *efeito placebo*.

A palavra *placebo* vem do latim e significa *eu vou agradar*, sendo usada por escritores como Chaucer para descrever expressões que, apesar de pouco sinceras, podem ser consoladoras: "Os que lisonjeiam são os capelães do diabo, que cantam placebo sem parar." Foi só em 1832 que esse termo adquiriu seu significado especificamente médico, ou seja, o de um tratamento médico falso ou ineficaz que, apesar disso, pode confortar o paciente.

Um ponto importante foi o fato de Haygarth ter compreendido que o efeito placebo não se restringe a tratamentos inteiramente falsos e ter argumentado que o mesmo efeito também exerce um papel no impacto provocado por medicamentos e tratamentos genuínos. Por exemplo, ainda que um paciente obtenha benefício do fato de tomar uma aspirina — devido em sua maior parte aos efeitos bioquímicos da pílula —, pode haver também um benefício extra por causa do efeito placebo, que resulta da confiança do paciente na aspirina em si ou na confiança no médico que a receitou. Em outras palavras, um medicamento genuíno proporciona um benefício que se deve em grande parte ao próprio remédio e, em parte, ao efeito placebo, enquanto um remédio falso oferece um benefício que se deve exclusivamente ao efeito placebo.

Da mesma forma que o efeito placebo surge a partir da confiança no tratamento, Haygarth imaginou quais seriam os fatores capazes de aumentar a confiança e desse modo maximizar o poder do placebo. Ele concluiu que, entre outras coisas, a reputação do doutor, o custo do tratamento e a sua novidade poderiam reforçar o efeito placebo. Muitos médicos ao longo da história trataram de inflar rapidamente suas reputações, associar um alto custo à eficácia médica e enfatizar a novidade das suas curas, de modo que talvez já estivessem conscientes do efeito placebo. Na verdade, antes do experimento de Haygarth, parece certo que médicos já viessem secretamente explorando há séculos esse efeito. Contudo, Haygarth merece o crédito por ter sido o primeiro a escrever a respeito do efeito placebo e trazer a questão a público.

Ao longo do século XIX, cresceu o interesse em torno do placebo, mas foi só nos anos 1940 que um anestesista americano chamado Henry Beecher criou um rigoroso programa de pesquisa sobre seu potencial. O interesse do próprio Beecher no efeito placebo foi despertado por volta do fim da Segunda Guerra Mundial, quando a falta de morfina em um hospital de campo do exército o obrigou a tentar uma experiência extraordinária. Em vez de tratar um soldado ferido sem morfina, ele injetou soro fisiológico no paciente e sugeriu ao soldado que ele estaria recebendo uma dose de um poderoso analgésico. Para surpresa de Beecher, o paciente relaxou imediatamente e não mostrou nenhum indício de que estivesse sentindo dor, sofrimento ou choque. Além disso, quando os suprimentos de morfina voltaram a minguar, o médico astucioso descobriu que poderia recorrer ao truque repetidas vezes com os pacientes. O que pareceu extraordinário é que o efeito placebo podia se sobrepor mesmo às dores mais intensas. Depois da guerra, Beecher criou um grande programa de pesquisas na Escola de Medicina de Harvard, que mais tarde veio a inspirar centenas de outros cientistas em todo o mundo a explorar o poder dos placebos.

À medida que o século XX avançava, as pesquisas sobre as reações aos placebos mostraram alguns resultados chocantes. Em particular, logo ficou claro que alguns tratamentos consolidados beneficiavam os pacientes em grande parte devido ao efeito placebo. Um estudo em 1986, por exemplo, foi conduzido com pacientes submetidos à extração de dentes e que em seguida haviam tido seus maxilares massageados por um aplicador que gerava ultrassom. Essas ondas de som, cuja frequência são altas demais para serem ouvidas, aparentemente podiam reduzir a inchação e a dor da condição pós-operatória. Sem que os terapeutas ou seus pacientes soubessem, os pesquisadores alteraram o equipamento de modo a anular o ultrassom durante metade das sessões. Como ninguém pode escutar o ultrassom, os pacientes que não estavam sendo expostos a ele não suspeitaram de que havia algo errado. Espantosamente, pacientes descreveram sensações similares de alívio de dor, independentemente de o equipamento de ultrassom estar ou não ligado. Parecia que o efeito do tratamento com ultrassom se devia inteiramente ou em grande parte ao efeito placebo e pouco tinha a ver com o fato de o aparelho estar funcionando. Voltando a considerar o critério de Haygarth a respeito do bom placebo, podemos ver que o equipamento de ultrassom se encaixa perfeitamente nele: dentistas promoviam a terapia como eficaz, a técnica parecia ser cara e era uma novidade.

Um exemplo ainda mais surpreendente diz respeito a uma cirurgia conhecida como ligadura mamária interna, que era empregada para aliviar a dor da angina. A dor é provocada pela falta de oxigênio que em si mesma é causada pela quantidade insuficiente de sangue circulando pelas artérias coronárias estreitadas. Esperava-se que a cirurgia em questão lidasse com o problema bloqueando a artéria mamária interna de modo a forçar um fluxo maior de sangue para o interior das artérias coronárias. Milhares de pacientes se submeteram à cirurgia e relataram mais tarde que sentiam menos dores e eram capazes de suportar cargas maiores de exercício físico. No entanto, alguns cardiologistas passaram a ver a questão com ceticismo porque autópsias em pacientes que acabavam morrendo não revelaram nenhum indício de que um fluxo extra de sangue corresse pelas artérias coronárias restantes. Se não havia nenhuma melhora significativa no fluxo de sangue, então o que tinha provocado uma melhora nos pacientes? Deveria o alívio em relação aos sintomas ser atribuído exclusivamente ao efeito placebo? Para descobrir a resposta, um cardiologista chamado Leonard Cobb conduziu uma experiência no fim dos anos 1950 que nos dias de hoje parece chocante.

Pacientes com angina foram divididos em dois grupos, um dos quais foi submetido à habitual cirurgia de ligadura mamária interna, enquanto o outro sofreu uma cirurgia simulada; isso significa que, apesar de a incisão ter sido feita na pele e as artérias expostas, a cirurgia, contudo, não foi além disso. É importante observar que os pacientes não faziam ideia de que tivessem sido submetidos a uma verdadeira cirurgia ou a uma simulação, já que a cicatriz superficial era a mesma nos dois grupos. Em um momento posterior, cerca de três quartos dos pacientes em *ambos* os grupos relataram ter sentido níveis de dores sensivelmente mais baixos, acompanhados de maior tolerância aos exercícios físicos. A incrível conclusão é que, já que tanto a cirurgia real como a simulada tinham sido igualmente eficazes, então a própria cirurgia deveria ser inoperante e qualquer benefício que porventura trouxesse ao paciente deveria ter sido induzido por um poderoso efeito placebo. E realmente, o efeito placebo era tão forte que permitia a redução da dosagem de medicamentos nos pacientes dos dois grupos.

Apesar de isso sugerir que o efeito placebo é uma força benéfica, é importante lembrar que pode ter consequências negativas. Imagine, por exemplo, um paciente que se sinta melhor por causa de uma reação placebo a um tratamento que, sob qualquer outro ponto de vista, é ineficaz — o problema subjacente ainda continuaria a existir e um outro tratamento poderia ainda ser necessário, mas o paciente que temporariamente se sente melhor está menos inclinado a procurar esse tratamento. No caso de uma ligadura mamária, o problema remanescente das artérias estreitadas e da falta de suprimento de oxigênio continuava a existir naqueles pacientes, de modo a iludi-los com uma falsa sensação de segurança.

Até agora, seria fácil pensar que o efeito placebo se restringe à redução da sensação de dor, talvez pelo aumento do limiar de dor do paciente pela força de vontade induzida pelo placebo. Esse ponto de vista estaria subestimando a força e o alcance do efeito placebo, que funciona em uma variedade ampla de condições, incluindo insônia, náusea e depressão. Na realidade, cientistas têm observado mudanças fisiológicas reais no corpo, sugerindo que o efeito placebo vai muito além da mente do paciente ao impactar diretamente a fisiologia.

Como o efeito placebo pode assumir formas tão expressivas, cientistas têm se mostrado ansiosos para compreender exatamente de que forma ele influencia a saúde do paciente. Uma teoria é a de que ele pode estar relacionado a um *condicionamento* inconsciente, conhecido como reação pavloviana, por causa de Ivan Pavlov. Nos anos 1890, Pavlov percebeu que cães não apenas salivavam ao ver comida, mas também ao ver a pessoa que normalmente os alimentava. Ele considerou que a salivação ao ver a comida era uma reação natural ou não condicionada, mas que a salivação ao ver a pessoa era uma reação não natural ou condicionada, que só existia porque o cachorro acabara por associar a visão da pessoa que o alimentava ao suprimento da própria comida. Pavlov imaginou se seria capaz de criar outras reações condicionadas, como o disparo de uma sineta antes do oferecimento da comida. É claro que, depois de algum tempo, os cães começaram a salivar já ao ouvir a sineta. A importância desse trabalho é indicada pelo fato de Pavlov ter recebido o Prêmio Nobel de Medicina de 1904.

Ainda que essa salivação condicionada possa parecer muito diferente do efeito exercido pelo efeito placebo sobre a saúde, trabalhos de outros cientistas russos mostraram em seguida que mesmo a reação imunológica de um animal poderia ser condicionada. Pesquisadores trabalharam com cobaias que eram conhecidas por sofrerem erupções quando lhes injetavam determinada substância levemente tóxica. Para verem se as erupções podiam ser induzidas por meio de condicionamento, eles começaram a esfregar levemente as cobaias antes de lhes darem a injeção. Como era de esperar, mais tarde vieram a descobrir que o mero ato de esfregar a pele e *não aplicar* a injeção podia estimular a mesma vermelhidão e inchação. Isso era extraordinário — a cobaia reagia ao ser esfregada da mesma forma que faria se tivessem injetado nela uma toxina, simplesmente porque tinha sido condicionada a associar intimamente o fato de ser coçada com as consequências da injeção.

Assim, se o efeito placebo nos seres humanos também é uma reação condicionada, então a explicação para a sua eficácia seria a de que o paciente simplesmente associa o fato de se sentir melhor com, por exemplo, ver um médico ou tomar uma pílula. Afinal, desde a infância o paciente terá visitado um médico, recebido uma pílula e então se sentido melhor. Disso decorre que, se um médico receita uma pílula que não contenha nenhum ingrediente ativo, uma pílula-fantasia por exemplo, então o paciente pode mesmo assim sentir algum efeito benéfico devido ao condicionamento.

Outra explicação para o efeito placebo é a chamada *teoria da expectativa*. Esta teoria defende que se esperamos ser beneficiados por um tratamento. Então há uma probabilidade maior que isso aconteça. Enquanto o condicionamento exploraria o inconsciente de nossas mentes para provocar uma reação placebo, a teoria da expectativa sugere que nossa mente consciente pode também estar desempenhando um papel. A teoria da expectativa tem a sustentá-la uma enorme quantidade de dados vindos de várias linhas de pesquisa, mas ainda é mal compreendida. Uma possibilidade é a de que nossas expectativas estejam de alguma forma interagindo com a nossa chamada *reação de fase aguda*.

A reação de fase aguda abrange um amplo espectro de reações corporais, como dor, inchamento, febre, letargia e perda de apetite. Em resumo, *reação de fase aguda* é a expressão geral empregada para descrever as reações defensivas de emergência suscitadas por uma lesão. Por exemplo, a razão pela qual sentimos dor é que nosso corpo está nos dizendo que sofremos um ferimento e que precisamos proteger e cuidar daquela parte do corpo. A sensação do inchamento também se dá em nosso próprio benefício, porque indica um aumento do fluxo sanguíneo para a área atingida, o que deve acelerar o processo de cura. A alta temperatura associada à febre ajuda a matar as bactérias que invadem nosso organismo e oferece condições ideais para nossas próprias células imunes. De modo semelhante, a letargia ajuda na nossa recuperação ao encorajar um descanso necessário, e uma perda de apetite nos leva a descansar ainda mais, pois suprimimos a necessidade de buscar alimentos. Interessante observar que o efeito placebo é particularmente ativo ao lidarmos com questões como dor, inchação, febre, letargia e perda de apetite, de modo que esse efeito talvez seja, em parte, consequência de uma capacidade inata de bloquear nossa reação de fase aguda em um nível fundamental, possivelmente pela força da expectativa.

O efeito placebo pode estar ligado tanto ao condicionamento como à expectativa ou a ambos, e podem existir também mecanismos mais importantes que ainda não foram nem identificados, nem devidamente avaliados. Enquanto cientistas se esforçam para estabelecer as bases científicas desse efeito, eles já foram capazes de descobrir, prosseguindo na trilha aberta pelo trabalho de Haygarth, como maximizá-lo. Sabe-se, por exemplo, que um medicamento administrado por injeção apresenta um efeito placebo mais forte do que o mesmo remédio tomado em forma de pílulas, e que tomar duas pílulas provoca um efeito placebo mais forte do que tomar apenas uma. Mais surpreendente, pílulas verdes proporcionam um efeito placebo mais forte ao aliviar ansiedade, enquanto pílulas amarelas funcionam melhor para depressão. Além disso, o efeito placebo de uma pílula é aumentado se ela for administrada por um médico usando um jaleco branco, mas é reduzido quando dada por um médico vestindo uma camiseta, e se mostra ainda menos eficaz se fornecida por uma enfermeira. Comprimidos grandes proporcionam um efeito placebo mais forte do que pequenos... a menos que os comprimidos sejam muito, muito pequenos. Não surpreende que comprimidos em embalagens coloridas e vistosas proporcionem um maior efeito placebo do que os que são apresentados em embalagens feias.

É claro que essas afirmativas se referem ao paciente médio, porque o verdadeiro efeito placebo para um paciente em particular depende inteiramente do sistema de crença e das experiências pessoais de cada indivíduo. Essa variação do efeito placebo entre os pacientes e seu forte potencial para influenciar a recuperação significam que isso pode vir a ser um fator altamente enganoso quando se trata de avaliar a real eficácia de um tratamento. Na realidade, o efeito placebo é tão imprevisível que poderia facilmente distorcer os resultados de um ensaio clínico. Portanto, para pôr à prova a real eficácia da acupuntura (e outras terapias e medicamentos em geral), pesquisadores precisavam de alguma forma levar em conta a caprichosa, errática e às vezes forte influência do efeito placebo. Eles teriam sucesso nesse esforço ao desenvolver um novo ensaio clínico quase à prova de falhas.

Um cego guiando o duplo-cego

A forma mais simples de ensaio clínico envolve a comparação de um grupo de pacientes que sejam objeto de um novo tratamento com outro grupo de pacientes semelhantes que não recebem tratamento algum. O ideal seria que houvesse um grande número de pacientes em cada grupo e que fossem encaminhados aos dois de forma aleatória. Se o grupo tratado exibe em média mais indícios de recuperação do que o grupo de controle que não recebeu o tratamento, isso significa que o novo tratamento está exercendo um impacto real... ou não?

Agora devemos também considerar a possibilidade de que um tratamento possa ter parecido ser efetivo durante a experiência, mas apenas por causa do efeito placebo. Em outras palavras, o grupo de pacientes recebendo um tratamento ativo poderia ter uma expectativa de melhora simplesmente pelo fato de estar recebendo alguma forma de intervenção médica, estimulando desse modo uma reação placebo benéfica. Por isso, o modelo simples de ensaio clínico pode produzir resultados enganosos, pois mesmo um tratamento ineficaz pode apresentar resultados positivos em uma pesquisa como essa.

Então surge a questão: como planejar um tipo de ensaio clínico que leve em consideração a confusão causada pelo efeito placebo?

Uma solução pode ser encontrada se remontarmos à França do século XVIII e às extraordinárias alegações a respeito de Franz Mesmer. Nos dias de hoje, Mesmer costuma ser associado a hipnotismo (ou mesmerismo), ao passo que, quando era vivo, ele era mais famoso por promover os efeitos benéficos do magnetismo sobre a saúde. Ele sustentava ser capaz de curar muitas doenças ao manipular o "magnetismo animal" de seus pacientes e que uma das maneiras de fazer isso era lhes dar água tratada magneticamente. O remédio era bastante impressionante, já que às vezes a água supostamente magnetizada poderia levar a convulsões ou desmaios como parte do processo de cura. Críticos, contudo, duvidavam de que fosse possível magnetizar água e se mostravam céticos em relação à noção de que o magnetismo pudesse afetar a saúde humana. Suspeitavam de que as reações dos pacientes de Mesmer pudessem se basear exclusivamente na fé que depositavam nas suas alegações. Em linguagem moderna, os críticos sugeriam que a terapia de Mesmer estaria explorando o efeito placebo.

Em 1785, Luís XVI convocou uma Comissão Real com o objetivo de pôr à prova as alegações de Mesmer. A comissão, da qual participava Benjamin Franklin, conduziu uma série de experimentos nos quais um copo de água mesmerizada era colocado entre quatro copos de água normal — todos os cinco copos pareciam idênticos. Sem fazerem distinção entre um copo e outro, voluntários pegavam aleatoriamente um dos copos e bebiam sua água. Em um dos casos, uma paciente bebeu a água de um dos copos e imediatamente desmaiou, mas foi então revelado que havia tomado apenas água normal. Parecia óbvio que a mulher que desmaiou acreditava ter bebido da água magnetizada, que ela sabia que esperavam essa reação quando se bebia aquela água e seu corpo reagiu da forma apropriada.

Depois de concluídos todos os experimentos, a Comissão Real pôde constatar que os pacientes reagiam de uma maneira parecida, a despeito de a água bebida ser ou não magnetizada. Concluíram, portanto, que a água magnetizada era igual à água comum, o que significava que não havia sentido algum em se falar de água magnetizada. Além disso, a comissão afirmava que o efeito da água supostamente magnetizada se devia à expectativa dos pacientes, o que em termos atuais equivale a dizer que se devia ao efeito placebo. Em síntese, a comissão acusou a terapia de Mesmer de ser uma fraude.

A Comissão Real, entretanto, não fez conjecturas a respeito dos efeitos amplamente difundidos do placebo na medicina, motivo de as pesquisas de Haygarth sobre os extratores, realizadas 14 anos mais tarde, conservarem o mérito de terem reconhecido formalmente o efeito placebo na prática médica. Por outro lado, a Comissão Real deu, sim, uma contribuição importante à história da medicina por ter concebido um novo tipo de ensaio clínico. O avanço trazido pela experiência promovida pela Comissão Real estava no fato de os pacientes não saberem se estavam ou não recebendo um tratamento real ou falso, pois os copos de água mesmerizada ou comum eram idênticos. Os pacientes estavam em uma condição que chamamos de *cegos*.

Esse conceito pode ser aplicado a ensaios inteiros que são conhecidos como *ensaios clínicos cegos*. Por exemplo, se uma nova pílula está sendo testada, então ela é administrada a todos os pacientes do grupo de tratamento, enquanto uma pílula que se parece exatamente com ela, mas não contém nenhum ingrediente ativo, é dada ao grupo de controle. Um aspecto importante é o fato de que os pacientes não fazem a menor ideia se eles se encontram em um grupo de tratamento ou de controle, de modo que permanecem *cegos* quanto ao fato de estarem ou não sob tratamento. É muito possível que ambos os grupos venham a exibir indícios de melhora se os dois reagirem ao efeito placebo provocado pela possibilidade de receberem a pílula verdadeira. Contudo, o grupo de tratamento deveria mostrar indícios mais claros de melhora do que o de controle se a verdadeira pílula exerce um efeito real além do placebo.

Num ensaio cego é vital que tanto o grupo de controle como o grupo de tratamento sejam tratados exatamente da mesma forma, visto que qualquer variação tem o potencial de afetar a recuperação dos pacientes e o viés dos resultados da experiência. Portanto, além de receberem pílulas semelhantes, os pacientes nos dois grupos devem ser tratados no mesmo local e receberem o mesmo nível de atenção, e assim por diante. E todos esses fatores podem contribuir para os chamados *efeitos não específicos*, ou seja, efeitos que resultem do contexto do processo de tratamento, mas que não possam ser atribuídos diretamente ao tratamento em si. *Efeitos não específicos* é uma expressão geral que abrange também o efeito placebo.

É necessário até mesmo monitorar pacientes em ambos os grupos exatamente da mesma maneira, pois já foi demonstrado que o fato de monitorar atentamente pode levar a uma mudança geralmente positiva na saúde ou no desempenho da pessoa. Isso é conhecido como o efeito Hawthorne, termo cunhado depois que pesquisadores visitaram, em Illinois, a fábrica da Hawthorne, um braço da Western Electric Company. Os pesquisadores queriam ver de que forma o ambiente de trabalho afetava a produção da fábrica. Então, entre 1927 e 1932, aumentaram a iluminação artificial e depois a reduziram, elevaram a temperatura ambiente e depois a diminuíram, e assim por diante. Para espanto dos pesquisadores, eles descobriram que qualquer mudança parecia conduzir a uma melhora. Isso em parte se devia ao fato de os trabalhadores acreditarem que era esperado que as mudanças acarretassem melhorias e em parte porque sabiam que estavam sendo monitorados por especialistas munidos de pranchetas. É difícil remover o efeito Hawthorne de qualquer ensaio médico, mas pelo menos o efeito deveria ser o mesmo tanto para o grupo de tratamento como para o grupo de controle, de modo a permitir uma comparação justa.

O ato de criar condições idênticas tanto para o grupo de controle quanto para o de tratamento torna os pacientes efetivamente *cegos* a respeito do fato de estarem recebendo o tratamento ou o placebo. Em outras palavras, mesmo os médicos tratando dos pacientes não devem saber se estão dando uma pílula-fantasia ou uma pílula de conteúdo ativo. Isso ocorre porque a postura do médico, seu entusiasmo e tom de voz podem ser afetados pelo fato de ele estar administrando um placebo, o que significa que o médico pode, involuntariamente, transmitir ao paciente sinais de que o remédio não passa de um placebo. Esse vazamento de informação, é claro, pode prejudicar o *cegamento* do paciente e a confiabilidade geral do ensaio clínico. A consequência poderia ser que os pacientes no grupo de controle do placebo viessem a suspeitar de que estão recebendo um remédio-fantasia, não reagindo, portanto, ao efeito placebo. De modo perverso, os pacientes recebendo o verdadeiro tratamento não teriam esses escrúpulos e exibiriam uma reação placebo. Nesse caso, o ensaio deixaria de ser isento.

Se, entretanto, tanto o paciente como o médico ignorarem se é um placebo ou um tratamento supostamente ativo que está sendo administrado, então os resultados do ensaio não podem vir a ser influenciados pela expectativa de nenhum dos dois. Esse tipo de ensaio verdadeiramente isento é chamado de ensaio *duplo-cego*. Incluindo alguns dos pontos mencionados no Capítulo 1, podemos ver agora que um experimento bem conduzido exige, em termos ideais, vários quesitos fundamentais:

1. Uma comparação entre o grupo de controle e o grupo recebendo o tratamento que está sendo testado.
2. Um número suficientemente amplo de pacientes em cada grupo.
3. Uma distribuição aleatória dos pacientes entre os grupos.
4. A administração de um placebo a um grupo de controle.
5. Condições idênticas para o grupo de controle e o de tratamento.
6. Manter os pacientes *cegos* de modo que ignorem a qual grupo pertencem.
7. Manter os médicos *cegos* para que não tenham consciência de estarem administrando a cada paciente um tratamento real ou um mero placebo.

Um ensaio que contemple todos esses requisitos é conhecido como um ensaio clínico controlado com placebo, duplo-cego, randomizado, sendo considerado esse o mais alto padrão possível em um teste médico. Atualmente, os diversos organismos em cada país responsáveis por autorizar novos tratamentos costumam tomar suas decisões com base nos resultados obtidos a partir de estudos desse tipo.

Às vezes, no entanto, se faz necessária a realização de ensaios de formato bastante semelhante a esse, sem que se recorra, contudo, a um placebo. Imagine, por exemplo, que cientistas queiram testar um novo medicamento para uma condição que já seja convenientemente tratada com um remédio existente parcialmente eficaz. O item 3 indica que o grupo de controle recebe apenas o placebo, mas isso seria aético se privasse os pacientes de um medicamento parcialmente eficaz. Nessa situação, o grupo de controle receberia o remédio existente, e o resultado seria comparado com o de outro grupo que recebeu o novo medicamento — o experimento não teria o controle-placebo, mas ainda assim haveria um controle, ou seja, o remédio já existente. Esse ensaio deveria mesmo assim aderir a todos os outros critérios, como a randomização e o caráter duplo-cego.

Esses tipos de ensaios clínicos são inestimáveis quando promovem uma pesquisa médica. Mesmo que os resultados de outros tipos de ensaio e evidências possam ser considerados, geralmente são tidos como menos convincentes quando se trata de responder a uma questão vital: trata-se de um tratamento eficaz para determinada doença?

Voltando à acupuntura, podemos reexaminar os ensaios clínicos dos anos 1970 e 1980 — foram esses ensaios de alta qualidade e atenderam satisfatoriamente à questão dos participantes cegos ou é possível que os benefícios relatados a respeito da acupuntura se devessem apenas ao efeito placebo?

Um bom exemplo do tipo de ensaio clínico aplicado à acupuntura que teve lugar durante esse período foi aquele conduzido em 1982 pelo dr. Richard Coan e sua equipe, que desejavam examinar se a acupuntura era ou não eficaz no tratamento da dor no pescoço. Seu grupo de tratamento consistia em 15 pacientes que receberam o tratamento com acupuntura, enquanto seu grupo de controle consistia em outros 15 pacientes que permaneciam em uma lista de espera. Os resultados pareceriam eloquentes para os fãs da acupuntura, porque 80% dos pacientes no grupo da acupuntura relataram alguma melhora, comparados a apenas 13% do grupo de controle. Foi tamanha a extensão do alívio para a dor registrado no grupo da acupuntura, que foi reduzida à metade a administração de analgésicos, enquanto o grupo de controle reduziu a ingestão de pílulas em apenas uma décima parte.

A comparação entre o grupo da acupuntura e o grupo de controle mostra que a melhoria creditada à acupuntura é muito maior do que a que pode ser explicada por qualquer recuperação natural. Contudo, o benefício proporcionado pela acupuntura se devia a fatores psicológicos ou fisiológicos, ou ainda a uma combinação de ambos? Teria a acupuntura desencadeado um genuíno mecanismo de cura ou meramente estimulado uma reação placebo? Essa última possibilidade merece ser considerada seriamente, porque a acupuntura apresenta muitas das características que fariam dela um tratamento placebo ideal: agulhas, dores leves, sua natureza sutilmente invasiva, o aspecto exótico, uma base em uma sabedoria antiga e uma fantástica cobertura da mídia.

Desse modo, o ensaio clínico conduzido pelo dr. Coan, juntamente com muitos outros realizados nos anos 1970 e 1980, padecia do seguinte problema: não podiam determinar se a acupuntura estava proporcionando um benefício real ou simplesmente aquele suscitado pelo efeito placebo. A maneira ideal de se descobrir se a acupuntura é realmente efetiva teria sido dar um placebo ao grupo de controle, algo que parecesse idêntico à acupuntura, porém que fosse totalmente inócuo. Infelizmente, encontrar esse tipo de placebo se mostrou difícil — como é possível criar uma terapia que parece ser acupuntura, mas que na realidade não é acupuntura? Como *cegar* pacientes para a questão de saber se estão ou não sendo tratados com acupuntura?

Grupos de controle placebo são fáceis de serem organizados no contexto de um exame de medicamentos convencionais, já que o grupo de tratamento pode, digamos, receber um comprimido com um ingrediente ativo e o grupo de controle placebo pode receber uma pílula idêntica sem o componente ativo. Ou então o grupo de tratamento pode receber uma injeção de um medicamento ativo e o grupo de controle placebo pode receber uma injeção com soro fisiológico. Infelizmente, não existe um substituto placebo óbvio para substituir a acupuntura.

Gradativamente, entretanto, os pesquisadores começaram a se dar conta de que existiam duas maneiras de fazer os pacientes acreditarem que estavam recebendo um verdadeiro tratamento com acupuntura, quando na realidade estava sendo aplicado neles um tratamento-fantasia. Uma opção era inserir as agulhas apenas a uma profundidade mínima, em oposição ao cerca de um centímetro aproximadamente, adotado pela maior parte dos que a praticam. O objetivo dessa inserção superficial das agulhas seria fazer algo que, aos olhos dos pacientes até então não submetidos ao tratamento genuíno, pareceria com o procedimento habitual. Porém, segundo os princípios chineses, não deveria advir benefício médico algum disso, já que as agulhas não teriam atingido o meridiano. Por essa razão, os pesquisadores propuseram estudos nos quais a um grupo de controle seriam administradas essas inserções superficiais, enquanto a um grupo de tratamento seria aplicada a verdadeira acupuntura. Ambos os grupos receberiam níveis similares de benefício placebo, mas, se a verdadeira acupuntura exercesse um efeito fisiológico real, então o grupo de tratamento deveria receber um benefício extra significativo, além daquele proporcionado ao grupo de controle.

Outra tentativa de criar um placebo para a acupuntura implicava inserir agulhas em pontos que não coincidiam com os pontos de acupuntura. Esses pontos tradicionalmente nada têm a ver com a saúde do paciente, mas de acordo com a teoria chinesa agulhas inseridas em locais errados não deveriam trazer nenhum benefício médico porque estariam deixando de acessar os meridianos. Por isso, foram planejados alguns ensaios nos quais o grupo de controle teria agulhas inseridas nos pontos errados, enquanto o grupo de tratamento receberia um tratamento de acupuntura genuíno. Ambos os grupos desfrutariam do benefício do efeito placebo, mas qualquer melhoria extra no grupo de tratamento poderia então ser atribuída à acupuntura.

Essas duas formas de acupuntura placebo, nos pontos errados ou com inserções superficiais, são chamadas muitas vezes de acupuntura-fantasia. Durante os anos 1990, os céticos pressionaram pedindo uma nova avaliação da acupuntura, dessa vez com ensaios clínicos com controle placebo envolvendo acupuntura-fantasia. Para muitos acupunturistas, essa pesquisa era redundante, porque já tinham visto como seus próprios pacientes haviam reagido de forma tão positiva. Eles argumentavam que as evidências em favor do seu tratamento já eram suficientemente eloquentes. Quando os críticos continuaram a pedir ensaios com controle placebo, os acupunturistas os acusaram de recorrer a um gesto desesperado para tentar vencer uma batalha já perdida e de nutrirem preconceitos contra a medicina alternativa. Entretanto, esses pesquisadores médicos que acreditavam na autoridade dos ensaios com controle placebo se recusaram a ceder. Continuavam a expressar suas dúvidas e sustentavam que a acupuntura permaneceria sendo uma terapia de eficácia duvidosa até que fosse posta à prova em ensaios clínicos de alta qualidade.

Os que defendiam a realização de ensaios adequados voltados para acupuntura acabaram tendo seu desejo atendido quando recursos suficientes possibilitaram que dezenas de ensaios clínicos com controle placebo ocorressem na Europa e nos Estados Unidos ao longo dos anos 1990. Cada ensaio teria de ser conduzido rigorosamente com a esperança de os resultados lançarem nova luz sobre quem estava certo e quem estava errado. Seria a acupuntura uma terapia milagrosa capaz de tratar tudo, da incapacidade de distinguir cores até coqueluche, ou tudo não passava de um placebo?

A acupuntura em julgamento

Ao fim do século XX, uma nova leva de resultados começou a emergir dos mais recentes ensaios clínicos sobre acupuntura. Em geral, esses ensaios eram de melhor qualidade do que os anteriores, e alguns deles examinaram o impacto da acupuntura em condições não testadas anteriormente. Com tantas novas informações, a OMS decidiu que assumiria o desafio de sintetizar toda a pesquisa e apresentar suas conclusões.

É claro que a OMS já havia publicado em 1979 um documento resumindo as experiências anteriores e que tinha sido bastante positivo sobre a capacidade de tratar de mais de vinte enfermidades, mas eles se mostravam ansiosos para reexaminar a situação à luz dos novos dados que vinham surgindo. A equipe da OMS acabou levando em consideração os resultados de 293 estudos sobre pesquisas e publicou suas conclusões em 2003 em um relatório intitulado *Acupunture: review and analysis of reports on controlled clinical trials* [Acupuntura: revisão e análise de relatórios sobre ensaios clínicos controlados]. O novo relatório avaliava a quantidade e qualidade dos dados obtidos para avalizar o uso da acupuntura para uma série de problemas de saúde, e resumia suas conclusões dividindo as doenças e enfermidades em quatro categorias.

92   Truque ou tratamento

A primeira delas continha as condições para as quais existiam os indícios mais convincentes em favor do emprego da acupuntura e a quarta, as condições para as quais os indícios se mostravam menos convincentes:

1 Condições "para as quais a acupuntura — por meio de ensaios controlados — teve comprovada sua eficácia enquanto tratamento" — abrangendo 28 problemas de saúde, que iam de náusea durante a gravidez até derrame.

2 Condições "para as quais o efeito terapêutico da acupuntura foi demonstrado, porém exigem ainda novos testes" — abrangendo 63 problemas, indo de dores abdominais até coqueluche.

3 Condições "para as quais existem apenas ensaios individuais controlados relatando alguns efeitos terapêuticos, mas para as quais vale a pena tentar a acupuntura porque o tratamento com terapias convencionais ou de outro tipo se revelou problemático" — esse item abrangia nove tipos de condições, como daltonismo e surdez.

4 Condições "nas quais a acupuntura pode ser testada, contanto que aquele que a aplique disponha dos conhecimentos da medicina moderna" — este item abrangia sete condições, incluindo convulsões em crianças e coma.

O relatório de 2003 da OMS concluía que os benefícios da acupuntura ou eram "comprovados", ou "tinham sido demonstrados" em tratamento em 91 tipos de problemas de saúde. Seu resultado era ligeiramente positivo ou dúbio em outras 16 condições. E o relatório não recomendava a exclusão da acupuntura em nenhuma dessas condições. A OMS havia concedido à acupuntura uma inequívoca legitimação, reforçando o relatório de 1979.

Seria natural supor que essa tivesse sido a palavra final no debate a respeito da acupuntura, já que a OMS desfruta de uma autoridade internacional em relação a assuntos médicos. Seria de acreditar que a acupuntura tivesse demonstrado ser uma poderosa terapia médica. Na realidade, a situação não é tão clara. Lamentavelmente, como veremos a seguir, o relatório de 2003 da OMS se mostrou enganoso em um grau que poderíamos considerar chocante.

A OMS tinha incorrido em dois grandes erros no modo como avaliou a eficácia da acupuntura. O primeiro erro foi ter levado em consideração os resultados de um número excessivo de testes. Isso pode parecer uma crítica capciosa, já que em geral se considera recomendável que conclusões sejam baseadas em muitos resultados de muitos ensaios feitos com muitos pacientes — quanto maiores os números, mais justos eles seriam. Se, entretanto, alguns dos ensaios fossem mal conduzidos, então esses resultados em particular seriam enganosos e poderiam distorcer a conclusão. Portanto, o tipo de visão ampla que a OMS estava procurando oferecer teria sido mais confiável se houvesse sido implementado certo nível de qualidade de controle, como incluir apenas os ensaios mais rigorosos aplicados à acupuntura. Em vez disso, a OMS havia levado em consideração quase todos os ensaios já realizados, porque tinha estabelecido um critério de qualidade relativamente baixo. Portanto, o relatório final foi fortemente influenciado por evidências não confiáveis.

O segundo erro cometido pela OMS foi o de ter levado em consideração os resultados de um grande número de ensaios realizados na China, quando teria sido mais indicado excluí-los. À primeira vista, essa rejeição dos testes chineses poderia parecer injusta e discriminatória, mas existe uma grande suspeita em torno das pesquisas sobre acupuntura na China. Consideremos, por exemplo, a acupuntura no tratamento de viciados. As conclusões a esse respeito extraídas de exames feitos no Ocidente incluem uma combinação de resultados ligeiramente positivos, dúbios ou negativos, com a média sendo no geral negativa. Os testes chineses, ao contrário, ao avaliarem a mesma intervenção, sempre apontam resultados positivos. Isso não faz sentido, porque a eficácia da acupuntura não deveria depender do fato de ela ser administrada no Oriente ou no Ocidente. Portanto, alguém está errado: ou os pesquisadores ocidentais, ou os orientais — e, pelo que sabemos, há boas razões para acreditarmos que o problema está no lado oriental. O motivo bastante simples para culparmos os pesquisadores chineses pela discrepância encontrada é que seus resultados são bons demais para ser verdade. Essa crítica foi confirmada pelas cuidadosas análises estatísticas de todos os resultados chineses, que demonstram para além de todas as dúvidas razoáveis que os pesquisadores chineses são culpados do chamado *viés de publicação*, ou seja, de adotar um enfoque tendencioso em uma publicação científica.

Antes de explicarmos o significado do viés de publicação, é importante enfatizar que não se trata de uma forma deliberada de fraude, já que podemos facilmente imaginar situações em que, devido a pressões inconscientes, os pesquisadores se vejam propensos a chegar a um determinado resultado. Imagine um pesquisador chinês que esteja conduzindo um ensaio e que alcance um resultado positivo. A acupuntura é uma grande fonte de prestígio para a China, de modo que o pesquisador rapidamente e com algum orgulho divulga seu resultado em uma publicação científica. Ele pode até vir a ser promovido no seu trabalho. Um ano mais tarde ele realiza um segundo estudo de natureza semelhante, mas dessa vez o resultado é negativo, o que obviamente é decepcionante. O principal problema é que essa segunda pesquisa talvez possa jamais vir a ser publicada por toda uma série de motivos: o pesquisador pode não vê-la como uma prioridade, ou talvez pense que ninguém esteja interessado em ler a respeito de um resultado negativo, ou convença a si mesmo de que o segundo exame deve ter sido mal conduzido, ou sinta que esse último resultado pode vir a ofender seus pares. Seja qual for a razão, o pesquisador acaba publicando o resultado positivo do primeiro ensaio, enquanto deixa mofando em uma gaveta os resultados do segundo. Isso é um caso de viés de publicação.

Quando esse tipo de fenômeno se multiplica por toda a China, então temos dezenas de testes positivos publicados e dezenas de testes negativos engavetados. Portanto, quando a OMS promoveu um balanço da literatura publicada que tinha como base as pesquisas chinesas, suas conclusões estavam fadadas a serem distorcidas — um balanço como esse jamais seria capaz de levar em consideração os testes negativos não publicados.

O relatório da OMS não foi apenas tendencioso e enganoso; foi também perigoso por avaliar a acupuntura para uma ampla série de problemas, alguns dos quais sérios, como doença arterial coronariana. Isso coloca a questão de como e por que a OMS elaborou um relatório tão irresponsável?

A OMS possui excelentes antecedentes no que diz respeito à medicina convencional, mas na área da medicina alternativa parece priorizar o enfoque politicamente correto, colocando-o acima da verdade. Em outras palavras, críticas à acupuntura podem ser vistas como críticas à China, à sabedoria ancestral ou à cultura do Oriente como um todo. Além disso, geralmente quando comissões são formadas para reexaminar pesquisas científicas, o procedimento usual recomenda que sejam incluídos especialistas bem informados, porém com opiniões diferentes. E, mais importante, a comissão deve incluir pensadores críticos, que questionam e desafiam todas as suposições; de outro modo as deliberações da comissão são um desperdício de tempo e dinheiro sem nenhum sentido. No entanto, a comissão da OMS não incluía um único crítico da acupuntura. Era simplesmente um grupo de fiéis que, de modo nada surpreendente, se mostrou pouco objetivo em sua avaliação. Mais preocupante ainda, o relatório foi redigido e revisado pelo dr. Zhu-Fan Xie, que era diretor honorário do Instituto de Medicinas Integradas de Beijing, que endossa plenamente o uso da acupuntura em toda uma série de problemas de saúde. Geralmente se considera inadequado que alguém em uma situação tão evidente de conflito de interesse esteja intimamente envolvido na redação de um balanço médico desse tipo.

Se não podemos confiar na OMS para resumir de modo adequado o enorme número de ensaios clínicos relativos à acupuntura, então a quem devemos recorrer? Felizmente vários estudiosos do universo acadêmico em todo o mundo compensaram o fracasso da OMS disponibilizando seus próprios resumos da pesquisa. Graças a esses grupos podemos finalmente responder à pergunta que ficou pendente ao longo de todo este capítulo — a acupuntura é eficaz?

A Cochrane Collaboration

A cada ano, médicos se veem diante de centenas de novos resultados de ensaios clínicos, os quais podem abranger tudo, desde novos testes para tratamentos convencionais já consolidados até ensaios iniciais de terapias alternativas controvertidas. Frequentemente são realizados vários ensaios focados no mesmo tratamento para a mesma enfermidade, e os resultados podem ser de difícil interpretação e às vezes até contraditórios. Com pouco tempo para atenderem seus pacientes usuais, não seria prático nem faria sentido que os médicos lessem os documentos relativos a cada pesquisa e chegassem às suas próprias conclusões. Em vez disso, eles se apoiam nesses estudiosos do mundo acadêmico que se dedicam a interpretar todas essas pesquisas e que publicam suas conclusões, ajudando os médicos a aconselharem seus pacientes a respeito das melhores formas de tratamento.

Talvez a mais célebre e respeitada autoridade nesse campo seja a Cochrane Collaboration, uma rede internacional de especialistas coordenada a partir de seu quartel-general em Oxford. Aderindo firmemente aos princípios da medicina baseada em evidências, a Cochrane Collaboration tem como objetivo analisar ensaios clínicos e outras pesquisas médicas para oferecer, em uma forma capaz de ser digerida, conclusões sobre quais tratamentos são realmente eficazes para quais problemas de saúde. Antes de revelar o que a Cochrane Collaboration descobriu sobre a acupuntura, vamos examinar rapidamente suas origens e como veio a gozar de tamanho prestígio. Desse modo, ao ratificarmos a reputação dessa entidade, esperamos que no devido tempo você venha a aceitar suas conclusões a respeito da acupuntura.

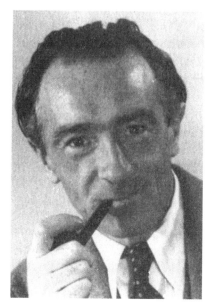

Archie Cochrane (*Cardiff University Library, Cochrane Archive, Llandough Hospital*)

A Cochrane Collaboration deve seu nome a Archie Cochrane, um escocês que abandonou seus estudos de medicina na University College Hospital, em Londres, em 1936, para trabalhar em um serviço de ambulância durante a Guerra Civil da Espanha. Então, na Segunda Guerra Mundial ele se alistou como capitão na unidade médica do Exército britânico, tendo servido no Egito. Capturado em 1941, passou o resto da guerra trabalhando como médico, socorrendo seus companheiros prisioneiros. Foi nessa ocasião que ele pela primeira vez tomou consciência a respeito da medicina baseada em evidências. Mais tarde escreveria que as autoridades da prisão o encorajaram, afirmando que ele tinha plena liberdade para decidir como tratar seus pacientes: "Desfrutava de uma razoável liberdade na escolha das terapias: meu problema é que não sabia qual delas usar, nem quando. De bom grado teria sacrificado minha liberdade em troca de um pouco de conhecimento." Com o objetivo de se munir de maiores conhecimentos, conduziu suas próprias experiências com seus companheiros de prisão — ganhou seu apoio lhes falando de James Lind e do papel que os ensaios clínicos desempenharam para a descoberta do tratamento mais indicado para pacientes com escorbuto.

Ainda que Cochrane fosse claramente um adepto fervoroso do método científico e dos ensaios clínicos, é importante observar que ele também compreendeu o valor médico da compaixão humana, o que foi comprovado em vários episódios ao longo de sua vida. Um dos exemplos mais comoventes ocorreu durante o período em que passou em um campo de prisioneiros em Elsterhorst, na Alemanha, quando se viu na posição desesperada de ter de tratar de um prisioneiro soviético que se encontrava "moribundo e aos gritos". Tudo que Cochrane podia oferecer era uma aspirina. Como mais tarde recordou:

Finalmente, mais por instinto, sentei-me na cama e o tomei nos meus braços. Os gritos, então, pararam quase que instantaneamente. Ele morreu tranquilamente nos meus braços algumas horas depois. Não era a pleurisia que provocava os gritos, mas sim a solidão. Foi algo maravilhosamente instrutivo a respeito dos cuidados a serem dados aos que estão morrendo.

Depois da guerra, Cochrane seguiu em frente, construindo uma brilhante carreira na área das pesquisas médicas. Essas incluíram o estudo da pneumoconiose entre os mineiros de carvão no sul do País de Gales e o trabalho como professor de tuberculose e doenças pulmonares na Escola Nacional de Medicina de Gales em 1960. À medida que sua carreira foi progredindo, ele foi se tornando um adepto ainda mais fervoroso da medicina baseada em evidências e da necessidade de informar os médicos a respeito dos medicamentos e terapias mais eficazes. Ao mesmo tempo, compreendeu que os médicos penavam para interpretar todos os resultados obtidos em todos os ensaios clínicos que vinham sendo conduzidos em todo o mundo. Daí Cochrane ter sustentado que o progresso da medicina ganharia se fosse criada uma organização capaz de arcar com a responsabilidade de fornecer conclusões claras e objetivas para os milhares de projetos de pesquisa existentes. Em 1979, ele escreveu: "Em relação à nossa profissão, merece ser criticado o fato de não termos organizado um sumário crítico, por especialidade ou subespecialidade, periodicamente atualizado, dos mais relevantes ensaios críticos randomizados."

As palavras cruciais na declaração de Cochrane eram "um sumário crítico", o que implicava o fato de os responsáveis pelo sumário precisarem avaliar criticamente o valor de cada experimento para determinar em que medida este deveria contribuir para a conclusão final sobre se determinada terapia é eficaz para uma determinada doença. Em outras palavras, um ensaio cuidadosamente conduzido com muitos pacientes deveria ser considerado com seriedade; um experimento conduzido com menos cuidado e com apenas alguns poucos pacientes deveria ter um peso menor; e um ensaio mal conduzido deveria ser completamente ignorado. Esse tipo de abordagem passaria a ser conhecido como *revisão sistemática*. Trata-se de uma rigorosa avaliação científica dos ensaios clínicos relativos a um determinado tratamento, em contraposição aos relatórios que a OMS vinha publicando sobre a acupuntura, que não passavam de revisões casuais acríticas.

Como discutimos anteriormente, uma abordagem afinada com a medicina baseada em evidências significa observar as evidências científicas obtidas nos ensaios clínicos e em outras fontes para concluir pela prática médica mais indicada. A revisão sistemática é muitas vezes o estágio final da medicina baseada em evidências, por meio da qual é extraída uma conclusão a partir de

A VERDADE SOBRE A ACUPUNTURA 99

todas as evidências disponíveis. Archie Cochrane morreu em 1988, quando as noções de medicina baseada em evidências e de revisões sistemáticas já estavam enraizadas na medicina, mas só em 1993 é que sua visão viria a se concretizar integralmente com a criação da Cochrane Collaboration. Ela hoje consiste em 12 centros ao redor do mundo e cerca de 10 mil especialistas em saúde voluntários de mais de noventa países, que garimpam ensaios clínicos com o objetivo de "ajudar as pessoas a tomar decisões bem fundamentadas, preparando, mantendo e promovendo o acesso a revisões sistemáticas sobre os efeitos de intervenções em todas as áreas da saúde".

Após uma década de existência, a Cochrane Collaboration acumulou uma biblioteca consistindo nos resultados de milhares de experimentos e publicou centenas de revisões sistemáticas. Além de oferecerem opiniões sobre a eficácia de medicamentos, essas revisões sistemáticas avaliam toda espécie de outros tratamentos, assim como medidas preventivas, a utilidade do rastreamento e o impacto do estilo de vida e da dieta sobre a saúde. Em cada caso, a Cochrane Collaboration, na condição de entidade totalmente independente, apresenta suas conclusões sobre o que quer que tenha sido revisado sistematicamente.

É um fato promissor que as origens e a história da Cochrane Collaboration tenham ajudado a transmitir sua reputação de independência, rigor e qualidade. Isso significa que podemos agora examinar suas revisões sistemáticas da acupuntura, confiando em suas conclusões terem uma grande probabilidade de estarem corretas. A Cochrane Collaboration publicou várias revisões sistemáticas a respeito do impacto produzido pela acupuntura sobre uma grande variedade de problemas de saúde, tendo centrado seu foco nas evidências reunidas em ensaios clínicos com controle de placebo.

Em primeiro lugar, temos uma má notícia para os acupunturistas. As revisões da Cochrane sugerem que não existem indícios significativos da eficácia da acupuntura nos seguintes problemas: vício do fumo, dependência de cocaína, indução ao parto, paralisia de Bell (dos nervos faciais), asma crônica, reabilitação de derrame, parto pélvico, depressão, epilepsia, síndrome do túnel carpal, síndrome do cólon irritável, esquizofrenia, artrite reumatoide, insônia, dores de coluna não específicas, dor lateral no cotovelo, dor no

100 TRUQUE OU TRATAMENTO

ombro, lesões no tecido mole do ombro, náusea durante a gravidez, coleta de óvulos, glaucoma, demência vascular, cólicas menstruais, torção no pescoço e acidente vascular cerebral (AVC) agudo. Após examinar centenas de ensaios clínicos, as revisões da Cochrane concluíram que qualquer melhoria causada pela acupuntura percebida nessas condições se deve simplesmente ao efeito placebo. Os sumários contêm os seguintes tipos de conclusões:

"A acupuntura e as terapias a ela relacionadas não parecem ajudar fumantes que estejam tentando largar o vício."

"Não existem atualmente evidências de que a acupuntura auricular seja eficaz no tratamento da dependência em relação à cocaína."

"Não há indícios suficientes descrevendo a eficácia da acupuntura na indução ao parto."

"As evidências disponíveis não dão base à afirmação de que a acupuntura seja um tratamento indicado para epilepsia."

As revisões Cochrane também criticam repetidamente a qualidade das pesquisas até então realizadas com comentários como o seguinte: "A qualidade dos ensaios incluídos foi inadequada para se alcançar uma conclusão." Fossem os ensaios confiáveis ou não, o desfecho seria o mesmo: a despeito de milhares de anos de uso na China e de décadas de pesquisas científicas realizadas em muitos países, não existem indícios sólidos que recomendem o emprego da acupuntura em nenhum dos casos anteriormente mencionados.

Isso é particularmente preocupante à luz dos tipos de tratamento atualmente oferecidos em várias clínicas de acupuntura. Por exemplo, ao procurar pela internet por um acupunturista britânico e clicar no primeiro detectado, foi fácil achar uma clínica no centro de Londres oferecendo acupuntura como tratamento para todas as seguintes condições: vícios, ansiedade, problemas circulatórios, depressão, diabetes, rejuvenescimento facial, estafa, problemas gastrointestinais, rinite alérgica, problemas cardíacos, pressão alta, seis tipos de infertilidade, insônia, problemas nos rins, hepatite, problemas na menopausa, complicações menstruais, cuidados da gravidez, indução ao parto, náusea durante a gravidez, parto pélvico, problemas respiratórios, reumatismo, problemas sexuais, sinusite, problemas de pele, doenças causadas por estresse, problemas urinários e perda de peso. Todas essas condições se encaixam em uma das três categorias:

1   As revisões Cochrane estimam que as evidências de ensaios clínicos não mostram a eficácia da acupuntura.

2   As revisões Cochrane concluem que os ensaios clínicos foram tão mal conduzidos que nada pode ser dito a respeito com alguma segurança sobre a eficácia da acupuntura.

3   A pesquisa é de tão baixa qualidade e de alcance tão restrito que a Cochrane Collaboration nem se deu ao trabalho de realizar uma revisão sistemática.

Além disso, revisões sistemáticas por outras instituições e universidades chegaram exatamente às mesmas conclusões daquelas alcançadas pela Cochrane Collaboration. Apesar do fato de não existirem motivos para acreditar que a acumpuntura funcione em algum desses casos, a não ser como um placebo, milhares de clínicas na Europa e nos Estados Unidos continuam a promovê-la como uma terapia apropriada para esse amplo espectro de problemas.

A boa notícia para os acupunturistas é que as revisões Cochrane se mostraram mais positivas sobre a capacidade de a acupuntura tratar de outras doenças. Surgiram revisões cautelosamente otimistas a respeito do tratamento contra dores nas costas e na pelve durante a gravidez, lombalgia (dor reumática na região lombar), dores de cabeça, náusea e vômitos pós-operatórios, náusea e vômito induzidos por quimioterapia, problemas no pescoço e para

102   Truque ou tratamento

os que urinam durante o sono. Além da questão de urinar na cama, as únicas conclusões positivas para a acupuntura dizem respeito a lidar com algum tipo de dor e náusea.

Ainda que essas revisões Cochrane em particular sejam as mais positivas a respeito dos benefícios proporcionados pela acupuntura, é importante observar que o aval dado por elas está longe de ser categórico. No caso, por exemplo, das dores de cabeça idiopáticas, ou seja, aquelas que ocorrem sem nenhum motivo conhecido, a revisão afirma: "No cômputo geral, as evidências existentes apontam a utilidade da acupuntura no tratamento das dores de cabeças idiopáticas. Contudo, a qualidade e a quantidade dos indícios não são plenamente convincentes."

Como a evidência se mostra apenas marginalmente positiva e não totalmente convincente, mesmo nas áreas da dor e da náusea, os pesquisadores centraram seus esforços na melhora da qualidade e da quantidade de evidências de modo a chegar a conclusões mais concretas. E, realmente, um dos autores deste livro, o professor Edzard Ernst, tomou parte desse esforço. Ernst, que dirige o Grupo de Pesquisa de Medicina Complementar da Universidade de Exeter, se interessou por acupuntura ao aprender a respeito dela na faculdade de medicina. Desde então tem visitado acupunturistas na China, conduzindo dez de seus próprios ensaios clínicos, publicando mais de quarenta revisões que examinam outros experimentos sobre acupuntura, além de escrever um livro sobre o assunto e de atualmente participar do conselho editorial de várias publicações sobre acupuntura. Isso demonstra seu compromisso com o propósito de investigar com a mente aberta o valor dessa forma de tratamento, enquanto ao mesmo tempo reflete de modo crítico e ajuda a melhorar a qualidade dos ensaios clínicos sobre o tema.

Uma das mais importantes contribuições de Ernst para aprimorar a qualidade desses testes tem sido a de desenvolver uma forma aperfeiçoada de acupuntura-fantasia, algo ainda melhor do que pontos falsos ou inserção superficial de agulhas. A Figura 1 na página 63 mostra como o instrumento para praticar a acupuntura consiste em uma agulha bem fina e uma parte superior mais ampla por onde o acupunturista a segura. Ernst e seus colaboradores propuseram a ideia de uma agulha telescópica ou seja, uma agulha de acupuntura que parece penetrar na pele, mas que, na verdade, se retrai, ficando embutida na parte superior, como um punhal cenográfico do tipo usado no teatro.

Jongbae Park, um estudante coreano PhD no grupo de Ernst, levou a ideia adiante e construiu um protótipo, superando vários obstáculos ao longo do processo. Por exemplo, normalmente a agulha fica no local porque ela se prende à pele, mas como a agulha telescópica ficaria presa se apenas pareceria ter penetrado na pele? A solução foi contar com um tubo plástico que servisse como um guia, frequentemente usado por acupunturistas para ajudar e facilitar a inserção da agulha. O tubo-guia geralmente é retirado após a inserção, mas Park sugeriu que se fizesse com que uma extremidade do tubo pudesse ser espetada e que ele fosse deixado no local de modo a segurar a agulha. Park também projetou o sistema telescópico de modo que a agulha oferecesse alguma resistência ao se retrair para dentro do cabo na parte superior do instrumento. Isso significa que causaria uma discreta sensação durante sua aparente inserção, o que por sua vez ajudaria a convencer o paciente de que era a verdadeira acupuntura que estava sendo aplicada.

Quando o grupo de Exeter testou essas agulhas telescópicas como parte de uma sessão de acupuntura placebo, os pacientes efetivamente ficaram convencidos de que estavam recebendo o tratamento verdadeiro. Viram a longa agulha, repararam quando ela se encolheu ao impacto com a sua pele, sentiram uma dor discreta e localizada e perceberam a agulha firme no ponto durante vários minutos antes de ser retirada. A inserção superficial e a escolha de pontos errados continuavam a ser placebos adequados, mas um placebo ideal em termos de acupuntura não deveria perfurar a pele, motivo pelo qual o uso dessas agulhas telescópicas vinha a ser uma forma superior de terapia-fantasia. A equipe ficou encantada por ter projetado e testado o primeiro placebo verdadeiro para ensaios relativos à acupuntura, ainda que seu orgulho tivesse se atenuado ao descobrir que dois grupos alemães de pesquisa, nas universidades de Heidelberg e Hannover, vinham trabalhando em uma ideia bastante semelhante. Grandes mentes pensam de modo parecido.

Foram necessários vários anos para projetar, desenvolver e testar a agulha telescópica, e têm sido necessários mais anos ainda para organizar e conduzir ensaios clínicos que usem essa técnica. Agora, no entanto, os primeiros resultados começaram a vir à tona a partir daqueles que — pode-se dizer — são os ensaios de maior qualidade já conduzidos em relação à acupuntura.

Essas conclusões iniciais em geral têm sido decepcionantes para os acupunturistas, pois não oferecem evidências convincentes de que a verdadeira acupuntura seja significativamente mais eficaz do que a acupuntura placebo no tratamento da dor de cabeça crônica causada por tensão, na náusea decorrente de quimioterapia, na náusea pós-operatória e na prevenção da enxaqueca. Em outras palavras, esses últimos resultados contradizem algumas das conclusões mais positivas das revisões Cochrane. Caso esses estudos venham a ser repetidos em outros ensaios, será bem provável que a Cochrane Collaboration reveja suas conclusões de modo a torná-las menos positivas. De certa forma, isso não chega a ser surpreendente. No passado, quando testes foram mal conduzidos, os resultados pareciam positivos para a acupuntura, mas, quando os testes foram aprimorados, o impacto exercido pela acupuntura pareceu se atenuar. Quanto mais isentos os pesquisadores tornaram seus ensaios, maior era a tendência apresentada pelos resultados para mostrar que a acupuntura é pouco mais do que um placebo. Se os pesquisadores forem capazes de conduzir ensaios perfeitos, e essa tendência persistir, é provável que a verdade seja que a acupuntura proporciona benefícios insignificantes.

Lamentavelmente, jamais será possível conduzir um ensaio clínico perfeito em relação à acupuntura, pois o teste ideal precisaria ser duplo-cego, ou seja, nem o paciente nem aquele que aplica o tratamento sabem se o que está sendo administrado é o placebo ou a terapia real. Isso pode não parecer tão importante, mas existe o risco de o que aplica o tratamento possa inconscientemente transmitir ao paciente a informação de que é o placebo que está sendo administrado, talvez pela linguagem corporal ou pelo tom de voz. Pode ser que resultados marginalmente positivos para a acupuntura nos casos de alívio para dores e náuseas revelados em alguns dos ensaios se devam meramente aos ligeiros resquícios de indução transmitidos em testes em que o único *cego* era o paciente. A única esperança de minimizar o problema no futuro é orientar firmemente os profissionais envolvidos nesses testes para diminuir o risco de uma comunicação involuntária.

Enquanto alguns cientistas têm centrado seu foco no emprego de agulhas telescópicas em seus ensaios, pesquisadores alemães se concentraram no esforço para envolver grande número de pacientes de modo a aumentar a precisão de suas conclusões. O interesse alemão em pôr a acupuntura à prova remonta ao fim dos anos 1990, quando as autoridades públicas expressaram sérias dúvidas sobre todo o conjunto desse campo. Eles se perguntaram se deveriam continuar pagando pelos tratamentos de acupuntura à luz da falta de evidências confiáveis. Para resolver a situação, o Comitê Federal de Médicos e os Representantes de Planos de Saúde da Alemanha tomaram uma decisão drástica e decidiram dar início a oito ensaios clínicos de alta qualidade voltados para a acupuntura, que estudariam quatro enfermidades: enxaqueca, dor de cabeça provocada por tensão, dor lombar crônica e osteoartrite de joelho. Esses ensaios abrangeriam um número maior de pacientes do que qualquer teste sobre acupuntura já feito, sendo por essa razão que passaram a ser conhecidos como megaensaios.

O número de pacientes nos ensaios variava entre duzentos e mil. Cada ensaio dividiu os pacientes em três grupos: o primeiro grupo não passou por nenhum tratamento de acupuntura, ao segundo foi administrada a verdadeira acupuntura, e o terceiro (placebo) recebeu a acupuntura-fantasia. Nesse último grupo, os pesquisadores não utilizaram as novas agulhas telescópicas, já que essas tinham acabado de ser inventadas e ainda não haviam sido adequadamente avaliadas. Em vez disso, a acupuntura-fantasia assumiu a forma da inserção superficial de agulhas.

Em vista do próprio tamanho, esses megaensaios exigiram muitos anos para serem realizados. Só recentemente foram concluídos, e os dados que vieram à luz ainda estão sendo analisados. No entanto, por volta de 2007, os pesquisadores publicaram suas conclusões iniciais relativas a todos os megaensaios. Eles indicam que o benefício proporcionado pela acupuntura é apenas ligeiramente superior ou igual ao oferecido pelo placebo. As conclusões incluem em sua maior parte afirmações como a seguinte: "A acupuntura não se mostrou mais eficaz do que a acupuntura-fantasia para reduzir enxaquecas." Mais uma vez, a tendência persiste — à medida que os ensaios se tornam cada vez mais rigorosos e confiáveis, a acupuntura vai cada vez mais parecendo nada além do que um placebo.

Conclusões

A história da pesquisa em torno da acupuntura seguiu um caminho tortuoso ao longo das últimas três décadas e novos estudos ainda serão publicados, futuro, em particular fazendo uso das relativamente novas agulhas telescópicas e contando com uma avaliação mais exaustiva dos megaensaios clínicos feitos na Alemanha. Contudo, os dados da pesquisa já começam a se encaixar, com um alto nível de coerência e concordância. Parece provável, por isso, que nosso atual entendimento da acupuntura se aproxima consideravelmente da verdade, e iremos concluir este capítulo com um sumário do que sabemos a partir da massa de pesquisas já realizadas. Os quatro resultados principais são os seguintes:

1   Os princípios tradicionais da acupuntura apresentam sérias falhas, já que não existe indício algum que demonstre a existência de Ch'i ou de meridianos.

2   No curso das últimas três décadas, um grande número de ensaios clínicos testou se a acupuntura é ou não eficaz no tratamento de uma série de males. Alguns desses ensaios deram a entender que a acupuntura é eficaz. Lamentavelmente, a maior parte era de baixa qualidade ou foi realizada sem os grupos de controle placebo adequados — a maioria dos testes positivos eram, em vista disso, não confiáveis.

3   Com seu foco centrado em um número cada vez maior de relatórios de pesquisas de alta qualidade, revisões sistemáticas chegaram a conclusões

A VERDADE SOBRE A ACUPUNTURA   107

confiáveis que deixam claro que a acupuntura não funciona para toda uma gama de problemas de saúde, exceto como um placebo. Por isso, ao vermos a acupuntura ser tema de propaganda de alguma clínica, podemos então partir do princípio de que não funciona realmente, exceto talvez no tratamento de alguns tipos de dores ou náuseas.

4   Existem alguns testes de alta qualidade que avalizam o emprego da acupuntura para alguns tipos de dores e náusea, mas há também ensaios de alta qualidade que contradizem essa conclusão. Em síntese: as evidências não são nem coerentes, nem convincentes — encontram-se nessa área duvidosa entre os dois campos.

Esses quatro pontos também se aplicam às variantes em torno da acupuntura, como a acupressão (na qual as agulhas são substituídas por pressão aplicada pelos dedos ou varetas), moxibustão (queima acima da pele de composto de folhas de artemísia para esquentar pontos de acupuntura) e formas de acupuntura envolvendo eletricidade, luz de laser ou vibrações de som. Essas terapias têm como fundamento os mesmos princípios básicos e se trata simplesmente de saber se os pontos de acupuntura são espetados, pressionados, aquecidos, submetidos a eletricidade, iluminados ou levados a oscilar entre duas condições diferentes. Essas variedades mais exóticas de acupuntura foram submetidas a testes menos rigorosos do que a acupuntura convencional, mas as conclusões são igualmente decepcionantes.

Resumindo, se a acupuntura viesse a ser avaliada da mesma forma que um novo analgésico convencional, então ela teria fracassado ao ser posta à prova e não receberia autorização para ingressar no mercado da saúde. No entanto, a acupuntura cresceu a ponto de se tornar um negócio em escala mundial, movimentando bilhões de dólares e que existe em grande parte à margem da medicina convencional. Os acupunturistas poderiam argumentar que essa indústria não deixa de ser legítima, porque existem alguns indícios de que a acupuntura funciona. Seus críticos, por outro lado, talvez observassem que a maioria dos acupunturistas tratam de males para os quais não existe evidência respeitável alguma de que ela seja eficaz. E, mesmo nos casos dos tratamentos para dor e náusea, os críticos poderiam afirmar que os benefícios acarretados pela acupuntura (se é que eles existem) devem ser relativamente pequenos — de outro modo esses benefícios já teriam sido demonstrados categoricamente em ensaios clínicos. Além disso, existem analgésicos convencionais capazes de obter níveis de alívio em relação à dor com razoável confiabilidade e que são infinitamente mais baratos do que sessões de acupuntura. Afinal, uma sessão de acupuntura custa pelo menos 40 dólares, e um tratamento completo pode incluir dezenas de sessões.

Quando pesquisadores da área médica argumentam que os indícios parecem em sua maior parte desmentir os benefícios da acupuntura, a resposta por parte dos acupunturistas costuma incluir cinco objeções principais. Ainda que persuasivas em um plano superficial, essas críticas têm como base argumentos muito fracos. Nós as abordaremos uma a uma:

1   Acupunturistas observam que não podemos apenas ignorar aqueles ensaios clínicos randomizados com controle de placebo que indicaram que a acupuntura funciona. É claro que essas evidências não deveriam ser ignoradas, mas devem ser contrabalançadas com as evidências que as contradizem, e precisamos decidir que lado nessa discussão tem uma posição mais convincente, de uma forma parecida com a postura de um júri em um julgamento. Então, vamos pôr na balança as evidências. A acupuntura se mostra eficaz para um amplo leque de enfermidades para além de qualquer dúvida? Não. A acupuntura se mostra eficaz para a dor e a náusea para além de qualquer dúvida? Não. A acupuntura se mostra eficaz em relação à dor e à náusea levadas em conta as probabilidades? O júri ainda está reunido, mas, à medida que vai passando o tempo e que o rigor científico vai aumentando, então as evidências sendo consideradas têm pesado cada vez mais contra a acupuntura. Por exemplo, quando este livro estava para ser impresso, vieram à luz resultados de um ensaio clínico envolvendo 640 pacientes com dores crônicas na coluna. De acordo com essa pesquisa, patrocinada pelo Instituto Nacional de

Saúde nos EUA e conduzida por Daniel Cherkin, a acupuntura-fantasia se mostrou tão eficaz quanto a acupuntura autêntica. Isso vem reforçar a visão de que o tratamento com a acupuntura nada mais é do que um poderoso placebo.

2   Seus adeptos argumentam que a acupuntura, como muitas terapias alternativas, é um tratamento individualizado, complexo e, portanto, não adequado para o tipo de exame feito em larga escala como o que é promovido por um ensaio clínico. Esse argumento tem como base um equívoco — o de acreditar que os ensaios clínicos necessariamente desconsideram a complexidade e a abordagem individualizada. A verdade é que esses aspectos podem ser (e frequentemente são) incorporados ao projeto dos ensaios clínicos. Além disso, a maior parte da medicina convencional é igualmente complexa e individualizada, tendo, contudo, feito progressos graças aos ensaios clínicos. Por exemplo, um médico perguntará a um paciente sobre sua história médica, idade, condição geral de saúde, mudanças recentes na dieta ou rotina, e coisas assim. Tendo levado em conta todos esses fatores, o médico oferecerá um tratamento apropriado àquele paciente individual — o tratamento que provavelmente terá sido testado no ensaio clínico randomizado.

3   Muitos acupunturistas alegam que existe tamanho descompasso entre a filosofia implícita na sua terapia e aquela da ciência convencional, que o ensaio clínico é um instrumento inadequado para aferir sua eficácia. Mas essa acusação é irrelevante, pois os ensaios clínicos nada têm a ver com filosofia. Ao contrário, eles estão voltados exclusivamente para concluir se um tratamento funciona ou não.

4   Acupunturistas reclamam de que o ensaio clínico é pouco apropriado para avaliar terapias alternativas porque o impacto exercido pelo tratamento é muito sutil. Mas, se os efeitos da acupuntura são tão sutis a ponto de não poderem ser detectados, então essa terapia realmente valeria a pena? O ensaio clínico moderno é uma abordagem altamente sofisticada, flexível

e sensível para aferir a eficiência de qualquer tratamento e é o melhor meio para detectar mesmo o efeito mais sutil. É capaz de medir efeitos de todas as maneiras, indo da análise do sangue de um paciente até lhe perguntar sobre a avaliação da própria saúde. Alguns ensaios recorrem a questionários de uso bastante consolidado, que exigem que os pacientes registrem vários aspectos da sua qualidade de vida, como dor física, problemas emocionais e vitalidade.

5   Por último, alguns acupunturistas observam que a acupuntura verdadeira pode até ter um desempenho tão bom como a acupuntura-fantasia, mas e daí se a acupuntura-fantasia oferece um benefício médico real aos pacientes? Até agora partimos do pressuposto de que a acupuntura-fantasia é inerte, exceto enquanto um placebo, mas é inconcebível que a inserção superficial de agulhas ou sua aplicação nos pontos errados de alguma forma toque nos meridianos do corpo? Se isso se comprovar como verdade, então toda a filosofia da acupuntura cai por terra — inserir uma agulha em qualquer lugar seja na profundidade que for traria um benefício terapêutico, o que nos parece altamente improvável. Além disso, o desenvolvimento da agulha telescópica anula esse argumento, já que não chega a picar a pele, sendo impossível que fizesse algum tipo de contato com os meridianos. Acupunturistas poderiam contra-argumentar que as agulhas telescópicas também oferecem benefícios terapêuticos porque aplicam algum tipo de pressão sobre a pele, mas, se fosse esse o caso, também desfrutaríamos dos efeitos benéficos de um aperto de mão, ao receber um tapinha nas costas ou coçar uma orelha. Vendo a questão por outro lado, essa pressão na pele às vezes influencia de modo negativo o fluxo do Ch'i, de modo que contatos corporais desse tipo poderiam nos deixar doentes.

Resumindo, nenhuma dessas críticas resiste a uma reflexão mais cuidadosa. São argumentos frágeis, típicos de adeptos de uma terapia que procuram defendê-la instintivamente, já que nela fizeram um investimento profissional e emocional. Esses acupunturistas não se mostram dispostos a aceitar que o ensaio clínico é indiscutivelmente o melhor método disponível para minimizar visões preconcebidas. Ainda que nunca chegue a ser perfeito, o ensaio clínico nos permite chegar o mais perto possível da verdade.

Na realidade, é importante lembrar que o ensaio clínico é tão eficaz para prevenir a falta de isenção que vem a ser também uma ferramenta vital nas pesquisas a respeito da medicina convencional. Esse aspecto foi muito bem colocado pelo cientista britânico e Prêmio Nobel *sir* Peter Medawar:

> Alegações exageradas sobre a eficácia de um medicamento raramente são consequência de uma intenção deliberada de enganar; costumam ser, ao contrário, o resultado de uma conspiração gentil, na qual todos estão munidos das melhores intenções. O paciente deseja ficar bom, seu médico quer vê-lo melhor e a companhia farmacêutica teria gostado de dar ao médico o poder de fazê-lo melhorar. O ensaio clínico controlado é uma tentativa para evitar que nos deixemos levar por essa conspiração de boa vontade.

Apesar de este capítulo mostrar que é bastante provável que a acupuntura esteja funcionando apenas como um placebo, não podemos concluí-lo sem levantar uma questão que pode resgatar o papel da acupuntura no interior de um moderno sistema de assistência médica. Já vimos como o efeito placebo pode exercer uma influência poderosa e positiva na assistência médica, e a acupuntura parece ser muito boa para suscitar uma reação placebo. Os acupunturistas poderiam justificar sua existência praticando a medicina placebo e ajudando pacientes com um tratamento essencialmente falso?

Por exemplo, explicamos que os megaensaios alemães dividiram os pacientes em três grupos: um recebia a acupuntura real, outro recebia a acupuntura-fantasia e outro ainda não recebia nenhum tipo de tratamento por acupuntura. Em geral, os resultados mostraram que a acupuntura reduzia a dor de modo significativo em cerca de metade dos pacientes, e a acupuntura obtinha um nível quase igual de efeito benéfico, enquanto o terceiro grupo demonstrava ausência de qualquer melhora em níveis significativos. O fato de a acupuntura real e a de fantasia mostrarem um desempenho quase igual em termos de eficácia significa que a acupuntura meramente explora o efeito placebo, mas isso tem alguma importância na medida em que os pacientes estão extraindo benefício disso? Em outras palavras, tem importância o fato de o tratamento ser falso, contanto que o benefício seja real?

Um tratamento que se apoia em uma medida tão grande no efeito placebo é, em essência, um tratamento fictício, comparável à água magnetizada de Mesmer e aos extratores de Perkins. A acupuntura só funciona porque os pacientes têm fé no tratamento, mas, se os resultados das pesquisas mais recentes viessem a ser divulgados mais amplamente, então alguns pacientes acabariam perdendo a confiança na acupuntura e os benefícios placebo terminariam em grande parte por se esvair. Algumas pessoas poderiam, por isso, argumentar que deveria haver uma conspiração do silêncio de modo que a mística e o poder da acupuntura fossem mantidos, o que por sua vez significaria que os pacientes seguiriam se beneficiando da aplicação das agulhas. Outros poderiam sentir que iludir pacientes é algo fundamentalmente errado e que administrar tratamento placebo é antiético.

A questão de saber se as terapias placebo são ou não aceitáveis será relevante para algumas outras formas de medicina alternativa, de modo que esse problema merecerá uma discussão mais detalhada no último capítulo. Nesse meio-tempo, a principal questão é: quais das outras terapias alternativas mais importantes são genuinamente eficazes e quais são meros placebos?

A VERDADE SOBRE A ACUPUNTURA 113

3. A verdade sobre a homeopatia

"A verdade é resistente. Não vai estourar como uma bolha, a um simples toque; nada disso, podemos chutá-la um dia inteiro, como uma bola de futebol, e à noite ela continuará cheia e redonda."

Oliver Wendell Holmes (pai)

Homeopatia

Um sistema de tratamento de doenças baseado na premissa de que um mal é curado com algo semelhante. O homeopata trata de sintomas administrando doses mínimas ou não existentes de uma substância que, em grandes quantidades, produz os mesmos sintomas em indivíduos saudáveis. Homeopatas se concentram em tratar seus pacientes como indivíduos e alegam ser capazes de tratar praticamente qualquer mal, de resfriados a doenças do coração.

Nas últimas décadas a homeopatia se tornou, particularmente na Europa, uma das formas de medicina alternativa que vem crescendo mais rapidamente. Entre 1982 e 1992, a proporção da população francesa que recorre à homeopatia passou de 16% para 36%, enquanto na Bélgica quase metade da população se trata regularmente com medicamentos da homeopatia. O aumento na demanda incentivou mais pessoas a se tornarem seus adeptos — conhecidos como homeopatas — e chegando mesmo a convencer alguns médicos convencionais a estudar o assunto e oferecer tratamentos homeopáticos. A Faculdade de Homeopatia, sediada na Grã-Bretanha, já tem mais de 1.400 médicos registrados, porém o maior número de profissionais que a colocam em prática se encontra na Índia, onde existem 300 mil homeopatas qualificados, 182 faculdades e 300 hospitais homeopáticos. E, ainda que nos EUA existam menos homeopatas do que na Índia, os lucros com ela obtidos são bem maiores. As vendas anuais nos EUA aumentaram em cinco vezes, passando de 300 milhões de dólares em 1987 para 1,5 bilhão de dólares no ano 2000.

Com tantos profissionais envolvidos e um tamanho sucesso comercial, seria razoável supor que a homeopatia deva ser eficaz. Afinal, por que outra razão milhões de pessoas — educadas e não educadas, ricas e pobres, no Oriente e no Ocidente — iriam confiar nela?

Contudo, o *establishment* médico e científico em geral tem visto a homeopatia com grande ceticismo e seus medicamentos vêm sendo tema de um longo e muitas vezes apaixonado debate. Este capítulo examinará as evidências e revelará se a homeopatia é uma maravilha médica ou se seus críticos estão certos ao rotulá-la como uma charlatanice.

As origens da homeopatia

Diferentemente da acupuntura, as origens da homeopatia não estão ocultas nas brumas do tempo, mas podem ser rastreadas até o trabalho de um médico alemão chamado Samuel Hahnemann no fim do século XVIII. Após estudar em Leipzig, Viena e Erlangen, ele conquistou sua reputação como um dos mais importantes intelectuais da Europa. Publicou grande número de obras, tanto de medicina como de química, e usou seus conhecimentos de inglês, francês, italiano, grego, latim, árabe, siríaco, caldeu e hebraico para traduzir inúmeros tratados eruditos.

Parecia destinado a uma brilhante carreira médica, mas, durante a década de 1780, começou a questionar as práticas convencionais da sua época. Por exemplo, raramente praticava sangrias em seus pacientes, apesar de seus colegas defenderem com veemência tal prática. Além disso, criticou abertamente os responsáveis por tratar Leopoldo da Áustria, imperador do Sacro Império Romano, que foi sangrado quatro vezes no período de 24 horas que antecedeu a sua morte, em 1792. De acordo com Hahnemann, a febre alta e a distensão abdominal apresentadas por Leopold não exigiam um tratamento tão arriscado. É claro que hoje em dia sabemos que a sangria vem a ser realmente uma intervenção perigosa. Os médicos da corte imperial, contudo, reagiram chamando Hahnemann de assassino ao privar os próprios pacientes daquilo que consideravam um procedimento médico fundamental.

Hahnemann era um homem decente, que combinava inteligência com integridade. Aos poucos foi se dando conta de que seus colegas médicos sabiam muito pouco sobre como diagnosticar com precisão seus pacientes e, mais grave, esses médicos sabiam ainda menos a respeito do impacto provocado por seus tratamentos, o que significava que eles causavam mais mal do que bem. Não é de surpreender que Hahnemann acabasse por se julgar incapaz de continuar praticando esse tipo de medicina:

> Meu senso de dever não me permitiria facilmente tratar a condição patológica desconhecida dos meus irmãos sofredores com esses remédios desconheci-

dos. O pensamento de que desse modo poderia me tornar um assassino ou malfeitor em relação à vida de meus semelhantes era para mim algo terrível, tão terrível e perturbador que abri mão completamente da minha prática nos primeiros anos de meu casamento, passando a me ocupar apenas com a química e a redação de minhas obras.

Em 1790, tendo se afastado de qualquer aspecto da medicina convencional, Hahnemann teve a inspiração de desenvolver sua própria escola revolucionária de medicina. Seu primeiro passo rumo à invenção da homeopatia se deu ao experimentar nele mesmo a droga Cinchona, extraída da casca de uma árvore peruana. Cinchona contém quinino e vinha sendo usada com sucesso no tratamento da malária, mas Hahnemann a consumiu quando estava saudável, talvez na esperança de que viesse a agir como um tônico geral para a manuten-

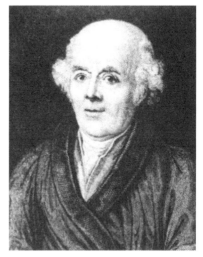

Samuel Hahnemann
(*Science Photo Library*)

ção da saúde. Para sua surpresa, entretanto, sua saúde começou a deteriorar e ele desenvolveu uma série de sintomas que costumavam ser associados à malária. Em outras palavras, ali estava uma substância normalmente empregada para combater a febre, os tremores e a transpiração sentidos por um paciente de malária, e que agora aparentemente estava gerando os mesmos sintomas em uma pessoa saudável.

Fez a experiência com outros tratamentos, tendo obtido os mesmos tipos de resultado: substâncias usadas para tratar de sintomas específicos em uma pessoa doente pareciam gerar esses mesmos sintomas ao serem administradas a uma pessoa em bom estado de saúde. Revertendo essa lógica, propôs um princípio universal, ou seja, o de que "aquilo que pode produzir um conjunto de sintomas em um indivíduo saudável pode ser usado para tratarmos um indivíduo doente manifestando um conjunto semelhante de sintomas". Em 1796, publicou suas conclusões em *Law of similars* [Leis dos semelhantes], mas até então ele estava apenas a meio caminho de inventar a homeopatia.

Hahnemann seguiu em frente propondo que poderia aprimorar o efeito dos seus remédios, que seguiam o princípio "semelhantes são curados pelos semelhantes", diluindo-os. De acordo com Hahnemann, e por razões que permanecem misteriosas, o fato de diluir um remédio aumentaria sua capacidade de curar, reduzindo ao mesmo tempo seu potencial de causar efeitos colaterais. Essa convicção demonstra alguma afinidade com a máxima do "pelo do cachorro que te mordeu", visto que uma pequena porção do que fez mal a alguém supostamente pode desfazer o mal. A expressão tem suas origens na crença de que a mordida de um cachorro raivoso podia ser tratada colocando alguns pelos do cachorro no ferimento, mas nos dias de hoje a expressão *the hair of the dog* [*o pelo do cachorro*] é usada para sugerir que uma pequena dose de uma bebida alcoólica pode curar uma ressaca.

Além disso, ao carregar seus remédios em uma carroça puxada por cavalos, Hahnemann fez outra descoberta. Acreditava que o violento sacolejo do veículo havia aumentado a chamada *potência* dos seus remédios homeopáticos. Por essa razão, começou a recomendar que o ato de sacudir (ou *sucussão*) deveria ser parte do processo de diluição. A combinação da diluição com o ato de sacudir os remédios é chamada de *dinamização* ou *potencialização*.

Ao longo dos anos seguintes, Hahnemann identificou vários remédios homeopáticos conduzindo experiências. Essas envolveriam administrar doses diárias de um remédio homeopático a várias pessoas saudáveis e então pedir-lhes que mantivessem um registro diário de qualquer sintoma que pudesse aparecer nas semanas seguintes. Uma compilação desses diários era então usada para identificar o espectro de sintomas que acometiam uma pessoa saudável que estivesse tomando o medicamento — Hahnemann então argumentava que um remédio idêntico dado a um paciente doente poderia aliviar os mesmos sintomas.

Em 1807, Hahnemann cunhou o termo *Homöopathie*, do grego *hómoios* e *pathos*, que significa *sofrimento similar*. Então, em 1810, publicou *Organon der rationellen Heilkunde* (Organon da medicina racional), seu primeiro grande tratado sobre o tema da homeopatia, ao qual veio se somar na década seguinte *Materia Medica Pura*, seis volumes que detalhavam os sintomas curados por 67 remédios homeopáticos. Hahnemann havia construído bases sólidas para a homeopatia, e o modo como ela vem sendo praticada quase não se alterou ao longo dos últimos dois séculos. Segundo Jay W. Shelton, que tem escrito extensamente sobre o assunto, "Hahnemann e seus escritos são encarados com uma reverência quase religiosa pela maior parte dos homeopatas".

O evangelho segundo Hahnemann

Hahnemann era categórico ao afirmar que a homeopatia se distinguia da fitoterapia, e os homeopatas modernos ainda mantêm uma identidade à parte, recusando o rótulo de fitoterapeutas. Um dos principais motivos disso reside no fato de os remédios homeopáticos não serem exclusivamente baseados em plantas. Também podem ter como base fontes animais, o que às vezes significa o animal inteiro (por exemplo, o corpo moído de uma abelha) e às vezes apenas secreções de animais (por exemplo, veneno de cobra, leite de lobo). Outros remédios são baseados em fontes minerais, indo do sal ao ouro, enquanto os chamados *nosódios* são fontes que têm como base produtos patológicos vegetais ou animais ou ainda agentes causadores de doenças, como bactérias, pus, vômito, tumores, fezes e verrugas. Desde o tempo de Hahnemann, os homeopatas têm também recorrido a um conjunto adicional de fontes rotuladas como *imponderáveis*, que abrange fenômenos não materiais, como raios X e campos magnéticos.

Há algo de intrinsecamente reconfortante na noção de uma medicina baseada em ervas, que evoca imagens de folhas, pétalas e raízes. Remédios homeopáticos, ao contrário, podem parecer um tanto inquietantes. No século XIX, por exemplo, um homeopata descreve como baseou seu remédio em "pus extraído de uma pústula sarnenta de um jovem e bastante saudável negro, que foi infectado com sarnas". Outros remédios homeopáticos exigem que se esmaguem percevejos vivos, fazer intervenções em enguias para injetar um escorpião no reto desse animal.

Outro motivo pelo qual a homeopatia se distingue completamente da fitoterapia, mesmo se o medicamento homeopático for baseado em plantas, é a ênfase dada por Hahnemann à diluição. Se uma planta deve ser usada como base de um medicamento homeopático, então o processo preparatório começa com a sua deposição em um frasco selado contendo um solvente, o qual dissolve então algumas das moléculas da planta. O solvente pode ser água ou álcool, mas, para simplificar nossa explicação, pelo resto deste capítulo partiremos do princípio de que a água é usada. Depois de várias semanas, o material sólido é removido — a água restante com os ingredientes dissolvidos é chamada de *tintura-mãe*.

A tintura-mãe é então diluída, o que pode implicar uma parte dela ser dissolvida em nove partes de água, diluindo-a desse modo em um fator de diluição 10. Isso é chamado de remédio 1X, sendo o X o algarismo romano para 10. Depois da diluição, a mistura é vigorosamente sacudida, o que completa o processo de potencialização. Pegando uma parte do remédio 1X, dissolvendo-o em nove partes de água e o sacudindo, novamente se produz um remédio 2X. Novas diluições e potencializações resultam em soluções 3X, 4X, 5X e em soluções ainda mais fracas — é preciso lembrar que Hahnemann acreditava que soluções mais fracas resultavam em remédios mais fortes. A fitoterapia, ao contrário, segue a regra mais condizente com o senso comum de que doses mais concentradas resultam em remédios mais fortes.

As soluções homeopáticas resultantes — sejam 1X, 10X ou até outras mais diluídas — podem então ser administradas diretamente ao paciente como um remédio. De modo alternativo, gotas de soluções podem ser acrescentadas ao unguento, aos comprimidos ou a outra forma apropriada de consumo do remédio. Uma gota, por exemplo, pode ser usada para molhar uma dúzia de comprimidos de açúcar, o que os transformaria em uma dúzia de pílulas homeopáticas.

A essa altura, é importante avaliar a extensão da diluição ocorrida durante o processo de preparo dos remédios homeopáticos. Um remédio 4X, por exemplo, significa que a tintura-mãe foi diluída por um fator 10 (1X), e então novamente por um fator de 10 (2X), e então novamente por 10 (3X), e mais uma vez por um fator de 10 (4X). Isso leva a uma diluição a um fator de 10 x 10 x 10 x 10, que é igual a 10.000. Ainda que isso já seja um alto índice de diluição, remédios homeopáticos geralmente implicam uma diluição ainda mais extrema. Em vez de dissolverem em fator 10, farmacêuticos homeopatas normalmente diluirão uma parte da tintura-mãe em 99 partes de água, realizando assim uma diluição em um fator 100. Isso é chamado de um remédio 1C, sendo C o algarismo romano para 100. Dissolver repetidamente em um fator 100 resulta em soluções 2C, 3C, 4C e até mesmo em soluções ultradiluídas.

São comuns, por exemplo, potências homeopáticas de 30C, o que significa que o ingrediente original foi diluído 30 vezes a cada vez por um fator 100. Portanto, a substância original foi diluída em um fator 1.000.000.000.000.000. 000.000.000.000.000.000.000.000.000.000.000.000. Essa fileira de zeros pode não significar muito, mas tenhamos em mente que 1 grama de tintura-mãe contém menos do que 1.000.000.000.000.000.000.000.000 moléculas. Como indicado pelo número de zeros, o grau de diluição é amplamente maior do que o número de moléculas na tintura-mãe, o que significa que simplesmente não existem mais moléculas em um número significativo. No final das contas, esse nível de diluição é tão extremo que a solução resultante provavelmente não contém uma única molécula do ingrediente original. Na verdade, as chances de haver uma molécula do ingrediente ativo no remédio 30C resultante é de 1 em mais de um quatrilhão. Em outras palavras, um remédio homeopático 30C quase certamente nada mais contém a não ser água. Isso é explicado em termos gráficos na Figura 2. Mais uma vez, isso enfatiza a diferença entre os remédios da homeopatia e da fitoterapia — os remédios herbóreos sempre conterão pelo menos uma pequena quantidade de ingrediente ativo, enquanto os remédios homeopáticos geralmente não contêm mais nenhum ingrediente ativo.

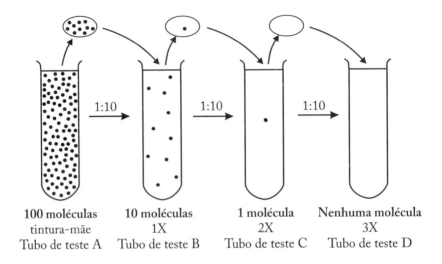

Figura 2 – Remédios homeopáticos são preparados por meio de repetidas diluições, com sacudidas vigorosas entre uma fase e outra. No tubo de teste A está a solução inicial, chamada de tintura-mãe, que, neste caso, contém 100 moléculas de ingrediente ativo. Uma amostra do tubo de teste A é então diluída em um fator 10 (1X), o que resulta no tubo de teste B, que contém apenas 10 moléculas na chamada diluição 1X. Em seguida, uma amostra do tubo de teste B é diluída em um fator 10 novamente (2X), o que resulta em um tubo de teste C, que contém apenas 1 molécula. Finalmente, uma amostra do tubo de teste C é diluída em um fator 10 uma terceira vez (3X), o que resulta no tubo de teste D, que apresenta pouquíssimas probabilidades de conter quaisquer moléculas do ingrediente ativo. O Tubo de teste D, desprovido de qualquer ingrediente ativo, é então empregado para a confecção de remédios homeopáticos. Na prática, o número de moléculas na tintura-mãe será muito maior, mas o número de diluições e o grau de diluição são geralmente maiores, de modo que o resultado final costuma ser o mesmo — não há moléculas no remédio.

Substâncias incapazes de se dissolver na água, como granito, são moídas e o pó resultante é misturado com 99 partes de lactose (uma espécie de açúcar), que é então moída mais uma vez para criar um composto 1C. Uma parte do pó resultante é misturada com 99 partes de lactose para criar um composto 2C, e assim por diante. Se esse processo for repetido 30 vezes, então o pó resultante pode ser compactado em comprimidos 30C. De forma alternativa, em qualquer fase o pó pode vir a ser dissolvido em água, e o remédio pode ser repetidamente diluído como descrevemos anteriormente. Em ambos os casos, o remédio 30C resultante mais uma vez quase certamente não conterá átomos ou moléculas do ingrediente ativo de granito.

Como se tudo isso não fosse misterioso o bastante, algumas farmácias homeopáticas estocam remédios 100.000C, o que significa que os fabricantes estão pegando remédios 30C, já destituídos de qualquer ingrediente ativo, e então os diluindo em um fator 100 outras 99.970 vezes. Devido ao tempo exigido para fazer 100 mil diluições, sendo que cada uma delas é em seguida vigorosamente sacudida, remédios como esse podem chegar a custar mais de 1.500 dólares.

De um ponto de vista científico, é impossível explicar como um remédio desprovido de qualquer ingrediente ativo pode exercer qualquer efeito imaginável sobre a condição de um paciente, excetuando o óbvio efeito placebo. Homeopatas argumentariam que o remédio conserva alguma memória do ingrediente original, o que às vezes influencia o corpo, mas isso não faz sentido em termos científicos. Contudo, homeopatas ainda alegam que seus remédios são eficazes para toda uma série de doenças, de problemas temporários (tosses, diarreia e dores de cabeça) a condições crônicas (artrite, diabetes e asma) e de problemas menores (contusões e resfriados) a condições mais sérias (câncer e doença de Parkinson).

Apesar de termos listado várias doenças, é importante observar que Hahnemann e seus descendentes não veem a si mesmos como tratando de doenças no sentido convencional. Preferem, em vez disso, se concentrar nos sintomas individuais e nas características dos pacientes. Isso é ilustrado mais claramente pela forma típica com que um homeopata costuma tratar de um caso.

O homeopata começa conduzindo uma entrevista detalhada com o paciente, perguntando tanto a respeito dos sintomas físicos como dos psicológicos. Isso resultará em várias páginas de anotações detalhando cada sintoma, inclusive onde cada um deles se manifesta no corpo, quando surgem e quaisquer atividades que possam afetar esses sintomas. Por exemplo, mesmo se a principal queixa diz respeito a uma dor de cabeça, as anotações incluirão observações meticulosas sobre todos os aspectos, dos joanetes do paciente até qualquer recente prisão de ventre. A homeopatia é uma terapia altamente individualizada, de modo que o médico pode vir até a fazer perguntas sobre a personalidade do paciente, sobre seu bem-estar pessoal, questões aparentemente triviais sobre seu passado e sobre suas preferências em relação à comida, sobre cores e cheiros. O processo completo da entrevista costuma levar mais de uma hora, e o resultado é uma análise completa dos sintomas do paciente.

Como a meta derradeira é encontrar o remédio homeopático mais adequado aos sintomas que foram descritos, a fase seguinte é consultar o *Materia Medica*, a enciclopédia que lista todos os remédios e para que problemas devem ser empregados. Apesar de Hahnemann ter identificado apenas algumas poucas dezenas de remédios em seus primeiros escritos, o homeopata William Boericke incluiu cerca de seiscentos em seu *Materia Medica* de 1901 e hoje em dia o *Homeopathic Pharmacopoeia of the United States* reconhece cerca de mil. Uma triagem de todos esses remédios em potencial é ainda mais complicada porque cada um deles trata de vários sintomas, de modo que cada item pode se estender por mais de uma página. Por exemplo, o Quadro 1 mostra o verbete dedicado ao *Aceticum acidum*, mais conhecido como ácido acético ou a substância associada ao vinagre.

Em termos ideais a homeopatia está buscando o *simillimum*, ou seja, o remédio que oferece uma combinação perfeita com os sintomas do paciente. Para encontrar esse remédio capaz de proporcionar o melhor resultado, o homeopata pode recorrer a um *repertório*, que é organizado de acordo com cada sintoma, seguido dos remédios a ele associados (diferentemente do *Materia Medica*, organizado pelos remédios seguidos dos sintomas a ele associados). Mesmo assim, consultar um repertório pode vir a ser uma tarefa árdua, de modo que o homeopata tenderá a se concentrar em sintomas muito especiais e peculiares para ter sua busca facilitada. Por exemplo, de acordo com o *Materia Medica* de Boericke, "Face: distorção da boca, tremor do maxilar, paralisia facial; mais do lado esquerdo" vinculado a "Evacuação: com sangue, escura, cheiro desagradável. Gelatinosa, verde amarelada; semifluida com supressão urinária", significando que o sulfato de cádmio é o remédio ideal.

Encontrar o medicamento correto é uma tarefa de tal complexidade e sutileza que o paciente que tiver visitado diferentes homeopatas e que se submeter a diferentes entrevistas tem grande probabilidade de receber remédios diferentes. Na realidade, o processo de chegar a um medicamento apropriado pode variar de tal forma que tem levado à emergência de diferentes escolas de homeopatia. *Homeopatia clínica*, por exemplo, simplifica os problemas ao focar apenas os principais sintomas do paciente, ignorando aspectos tangenciais que viriam à tona durante a habitual entrevista realizada pelo homeopata. De modo semelhante, a *homeopatia de combinação* se interessa apenas pelo principal sintoma do paciente, mas recorre à combinação de diferentes remédios que compartilham a capacidade de tratar desse sintoma principal. Em outras palavras, um paciente com enxaqueca receberia uma mistura homeopática de todos os remédios que incluam a dor de cabeça como um dos sintomas que podem curar. Outra maneira de receitar se dá pela *doutrina das assinaturas*, que põe menos ênfase nos sintomas mencionados na *Materia Medica*, procurando, ao contrário, uma pista, ou assinatura, que indique o remédio específico a ser adotado. Por isso, um remédio que tenha a noz como base seria apropriado para vários distúrbios relacionados à mente, como estresse, porque a noz se parece com um cérebro.

Com tantas abordagens e tantos remédios possíveis, alguns homeopatas empregam técnicas específicas e peculiares para checar se eles encontraram o tratamento adequado. Entre esses pode se incluir a radiestesia, pela qual um pêndulo é sustentado sobre uma fileira de possíveis remédios. A direção da oscilação indicaria o remédio correto; porém, um experimento científico realizado em 2002 mostrou não existir indício de poder algum por parte da radiestesia homeopática. Foram fornecidos a seis homeopatas 26 pares de garrafas; um frasco em cada par continha o remédio Bryonia e o outro um placebo, e o desafio era empregar a radiestesia para identificar o remédio

Quadro 1 – Este é o verbete dedicado ao remédio homeopático Aceticum acidum, extraído do Materia Medica, *de William Boericke. Ele faz afirmações curiosas sobre o Aceticum acidum, como a de que "neutraliza intoxicação por salsicha" e a recomendação do seu uso por pessoas excessivamente preocupadas com negócios.*

Aceticum Acidum
Ácido acético glacial
(Ácido acético)

Este remédio produz uma condição de profunda anemia, com alguns sintomas hidrópicos, fraqueza acentuada, desmaios frequentes, dispneia, insuficiência cardíaca, vômitos, urinação excessiva e transpiração. Hemorragias de qualquer parte do corpo. Especialmente indicada para pessoas pálidas, esguias, com músculos flácidos e frouxos. *Definhamento e fraqueza.* Ácido acético tem o poder de *liquefazer depósitos albumínicos e fibrosos.* Câncer epitelial, interna ou localmente (W Owens). Sicose com nódulos e formações nas articulações. Cancro duro. A solução 1X irá suavizar e provocar formação de pus.

Mente — Irritadiça, preocupada com assuntos relativos a negócios.

Cabeça — Dor de cabeça de fundo nervoso por abuso de narcóticos. O sangue sobe à cabeça com ocorrência de delírios. Vasos temporais distendidos. Dor no vestíbulo da língua.

Face — *Pálida, cérea, emaciada.* Olhos fundos, olheiras. Vermelhidão. Suor. Epitelioma dos lábios. Bochechas quentes e coradas. Dor no lado esquerdo do maxilar.

Estômago — *Salivação. Fermentação* no estômago. Sensação intensa de sede. Desconforto com bebidas geladas. Vômitos logo após ingerir qualquer tipo de comida. Sensibilidade no epigástrio. Sensação de queimação semelhante à de uma úlcera. Câncer no estômago.
Arrotos e vômitos. Regurgitação com queimação e salivação abundante. Hipercloridria e gastralgia. *Forte sensação de queimação no estômago e peito, seguida de sensação de frio na pele e suor frio na testa.* Impressão de que o estômago recebeu grande quantidade de vinagre.

Abdômen — Sensação de que o abdômen está afundado. Frequentes evacuações aguadas, piores na parte da manhã. *Timpanite.* Ascite. Hemorragia nos intestinos.

Urina	Grandes quantidades de urina clara. Diabetes, com muita sede e debilidade (*Phos ac*).
Na mulher	Catamênio (menstruação) excessivo. *Hemorragia pós-parto.* Náusea durante a gravidez. Mamas aumentadas e doloridas, distendidas com leite. Leite fraco, azulado, transparente, azedado. Anemia de mães que amamentam.
Respiratório	Respiração sôfrega e ruidosa; *dificuldade de respirar; tosse ao inalar.* Laringotraqueobronquite. Irritação da traqueia e dos tubos bronquiais. Falsa membrana na garganta. Broncorreia abundante. Mal de garganta pútrida (gargarejo).
Costas	Dor na coluna, *só aliviada quando se deita sobre o abdômen.*
Extremidades	Emagrecimento. Edema nos pés e nas pernas.
Pele	Pálida, cerosa, edematosa. Queimação, secura, calor na pele ou banhada em suor abundante. Sensibilidade menor na superfície do corpo. Útil depois de picadas, mordidas etc. Inchamento de varizes. Escorbuto; *anasarca.* Contusóes; torceduras.
Febre	*Agitação, roupas encharcadas de suor à noite. Mancha vermelha na face esquerda. Nenhuma sede durante a febre.* Agitações. *Suor abundante, frio.*
Relacionamento	Ácido acético é um antídoto contra todos os vapores anestésicos. Neutraliza intoxicação por salsicha.
Comparação	*Ammon acet* (Urina com profusão de sacarina, paciente banhado em suor). *Benzoin oderiferum — Spicm-wood (suores noturnos). Ars; China; Digitalis; Liatris* (*Anasarca geral no coração* e insuficiência renal, *hidropisia* e diarreia crônica.)
Dose	Da terceira à trigésima potência. Não deve ser repetida com frequência, exceto em caso de laringotraqueobronquite.

genuíno. A despeito de os homeopatas sentirem que estavam fazendo a seleção com um alto grau de confiança, foram bem-sucedidos em apenas 75 vezes de um total de 156 tentativas, uma taxa de sucesso que corresponde basicamente a 50%: mais ou menos o que seria de esperar em um processo de mera adivinhação.

Todos esses rituais — das diluições extremas até as sacudidas vigorosas, dos testes prolongados até a duvidosa radiestesia — são realizados com o objetivo último de tentar restaurar a *força vital* do paciente, devolvendo a ela seu saudável equilíbrio habitual. Hahnemann propôs que essa força vital, algo próximo do espírito, permeava o corpo e determinava inteiramente o bem-estar de uma pessoa. Muitos homeopatas modernos ainda acreditam na importância crucial da força vital, o que significa que tendem a rejeitar muitos dos princípios da medicina convencional, como o papel das bactérias como agentes da doença. Um homeopata, por exemplo, trataria de um paciente com um problema no ouvido tomando nota de cada sintoma físico e mental e então receitando o remédio mais apropriado de acordo com a *Materia Medica*; o objetivo seria reequilibrar a força vital do paciente. Um médico convencional, ao contrário, focaria sua atenção nos principais sintomas do paciente, diagnosticando talvez uma infecção bacteriológica, e então receitaria um antibiótico para matar a bactéria.

Não é de surpreender que a ciência moderna relute em aceitar a homeopatia. Afinal, não há nenhuma razão lógica pela qual o semelhante devesse curar um semelhante; não se conhece mecanismo algum que pudesse permitir que soluções a tal ponto diluídas (desprovidas de qualquer ingrediente) viessem a exercer algum impacto sobre o nosso corpo; e não existe evidência alguma que sustente a existência de uma força vital. No entanto, a simples excentricidade da filosofia e da prática da homeopatia não significa necessariamente por si só que essa abordagem da medicina deva ser rejeitada, porque o exame crítico não avalia o quão bizarra ela é, mas sim se é ou não eficaz. Isso pode ser decidido por meio do caminho dos ensaios clínicos, esse recurso de eficiência testada e comprovada da medicina baseada em evidências, que é capaz de distinguir entre a medicina genuína e a charlatanice.

A ascensão e queda da homeopatia

A homeopatia se difundiu rapidamente pela Europa durante a primeira metade do século XIX, a tal ponto que a filosofia de Hahnemann se viu consolidada durante a sua própria vida. A noção de que "o semelhante cura o semelhante" e a crença de que as doenças são "desordens da força quase espiritual que anima o corpo humano" exibiam certa semelhança com elementos da ainda altamente respeitada filosofia grega da medicina, de modo que a homeopatia foi saudada com entusiasmo. Além disso, as ideias de Hahnemann estavam vindo à tona antes que os cientistas tivessem estabelecido a forma embrionária da teoria da doença ou a teoria atômica da matéria, de maneira que a força vital e as fracas soluções ultradiluídas não soavam tão estranhas como nos dias de hoje.

Indícios da crescente influência conquistada por Hahnemann iam da inauguração do primeiro hospital homeopático em Leipzig, em 1833, ao uso da homeopatia para tratar dos piolhos púbicos de Napoleão. A homeopatia entrou na moda, particularmente em Paris na década de 1830, porque Hahnemann fixou residência na cidade depois de se casar com uma linda socialite parisiense chamada Marie Mélanie d'Herville-Gohier — ele tinha oitenta anos e ela pouco mais de trinta. Contando com o apoio e a reputação dela, os dois foram capazes de clinicar de forma lucrativa junto à elite rica da cidade, com a senhora Hahnemann ajudando o marido à tarde e dirigindo sua própria clínica, na parte da manhã, voltada para o atendimento dos pobres.

Em outras partes da Europa, os discípulos de Hahnemann pregavam o evangelho da homeopatia com a voz do seu mestre ressoando em seus ouvidos: "Aquele que não caminhar exatamente na mesma linha comigo, aquele que divergir, mesmo que por um mínimo centímetro que seja, tanto para a direita como para a esquerda, é um traidor e passarei a não ter mais nada em comum com essa pessoa." Certamente o dr. Frederick Quin, que havia estudado com Hahnemann em Paris, não era um traidor desse tipo, pois havia estabeleci-do a homeopatia em Londres em 1827, seguindo estritamente os princípios

A VERDADE SOBRE A HOMEOPATIA   131

de Hahnemann. Logo ela se tornou altamente popular entre a aristocracia britânica, e dentro de meio século passaria a ser praticada por todo o país, contando com grandes hospitais homeopáticos fundados em Londres, Bristol, Birmingham, Liverpool e Glasgow.

Apesar de bem recebida por muitos médicos e pacientes, esse rápido crescimento não se deu sem alguma controvérsia. Quando William Henderson, professor de Patologia Geral na Universidade de Edimburgo, começou a apoiar a homeopatia nos anos 1840, um colega seu escreveu: "Foi tamanha a consternação manifestada pela Escola de Medicina na universidade e pela Congregação de Médicos que pode ser comparada àquela que seria provocada se um professor de Teologia anunciasse sua conversão ao Islamismo."

Mais ou menos pela mesma época, a homeopatia estava se firmando no outro lado do Atlântico. O dr. Hans Burch Gram, um bostoniano de sotaque dinamarquês, aprendeu homeopatia durante uma visita a Copenhagen e então trouxe a ideia de volta para os EUA em 1825. Da mesma forma que ocorrera na Grã-Bretanha, a homeopatia conquistou tanto adeptos fervorosos como críticos exaltados. O resultado foi que no momento do início da Guerra Civil americana existiam 2.500 médicos praticantes e seis escolas homeopáticas. Apesar disso, eles se viram privados do direito de servir no Exército. Um professor da Escola Médica Homeopática de Missouri argumentou que isso infringia o direito do soldado de receber o tratamento médico de sua escolha:

> Serão os direitos individuais revogados pela Constituição em tempos de guerra? Será que um soldado não tem nenhum direito de pensar por si mesmo e de pedir por um socorro para o seu sofrimento e morte que a sua experiência de anos lhe mostraram ser o melhor? Tem o Congresso o direito de estabelecer uma ordem privilegiada na medicina em violação ao espírito do nosso governo?

Para lidarem com seus críticos, os homeopatas muitas vezes recorriam aos sucessos que haviam alcançado ao enfrentar grandes epidemias. Já em 1800, o próprio Hahnemann havia utilizado Belladonna ultradiluída contra a escarlatina; então, em 1813, empregou a homeopatia para enfrentar uma epidemia de tifo espalhada pelos soldados de Napoleão depois de sua invasão da Rússia; e, em 1831, remédios homeopáticos como Cânfora, Cuprum e Veratrum aparentemente se mostraram eficazes na Europa central no combate a surtos de cólera, uma doença com a qual a medicina convencional era incapaz de lidar.

Este sucesso se repetiu durante a epidemia de cólera em Londres em 1854, quando pacientes no Hospital Homeopático da cidade tinham uma taxa de sobrevivência de 84%, comparada à de apenas 47% em pacientes que recebiam tratamento mais convencional no Hospital Middlesex, não muito longe dali. Muitos homeopatas argumentaram por isso que esses números representavam uma forte evidência em favor da homeopatia, já que seria possível extrair conclusões dos resultados desses dois hospitais de modo a promover um julgamento informal a respeito da sua eficácia. As porcentagens nos permitem comparar as taxas de sucesso no tratamento de dois grupos de pacientes com a mesma doença, e remédios homeopáticos se saíram nitidamente melhor do que os oferecidos pela medicina convencional.

Contudo, críticos apontaram posteriormente três razões importantes pelas quais esses percentuais não significavam necessariamente que a homeopatia fosse eficaz. Em primeiro lugar, os pacientes nos dois hospitais sofriam da mesma doença, mas isso não significa que os dois hospitais competiam a partir de uma mesma base de equivalência. Poderia ter ocorrido, por exemplo, que os pacientes tratados no Hospital Homeopático de Londres fossem mais prósperos, o que significaria que se encontravam em melhores condições de saúde antes de contrair a cólera e mais bem alimentados e cuidados depois de sair do hospital — esse fatores, em vez do tratamento homeopático em si, poderiam ser responsáveis pela taxa mais alta de sucesso.

Em segundo lugar, além de se diferenciarem quanto ao tratamento que ofereciam, os dois hospitais podiam se distinguir um do outro em aspectos importantes. O Hospital Homeopático de Londres, por exemplo, poderia apresentar um padrão mais alto de higiene do que o Hospital Middlesex, o que poderia facilmente explicar o índice de sobrevivência superior. Afinal, estamos lidando com doenças infecciosas, de modo que pavilhões limpos, comida não contaminada e água limpa eram da mais alta importância.

Em terceiro lugar, talvez a taxa mais alta de sobrevivência registrada no Hospital Homeopático de Londres não fosse indicativa do sucesso da homeopatia, mas sim de um fracasso contundente por parte da medicina convencional. E, realmente, historiadores da medicina suspeitam de que pacientes que não tivessem recebido cuidado médico algum provavelmente teriam uma chance melhor do que os que receberam os medicamentos convencionais utilizados habitualmente na época. Isso pode parecer surpreendente, mas os anos 1850 ainda faziam parte da chamada "fase heroica da medicina", quando os médicos provavelmente causavam mais mal do que bem.

Medicina heroica foi uma expressão inventada no século XX para descrever práticas agressivas que dominaram a assistência médica até meados do século XIX. Pacientes precisavam suportar sangrias, purgações intestinais, vômitos, sudorações e empolação, o que costumava aumentar a pressão sobre um corpo já enfraquecido. Como se não bastasse tudo isso, pacientes recebiam doses generosas de medicamentos como mercúrio e arsênico, que cientistas hoje em dia sabem ser altamente tóxicos. As sangrias exageradas sofridas por George Washington, como foi descrito no Capítulo 1, são um exemplo perfeito da medicina heroica e de seu impacto nocivo sobre um paciente. O rótulo *medicina heroica* refletia o papel desempenhado pelo médico supostamente admirável, mas o verdadeiro herói era qualquer um que conseguisse sobreviver a esses tratamentos.

Os pacientes mais ricos eram os mais heroicos de todos, já que eram submetidos aos tratamentos mais implacáveis. Essa constatação tinha sido feita já em 1622, quando um médico florentino, Antonio Durazzini, registrou os índices de recuperação de uma febre que vinha se espalhando pela região. "É bem maior o número de mortos entre os que têm condições de buscar socorro médico do que entre os mais pobres." Foi nesse período que Latanzio Magiotti, o médico do próprio grão-duque de Florença, disse: "Vossa Sereníssima Alteza, recebo meus honorários não pelos meus serviços como médico, mas como guardião, para evitar que alguns jovens que acreditam em tudo o que leem nos livros apareçam por aqui e enfiem goela abaixo dos pacientes alguma coisa que acabe matando-os."

Ainda que os desesperados, ricos e doentes continuassem a recorrer aos médicos, muitos observadores criticavam abertamente suas práticas. Benjamin Franklin comentou: "Todos os médicos que trabalham com remédios não passam de charlatães." E o filósofo Voltaire escreveu: "Médicos são homens que receitam remédios sobre os quais sabem muito pouco, para curar doenças a respeito das quais sabem menos ainda, em seres humanos sobre os quais eles nada sabem." Ele opinou que um bom médico era aquele que distraía seus pacientes enquanto a natureza curava a doença. Esses receios em relação à medicina também se refletiam na obra de vários dramaturgos, inclusive Shakespeare, que em seu *Timão de Atenas* faz Timão aconselhar: "Não confie no médico; seus antídotos são venenos." Da mesma forma, em *O doente imaginário*, Molière escreveu: "Quase todos os homens morrem dos seus remédios e não das suas doenças."

Portanto, se tratamento algum se revelava melhor do que aquilo que a medicina heroica recomendava para seus pacientes, então os céticos dos dias de hoje não têm por que se surpreender pelo fato de a homeopatia se sair melhor do que a medicina heroica convencional. Afinal, os céticos sentem que os remédios homeopáticos são tão diluídos que ingeri-los era o equivalente a não receber tratamento algum.

Em síntese, podemos concluir duas coisas a respeito de um paciente que buscasse um tratamento antes do século XX. Primeira, o paciente estaria em melhor situação se optasse por não receber tratamento algum em vez de se submeter à medicina heroica. Segundo lugar, o paciente estaria em melhor situação ao optar pela homeopatia em vez de escolher a medicina heroica. A principal questão, entretanto, era saber se a homeopatia era melhor do que não receber tratamento algum. Os que apoiam a homeopatia estavam convencidos pela sua própria experiência de que ela era verdadeiramente eficaz, enquanto os céticos argumentavam não ser possível que remédios tão diluídos trouxessem algum tipo de benefício para o paciente.

As discussões prosseguiram ao longo do século XIX; e, apesar da reação inicialmente positiva por parte da aristocracia e de setores significativos da comunidade médica, à medida que as décadas foram passando, ganhou força gradualmente a posição contrária às ideias de Hahnemann. Por exemplo, o médico e escritor americano Oliver Wendell Holmes admitiu o fato de que a medicina convencional havia fracassado no passado ("Se todos os remédios do mundo fossem jogados no mar, seria algo ruim para os peixes, mas bom para a humanidade"), mas ele não estava preparado para tolerar a homeopatia como o caminho do futuro. Chamava a homeopatia "uma massa disforme de engenhosidade perversa, de erudição ilusória, de credibilidade imbecil e de deturpações ardilosas".

Oliver Wendell Holmes
(*Wellcome Library, Londres*)

Em 1842, Holmes proferiu uma palestra intitulada "A homeopatia e seus desatinos", na qual mais uma vez afirmava que as ideias de Hahnemann não faziam sentido do ponto de vista científico. Ele se concentrou em particular na questão das diluições extremas que estavam no cerne da homeopatia. Uma maneira de se considerarem essas diluições é levar em conta que o ingrediente principal está sendo diluído em volumes cada vez maiores de líquido. A cada vez que os homeopatas diluem o ingrediente ativo em um fator 100, estão dissolvendo-o na verdade em um volume de água ou álcool que é 100 vezes maior, e fazem isso repetidas vezes. Holmes usou um cálculo do médico italiano dr. Panvini para explicar as consequências bizarras dessas diluições repetidas quando aplicadas a uma gota de camomila na condição de ingrediente inicial:

Para a primeira diluição seriam necessárias 100 gotas de álcool. Para a segunda, 10 mil gotas ou um quartilho. Para a terceira, 100 quartilhos. Para a quarta, seriam necessários 10 mil quartilhos ou mil galões, e assim por diante até a nona diluição, que exigiria 10 bilhões de galões, capazes, segundo seus cálculos, de preencher a bacia do lago Agnano, um conjunto de água de mais de 3 quilômetros de circunferência. A décima segunda diluição encheria, é claro, um milhão de lagos como esse. Quando fosse alcançada a décima sétima diluição, o álcool necessário equivaleria em quantidade a 10 mil mares Adriáticos. Caros engolidores de pílulas, um desses pequenos comprimidos, umedecido nas ondas de um milhão de lagos de álcool, tendo cada um deles mais de 3 quilômetros de circunferência, com os quais teria sido misturada aquela única gota de tintura de camomila, seria precisamente essa a potência recomendada para esse medicamento pelo seu manual favorito de Jahr, contra as mais inesperadas, assustadoras e fatais doenças!

No mesmo espírito, William Croswell Doane (1832-1913) também investiu contra a homeopatia. Na condição de primeiro bispo episcopal de Albany, Nova York, ele escreveu um poema burlesco intitulado "Linhas sobre a homeopatia":

> Mexa bem a mistura,
> Para que não se revele inferior,
> Ponha então meia gota,
> Dentro do Lago Superior.
> Dia sim, dia não,
> Tome uma gota com água,
> Logo vai melhorar,
> Ou pelo menos deveria ficar.

Na Europa, *sir* John Forbes, o médico da rainha Vitória, chamou a homeopatia de "um ultraje à razão humana", em uma visão coerente com o verbete dedicado à homeopatia na edição de 1891 da *Encyclopaedia Britannica*:

"Os erros de Hahnemann foram grandes [...] ele se conduziu de modo a se afastar muito da trilha da razão no que diz respeito às doenças."

Parte do declínio da popularidade da homeopatia se explica pelo fato de que o *establishment* médico estava se transformando, ao passar da fase heroica e perigosa para uma científica e eficaz. Ensaios clínicos, como aqueles que expuseram os perigos da sangria, foram separando firmemente os procedimentos de alto risco das curas eficazes. E, a cada década que passava, aumentava a compreensão a respeito das verdadeiras causas das doenças. Um dos mais importantes avanços da medicina ocorreu durante o já mencionado surto de cólera epidêmica em Londres no ano de 1854.

A doença atingira a Grã-Bretanha pela primeira vez em 1831, quando morreram 23 mil pessoas; a isso se seguiu uma epidemia em 1849, que matou 53 mil pessoas. Durante a epidemia de 1849, o obstetra dr. John Snow questionou a teoria então em vigor de que a cólera se disseminava pelo ar, por meio de vapores venenosos. Ele havia sido um pioneiro da anestesia e tinha administrado clorofórmio na rainha Elizabeth durante o nascimento do príncipe Leopold, de modo que sabia exatamente como gases venenosos afetavam grupos de pessoas; se a cólera era causada por um gás, então a população como um todo deveria ser afetada, porém a doença se mostrava, ao contrário, seletiva a respeito das suas vítimas. Ele propôs, portanto, a teoria radical de que a cólera era causada pelo contato com água contaminada e com esgoto. Pôs à prova sua teoria durante o surto seguinte de cólera, em 1854. Na área do Soho, em Londres, ele fez uma observação que parecia apoiar sua teoria:

> Dentro de uma área de 230 metros de onde a Cambridge Street cruza com a Broad Street, ocorreram mais de 500 ataques fatais de cólera em dez dias. Assim que me dei conta da situação e da extensão desse surto de cólera, suspeitei de alguma contaminação nessa fonte pública bastante frequentada na Broad Street.

Para testar sua teoria, ele assinalou o local de cada morte em um mapa do Soho (Figura 3) e, como esperava, a fonte suspeita estava no epicentro do

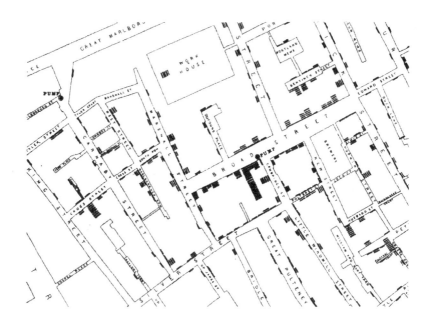

Figura 3 – Mapa feito por John Snow mostrando os locais das mortes por cólera no Soho, em 1854. Cada retângulo preto representa uma morte, e a fonte de água de Broad Street pode ser vista no centro da epidemia. (*Royal Society of Medicine*)

surto. Sua teoria também foi reforçada pela observação de que uma cafeteria local que servia água extraída da fonte tinha nove de seus clientes entre os contaminados pela cólera. Por outro lado, um asilo para pobres das redondezas, que contava com um poço próprio, não apresentava nenhum caso da doença, e os empregados de uma cervejaria na Broad Street não tinham sido afetados porque bebiam seu próprio produto.

Um indício importante foi fornecido pelo caso de uma mulher que morreu de cólera, mesmo morando longe do Soho. Snow ficou sabendo, contudo, que ela havia morado anteriormente no Soho e gostava tanto da água daquela fonte que pedira especialmente que alguém trouxesse água dali até a sua casa. Com base em todas essas observações, Snow convenceu funcionários da prefeitura a fecharem a bomba-d'água, o que interrompeu o fluxo de água contaminada e pôs um fim ao surto de cólera. Snow, a quem podemos considerar o primeiro epidemiologista do mundo, havia demonstrado o poder da nova abordagem científica em relação à medicina, e em 1866, a Grã-Bretanha sofreu seu último surto de cólera.

Outros importantes avanços da ciência incluíram a vacinação, cuja popularidade vinha crescendo desde 1800, e o uso pioneiro dos antissépticos em 1865. Depois disso, Louis Pasteur inventou as vacinas contra raiva e antraz, contribuindo assim para o desenvolvimento da teoria dos germes para explicar a origem de doenças. Ainda mais importante, Robert Koch e seus discípulos identificaram a bactéria responsável por cólera, tuberculose, difteria, febre tifoide, pneumonia, gonorreia, lepra, peste bubônica, tétano e sífilis. Koch, merecidamente, recebeu pelas suas descobertas o Prêmio Nobel de Medicina em 1905.

Sem nenhuma realização comparável por parte da homeopatia e sem contar com evidências consistentes, nem com uma explicação científica a apoiá-la, o emprego desses remédios homeopáticos ultradiluídos continuou a declinar no século XX tanto na Europa como nos EUA. A homeopatia americana, por exemplo, recebeu um duro golpe em 1910 quando a Fundação Carnegie pediu que Abraham Flexner estudasse maneiras de estabelecer padrões mais altos para admissão, ensino e graduação de estudantes de medicina. Uma das principais recomendações do Relatório Flexner era a de que as escolas de medicina deveriam oferecer currículos baseados na prática da medicina convencional consolidada, o que efetivamente pôs um fim no ensino da homeopatia nos hospitais mais importantes.

A homeopatia continuou a sofrer um declínio contínuo e, por volta da década de 1920, parecia destinada a se extinguir em todo o mundo. Então, em 1925, ocorreu seu súbito e inesperado renascimento na Alemanha, o país onde a homeopatia havia sido inventada. O homem por trás desse ressurgimento foi um conhecido cirurgião chamado August Bier, que usava o princípio do "semelhante cura o semelhante" para tratar de bronquite com éter e para curar furúnculo com enxofre. Seus pacientes reagiram bem, de modo que relatou suas descobertas em uma publicação médica alemã. Esse foi o único trabalho a respeito da homeopatia publicado na Alemanha em 1925, mas serviu de estímulo para que 45 outros estudos discutindo a homeopatia viessem a ser publicados no próximo ano. Assim, durante a década seguinte se registrou um novo entusiasmo pelo potencial dos remédios ultradiluídos.

Esse foi um desdobramento que veio a calhar para o Terceiro Reich, cujos líderes procuravam desenvolver a *Neue Deutsche Heilkunde* (a Nova Medicina Alemã), um sistema médico inovador que combinaria o que havia de melhor tanto na medicina moderna como na tradicional. O primeiro hospital a pôr plenamente em prática a *Neue Deutsche Heilkunde* foi fundado em Dresden em 1934, tendo sido batizado de Rudolf Hess, o vice de Hitler na época. Hess defendia com firmeza a inclusão da homeopatia no bojo da *Neue Deutsche Heilkunde*, em parte porque acreditava que ela fosse altamente eficaz e em parte porque havia sido inventada por um alemão. Além disso, ele encarava os remédios homeopáticos, em sua maioria de baixo custo de fabricação, como uma solução econômica para atender às necessidades da assistência médica do país.

Nesse meio-tempo, o Ministério da Saúde da Alemanha se mostrava ansioso para averiguar se a homeopatia era ou não genuinamente eficaz. A principal autoridade médica do Terceiro Reich, o dr. Gerhard Wagner, deu início a um programa de pesquisas sem precedentes, envolvendo sessenta universidades e a um custo de centenas de milhões de marcos. O esforço de pesquisa começou imediatamente após o Congresso Mundial Homeopático de 1937, em Berlim, e prosseguiu pelos dois anos seguintes, centrando seu foco em particular no tratamento da tuberculose, anemia e gonorreia. A equipe por trás do projeto de pesquisa sobre a homeopatia incluía farmacologistas, toxicologistas e, é claro, homeopatas, que, conjuntamente, conceberam uma série de testes meticulosos que foram rigorosamente aplicados. É importante registrar que entre os envolvidos nesses testes estavam as pessoas mais respeitadas dos seus campos e que eles mantiveram os mais altos padrões éticos e científicos na sua pesquisa.

Os resultados estavam para ser anunciados em 1939, mas a eclosão da Segunda Guerra Mundial impediu a publicação. Os documentos originais sobreviveram à guerra e foram novamente discutidos quando os veteranos dessa pesquisa voltaram a se reunir em 1947, mas suas conclusões infelizmente jamais foram formalmente anunciadas. Ainda pior, os documentos nunca mais foram vistos. Parece que os resultados do primeiro estudo abrangente sobre a homeopatia foram escondidos, perdidos ou destruídos.

Entretanto, existe um relato bastante detalhado do programa de pesquisa promovido pelos nazistas que foi escrito pelo dr. Fritz Donner e publicado postumamente em 1995. Donner havia ingressado no Hospital Homeopático de Stuttgart em meados dos anos 1930 e tinha colaborado com o programa nacional de pesquisa na condição de homeopata praticante. De acordo com Donner, que alega ter visto todos os documentos relevantes, nenhum dos resultados dos testes tinha concluído pela eficácia da homeopatia: "Lamentavelmente, ainda não é do conhecimento geral o fato de que esses estudos comparativos na área das doenças infecciosas, como escarlatina, sarampo, coqueluche, tifo etc., geraram conclusões em que a homeopatia não obtinha resultado melhor do que o placebo." Ele também acrescentou: "Nada de positivo veio à tona com esses testes [...] exceto o fato de que ficava estabelecido para além de qualquer dúvida que essas opiniões [dos homeopatas] se baseavam apenas na sua inclinação para confirmar suas posições preconcebidas."

Se Donner estava certo, então essa afirmação vale como uma condenação da homeopatia. O primeiro programa abrangente e rigoroso para testar as alegações da homeopatia, conduzido por pesquisadores simpáticos à sua filosofia e que estavam em certa medida sob pressão para comprovar sua validade, chegou a uma conclusão totalmente negativa. É claro que não há como sabermos se o relato de Donner é fidedigno, na medida em que os documentos nunca mais reapareceram. Seria, contudo, um equívoco condenar a homeopatia tomando como base o testemunho de um homem sobre uma pesquisa conduzida há mais de setenta anos. Mas, mesmo se ignorarmos os supostos resultados negativos do programa de pesquisas nazista, ainda assim é interessante observar que, entre a pesquisa inicial de Hahnemann e o fim da Segunda Guerra Mundial, um período de um século e meio, ninguém conseguiu publicar qualquer evidência científica conclusiva que apoie os princípios da homeopatia.

Milagre da natureza

Depois da Segunda Guerra, a medicina convencional nos EUA e na Europa continuou a experimentar um progresso contínuo, animado por descobertas científicas importantes, como a dos antibióticos. Enquanto isso, a homeopatia só conseguia sobreviver graças à ajuda e apoio de alguns poderosos e persuasivos simpatizantes. Jorge VI, por exemplo, era um fiel fervoroso, a tal ponto que batizou um de seus cavalos com o nome de Hypericum, em uma referência ao remédio homeopático que tem a erva-de-são-joão como base; o cavalo acabaria ganhando a prova One Thousand Guineas em Newmarket no ano de 1946. Dois anos mais tarde, o rei Jorge desempenhou um papel importante ao tornar possível a integração dos hospitais homeopáticos na rede do recém-formado Serviço Nacional de Saúde.

Nos EUA, foi a influência de homens como o senador Royal Copeland que permitiu que a homeopatia sobrevivesse apesar da tendência geral a desacreditar a filosofia de Hahnemann e a defender a adoção de tratamentos de bases mais científicas e confiáveis. Sendo homeopata e político, Copeland foi bem-sucedido ao convencer seus colegas de que a lei de 1938 relativa a alimentos, remédios e cosméticos deveria incluir a Farmacopeia Homeopática dos Estados Unidos. A lei supostamente deveria defender os pacientes de remédios ainda não testados ou já desmascarados, e ainda assim as alegações dos homeopatas tinham como base apenas relatos e a pregação de Hahnemann. Desse modo, ao incluir um catálogo inteiro de homeopatia, a lei estava conferindo um crédito indevido a remédios que não tinham base científica alguma.

Na Índia, a homeopatia estava não apenas sobrevivendo, mas na realidade prosperando em todas as camadas da sociedade, e esse sucesso nada tinha a ver com manobras políticas ou o apoio de figuras da realeza. A homeopatia havia sido introduzida ali em 1829 pelo dr. Martin Honigberger, um médico da Transilvânia que veio se integrar à corte do marajá Ranjit Singh, em Lahore. A ideia se espalhou então rapidamente pela Índia, prosperando em grande parte por ser vista como algo que se opunha à medicina imperialista praticada pelos invasores britânicos. Na realidade, as atitudes em relação à medicina britânica eram tão negativas que programas de vacinação e tentativas de pôr em quarentena as vítimas de pestes fracassaram completamente em meados do século XIX.

Além disso, indianos que quisessem seguir carreira na medicina convencional muitas vezes enfrentavam preconceitos quando tentavam se integrar ao Serviço Médico Indiano, de modo que uma opção mais realista (e mais barata) era se formar como um profissional homeopata. Havia também a percepção de que a homeopatia e o sistema aiurvédico hindu de medicina poderiam trabalhar juntos de forma harmônica e corriam mesmo rumores de que o próprio Hahnemann havia estudado a medicina tradicional indiana.

À medida que as décadas foram se passando, dezenas de milhões de indianos passaram a recorrer à homeopatia para a sua assistência médica. E, tendo importado do Ocidente a homeopatia, a Índia então a exportou de volta para o Ocidente nos anos 1970. Em uma época em que os pacientes ocidentais estavam se voltando para o Oriente em busca de sistemas alternativos de medicina — como a acupuntura e as terapias aiurvédicas — eles também começaram a adotar novamente a homeopatia, que era considerada por muitos ocidentais como uma forma de medicina exótica, natural, holística e individualizada, e como um antídoto para a medicina comercial, propagandeada pelas grandes multinacionais farmacêuticas na Europa e nos EUA.

Enquanto isso, cientistas ocidentais continuavam a fazer pouco da homeopatia. Existiam alguns ensaios clínicos demonstrando os benefícios proporcionados por ela nos anos 1950, 1960 e 1970, mas esses eram frágeis a ponto de os resultados não serem confiáveis. Em síntese, ainda não havia evidências sólidas que servissem de base à noção de que aquelas soluções ultradiluídas pudessem agir de forma significativa como medicamentos. Os cientistas, portanto, ainda consideravam absurdo que qualquer sistema médico pudesse ser construído sobre esse princípio.

Cientistas começaram até a debochar dos homeopatas, como, por exemplo, quando se referiam aos remédios líquidos homeopáticos diluídos a ponto de às vezes só conterem água. Cientistas, de modo sarcástico, avalizariam seu uso para o tratamento de uma doença em particular, mais exatamente a desidratação. Ou, em tom de brincadeira, iriam oferecer um ao outro um gole de café homeopático, que seria incrivelmente diluído e ainda assim incrivelmente forte, porque os homeopatas acreditam que quantidades menores do ingrediente ativo são associadas com uma maior potência. Uma lógica similar também implica que um paciente que tenha se esquecido de tomar um remédio homeopático poderia vir a morrer de uma overdose.

Homeopatas aceitavam que diluições repetidas inevitavelmente removiam a presença do ingrediente ativo, e, como era de esperar, análises químicas sempre confirmaram que remédios de "alta potência" homeopática têm como base nada a não ser pura água. Contudo, os homeopatas se mostravam inflexíveis ao afirmar que essa água era especial porque conservava uma memória do ingrediente ativo nela contido anteriormente. Isso levou o Conselho Australiano Contra Fraude na Saúde a ironizar a homeopatia ao observar que essa memória deveria ser altamente seletiva: "Curiosamente, a água oferecida não se lembra das bexigas em que esteve armazenada, das substâncias químicas que podem ter entrado em contato com suas moléculas, ou do conteúdo das tubulações de esgoto pelas quais pode ter passado ou da radiação cósmica que pode tê-la transpassado."

Então, em junho de 1988, as risadas pararam de repente. A revista *Nature*, talvez a publicação científica mais respeitada no mundo, publicou uma pesquisa com o título conciso "Desgranulação basófila humana desencadeada por um antissoro bastante diluído contra IgE". Foi preciso um pequeno trabalho de decifração antes que os não especialistas pudessem avaliar o significado do estudo, mas rapidamente ficou claro que havia um trabalho de pesquisa que parecia dar sustentação a algumas das alegações dos homeopatas. Se o estudo estivesse correto, então as soluções ultradiluídas que não continham nenhum ingrediente ativo tinham sim um impacto sobre os sistemas biológicos. Isso só seria possível se o ingrediente tivesse deixado uma memória de si mesmo na água. Uma descoberta como essa, por sua vez, poderia significar que a homeopatia tinha estado com a razão durante o tempo todo.

O estudo, que se tornou o experimento mais famoso na história da homeopatia, foi conduzido por um carismático cientista francês chamado Jacques Benveniste, um ex-piloto de carros de corrida que havia abraçado a carreira de pesquisador médico após sofrer uma lesão na coluna. Apesar de ter publicado vários estudos científicos importantes ao longo de sua carreira, ele acabaria sendo lembrado exclusivamente por seu ensaio na *Nature* a respeito da homeopatia, que chocou o *establishment* científico e foi tema de manchetes ao redor do mundo.

O polêmico experimento de Benveniste teve uma origem surpreendentemente modesta. A pesquisa começou quando um de seus colegas estava examinando de que forma um basófilo, um tipo de glóbulo branco do sangue, reagia a um determinado alergênico. Essa era comparável à reação alérgica sentida quando um pólen atinge o olho, porém em uma escala muito menor. O alergênico escolhido por Benveniste devia em princípio ser apenas um pouco diluído, mas o técnico acidentalmente criou uma solução tão diluída a ponto de ser desprovida do alergênico. Entretanto, o técnico ficou espantado ao verificar que a solução ainda exercia um impacto significativo sobre os basófilos. Benveniste ficou igualmente espantado, de modo que pediu que fosse repetida a experiência com a solução ultradiluída. Mais uma vez os basófilos pareciam estar reagindo a um alergênico que não estava mais na solução. Benveniste na época não estava atento para a questão da homeopatia, mas não demorou muito para que alguém observasse que suas experiências estavam demonstrando os tipos de efeitos que nos últimos dois séculos os homeopatas vinham alegando existir. Os resultados sugeriam que a água conservava algum tipo de memória do que tinha contido anteriormente, e que essa memória poderia ter um impacto biológico. Foi uma conclusão tão excêntrica que mais tarde Benveniste comentou: "Foi como sacudir as chaves do seu carro nas águas do Sena em Paris e descobrir que a água coletada na embocadura do rio era capaz de dar a partida no seu carro!"

Durante os dois anos seguintes a equipe francesa continuou a fazer pesquisas sobre a memória da água. Ao longo desse período obtiveram resultados consistentemente positivos. Pela primeira vez na história, homeopatas podiam argumentar que existiam evidências científicas que davam apoio aos mecanismos implícitos na homeopatia.

Anteriormente, adeptos da homeopatia tinham sido obrigados a recorrer a argumentos que estavam longe de ser convincentes. Homeopatas sustentavam, por exemplo, que a homeopatia funcionava de modo semelhante ao da vacinação. Também as vacinas consistiam em um tratamento no qual pequeninas quantidades do que causa a doença podem ser empregadas para combater essa mesma doença. Esse argumento a princípio parecia persuasivo, mas existe uma importante diferença entre a homeopatia e a vacinação. As quantidades de ingrediente ativo usadas nas vacinas podem ser pequenas, talvez apenas alguns microgramas, mas isso ainda representa uma vasta quantidade se comparado a um remédio homeopático. Uma vacina contém bilhões de vírus ou de fragmentos de vírus, enquanto a maioria dos remédios homeopáticos não contém uma única molécula de ingrediente ativo. A analogia equivocada entre vacinas e homeopatia vem sendo promovida por homeopatas desde o século XIX, quando Oliver Wendell Holmes a refutou observando que seria o mesmo que dizer que "um seixo pode gerar uma montanha porque um fruto do carvalho pode originar uma floresta".

Depois de se assegurar de que as descobertas de sua pesquisa eram válidas, Benveniste enviou um estudo descrevendo suas experiências a John Maddox, editor da revista *Nature*. Maddox checou as credenciais do estudo, seguindo um procedimento habitual que permite que cientistas independentes avaliem quaisquer resultados e discutam se a pesquisa foi ou não conduzida de maneira apropriada. O protocolo experimental parecia em ordem, porém as alegações feitas no estudo eram tão extraordinárias que Maddox tomou a decisão de acrescentar uma ressalva à publicação da pesquisa. A última vez que Maddox havia tomado essa atitude altamente incomum tinha sido em 1974, quando ele publicou um estudo sobre a suposta capacidade de Uri Geller de entortar colheres. A advertência para o estudo de Benveniste afirmava: "Ressalva editorial: Leitores deste artigo podem compartilhar sua incredulidade com muitos dos profissionais encarregados de avaliá-lo [...]. *Nature*, portanto, providenciou que investigadores independentes acompanhassem a repetição das experiências."

Em outras palavras, a revista decidiu divulgar o estudo de Benveniste, mas com o alerta de que a publicação iria rechecar a pesquisa, enviando uma equipe de especialistas para visitar o laboratório francês. O grupo era liderado pelo próprio Maddox, e este estava acompanhado por Walter Stewart (um químico) e por James Randi (um mágico). A inclusão de Randi provocou certa estranheza, mas ele desfrutava de uma reputação internacional por desmascarar alegações incomuns e revelar fraudes científicas. Para ilustrar sua atitude, Randi costumava explicar que, se um vizinho dissesse que tinha uma cabra no jardim, então provavelmente acreditaria nele, mas, se o vizinho dissesse que tinha um unicórnio, então Randi provavelmente iria querer verificar se o chifre estava firmemente preso. Randi passara a ser conhecido como um dos maiores céticos do mundo já em 1964, quando provocou manchetes ao oferecer uma recompensa de 10 mil dólares a quem fosse capaz de provar a existência de qualquer fenômeno paranormal — o que incluía terapias como homeopatia, que são contrárias aos princípios da ciência. O prêmio oferecido pelo fundo havia aumentado regularmente até chegar a 1 milhão de dólares em 1988. De modo que, se a equipe avalizasse o resultado de Benveniste, Randi teria que preencher um cheque com uma quantia respeitável para os franceses.

A investigação teve início uma semana depois da publicação do estudo. Ela se estendeu por quatro dias e significou replicar o experimento principal, com Maddox, Stewart e Randi monitorando cada estágio e sempre checando o processo em busca de falhas. Eles observaram a manipulação de vários tubos de ensaio contendo basófilos, alguns dos quais tinham sido tratados com soluções alergênicas homeopáticas, enquanto o restante foi tratado com água comum e usado como controle. A tarefa de analisar os tubos de ensaio foi atribuída a Elisabeth Davenas, assistente de Benveniste, e ainda assim o resultado foi o mesmo obtido nos últimos dois anos. Um número maior de células tratadas homeopaticamente mostrava uma reação alérgica do que ocorria nas células de controle, sugerindo que a solução homeopática havia efetivamente desencadeado uma reação nas células do sangue. Ainda que a solução homeopática não contivesse mais nenhum alergênico, sua "memória"

148   TRUQUE OU TRATAMENTO

do alergênico parecia estar exercendo um impacto. O experimento havia sido replicado com sucesso.

Mas os investigadores ainda não estavam convencidos. Quando Davenas analisava os tubos de ensaio, ela sabia exatamente quais tinham sido tratados com a solução homeopática, de modo que os investigadores temiam que a análise dela pudesse, deliberada ou inconscientemente, ter induzido a um resultado. No Capítulo 2 já discutimos a questão do experimento "cego", significando que os pacientes em um ensaio não deveriam saber se estavam recebendo o tratamento real ou o tratamento placebo de controle. O mesmo princípio também é aplicável a médicos e cientistas. Eles não deveriam saber se estavam administrando ou analisando o tratamento real ou o de controle. O objetivo de se manter um participante "cego" é minimizar a falta de isenção para evitar que alguém seja influenciado pelas suas expectativas.

Por esse motivo, a equipe da *Nature* pediu a Davenas que repetisse a análise, mas só depois de mantê-la "cega" a respeito dos conteúdos dos tubos de ensaio. Maddox, Randi e Stewart foram para uma sala à parte, forraram as janelas com jornais, removeram os rótulos dos tubos de ensaio e os recolocaram de volta classificados com códigos secretos que mais tarde serviriam para identificar quais amostras haviam sido tratadas com uma solução homeopática e quais tinham sido tratadas com água. Davenas repetiu sua análise, enquanto colegas que trabalhavam em outras partes do laboratório se reuniram para aguardar o resultado. O Fantástico Randi, como é conhecido no palco, divertiu a multidão fazendo alguns números com cartas para aliviar a tensão.

Davenas acabou concluindo sua análise. Os códigos secretos foram revelados e a equipe da *Nature* identificou quais tubos de ensaio tinham sido tratados homeopaticamente. Dessa vez os resultados mostraram que os basófilos nas amostras tratadas homeopaticamente não haviam reagido de modo diferente do que os basófilos de controle tratados com água simples. A experiência não havia conseguido demonstrar os efeitos que Benveniste vinha descobrindo nos últimos dois anos. Os resultados não revelaram evidência alguma que endossasse de alguma forma a homeopatia, estando, ao contrário, em sintonia com o pensamento científico convencional e todas as leis conhecidas da física, da química e da biologia. Alguns dos colegas de Benveniste se puseram a chorar quando a conclusão foi anunciada.

Mais tarde veio à tona o fato de que Benveniste nunca tinha conduzido pessoalmente qualquer dos experimentos, tendo sempre deixado tudo nas mãos de Davenas. Além disso, ela sempre havia realizado os ensaios sem estar "cega". Isso significava que era altamente provável que tivesse acidental e sistematicamente introduzido um viés nos resultados, em especial se ela própria já era uma adepta convicta dos poderes da homeopatia e estava ansiosa para provar sua eficácia.

Quando a *Nature* publicou os resultados de sua investigação, a revista chamou a atenção para vários problemas com a abordagem adotada por Benveniste na sua pesquisa. Essas críticas incluíam afirmações como: "Acreditamos que os dados relativos à experiência foram avaliados de forma acrítica e sua imperfeição relatada de maneira inadequada." Além disso, a publicação ressaltava o fato de que dois dos pesquisadores que haviam colaborado com Benveniste na redação do estudo original tinham sido parcialmente pagos por uma companhia homeopática francesa com um faturamento anual de 100 milhões de euros. Financiamento por empresas não é algo necessariamente problemático, mas esse aspecto que propiciava um conflito de interesses em potencial não havia sido formalmente revelado. A despeito dessas críticas, os investigadores da *Nature* se apressavam a dizer que não estavam acusando Benveniste de cometer deliberadamente uma fraude, mas apenas afirmando que ele e sua equipe estavam iludindo a si mesmos e não tinham conduzido suas experiências de maneira rigorosa.

Falta de rigor e, em particular, o fato de os participantes não estarem "cegos" podem comprometer seriamente a isenção de qualquer resultado científico, mesmo que alcançado pelo cientista mais honesto e bem-intencionado. Imaginemos a seguinte situação: um cientista empenhou sua reputação na hipótese de que homens contam com uma consciência espacial mais apurada e maiores habilidades motoras, e acredita que pode demonstrar isso convidando homens e mulheres para desenharem círculos à mão livre e comparando em seguida a qualidade de seus desenhos. A experiência tem início: homens e mulheres desenham seus círculos, escrevem seus nomes no alto das folhas, os desenhos são recolhidos por um assistente e entregues ao cientista, que avalia os círculos a olho nu, conferindo a cada um deles notas de 1 a 10. Entretanto, como pode ver os nomes dos artistas no alto de cada folha, pode ficar tentado inconscientemente a avaliar de forma mais generosa os desenhos dos homens. Em consequência disso, a despeito da verdade, é mais provável que os dados resultantes deem apoio à sua tese de que os homens superam as mulheres ao desenhar círculos. Ao contrário, se a experiência fosse repetida e aos artistas fossem conferidos números para disfarçar temporariamente seu sexo, então o cientista que já alimenta um preconceito se torna cego e tem maior probabilidade de fazer uma avaliação justa do círculo riscado por cada um. O novo resultado provavelmente será mais confiável.

No caso Benveniste, o problema era que Davenas não estava "cega" e apresentava uma predisposição em favor da homeopatia, e essa combinação de fatores poderia tê-la influenciado na elaboração dos resultados. Em especial, os experimentos de Davenas exigiam que ela avaliasse se um preparado homeopático fazia com que as células de sangue exibissem uma reação alérgica, o que não é uma decisão simples e direta, mesmo quando as células são vistas por um microscópio. Na realidade, avaliar a extensão da reação alérgica de uma célula é algo semelhante a avaliar até que ponto um círculo desenhado à mão livre é completamente redondo: ambos estão igualmente sujeitos a interpretações pessoais e à falta de isenção.

Por exemplo: Davenas provavelmente se viu diante de alguns casos que estavam na fronteira entre um lado e outro — a célula sofreu ou não uma reação alérgica? Pode ter existido uma tentação inconsciente para julgar esses casos inconclusivos como exemplos de reações alérgicas caso soubesse de antemão que tinham sido tratadas homeopaticamente. Ou poderia se ver inconscientemente tentada a fazer o juízo oposto, se soubesse que tinham sido tratadas pura e simplesmente com água. Porém, ao pedirem a Davenas que repetisse o experimento sem quaisquer rótulos nos tubos de ensaio, os investigadores da *Nature* asseguraram que ela estava "cega" e impedida de faltar com a isenção ao tomar suas decisões; daí o fato de as soluções homeopáticas e a água terem apresentado resultados semelhantes. Um teste isento havia demonstrado que as soluções homeopáticas não exerciam impacto algum sobre as células basófilas.

Apesar de Benveniste ter aceitado prontamente algumas das críticas, ele defendeu com convicção o núcleo de sua pesquisa e argumentou que os resultados que havia acumulado ao longo de dois anos não podiam ser negados pelo que a equipe da *Nature* tinha observado em apenas alguns poucos dias. Ele explicou que os erros testemunhados por Maddox, Randi e Stewart foram provocados pelas circunstâncias incomuns, ou seja, pelo fato de sua equipe ter trabalhado sob intensa pressão e exposta aos refletores da mídia.

Benveniste continuou convencido de que seu trabalho acabaria sendo reconhecido com um Nobel, mas em vez disso foi agraciado apenas com uma honraria satírica conhecida como Prêmio Ig Nobel. Na realidade, ele ganhou um Ig Nobel em 1991 e então um outro em 1998, fazendo dele o primeiro cientista a ganhar dois Ig Nobeis. Com o passar dos anos, Benveniste viu sua reputação científica declinar, tanto na imprensa quanto entre seus pares, o que o levou a se queixar de que estaria sendo perseguido. Ele até se comparou a Galileu, porque ambos se sujeitaram a ser alvos de ataques ao ousar falar contra o *establishment*. Essa era uma comparação equivocada por duas razões importantes. Primeiro, Galileu foi atacado principalmente pelo *establishment* religioso, mais do que por seus pares da ciência. Em segundo lugar, Galileu estava em uma categoria diferente da de Benveniste — afinal, as observações de Galileu resistiram a um exame meticuloso, e os resultados de seus experimentos foram replicados por outros.

Diante do fiasco do caso *Nature*, Benveniste lutou para conservar sua posição acadêmica, mas se mostrava decidido a não abandonar suas pesquisas, de modo que fundou uma empresa chamada DigiBio para desenvolver e divulgar suas ideias. Entre suas afirmações mais delirantes, pesquisadores na DigiBio anunciaram que não apenas a água podia conservar a memória do que tinha contido anteriormente, mas essa memória podia também ser digitalizada, transmitida via e-mail e reintroduzida em uma outra amostra de água, que por sua vez iria afetar as células basófilas. Ainda que Benveniste tenha morrido em 2004, a DigiBio continua com a campanha para que suas ideias sejam levadas a sério. Seu site proclama:

> Dos primeiros experimentos realizados com soluções altamente diluídas em 1984 até o presente, milhares de ensaios foram realizados, enriquecendo e consolidando consideravelmente nosso conhecimento inicial. Até o momento, devemos observar que nem uma única falha foi constatada nesses experimentos e que nenhum contraexperimento jamais foi proposto.

Na verdade, um ano depois da divulgação do estudo inicial de 1988, a *Nature* publicou três artigos de cientistas que não conseguiram reproduzir o suposto efeito das soluções ultradiluídas. Até mesmo a Agência de Projetos de Pesquisas Avançados do Ministério da Defesa dos EUA colaborou com os homeopatas para testar a alegação da DigiBio de que os efeitos apregoados por Benveniste podiam ser digitalizados e enviados por e-mail, mas chegaram à seguinte conclusão: "Nossa equipe não encontrou nenhum efeito replicável a partir de sinais digitais."

Por outro lado, ocasionalmente são anunciados estudos que alegam ter replicado o tipo de efeitos observados por Benveniste, mas até agora nenhum deles conseguiu de modo convincente e consistente apresentar o tipo de evidência capaz de vingar postumamente o francês. Em 1999, o dr. Andrew Vickers examinou textos de 120 pesquisas relativas ao trabalho de Benveniste e a outros tipos de pesquisa sobre a ação exercida por medicamentos homeopáticos. Na época ele trabalhava no Real Hospital Homeopático de Londres, de modo que certamente tinha a mente aberta a respeito do potencial da homeopatia. Mesmo assim, Vickers ficou impressionado pelo fracasso de cientistas independentes reproduzirem qualquer efeito homeopático: "Nos poucos casos em que uma equipe de pesquisa se propôs a replicar os experimentos de outra, ou os resultados foram negativos, ou a metodologia era questionável." A replicação de forma independente é parte vital do progresso científico. Uma simples série de experiências pode vir a dar errado por várias razões, como falta de rigor, fraude ou mera falta de sorte, de modo que sua repetição de forma independente é uma maneira de checar (e rechecar) que a descoberta original é genuína. A pesquisa de Benveniste não passou nesse teste.

E James Randi continuou efetivamente a oferecer seu 1 milhão de dólares a qualquer um que, de forma independente, conseguisse reproduzir os efeitos anunciados por Benveniste. A emissora de TV BBC assumiu o desafio como parte da sua série de documentários sobre ciência *Horizon*, reunindo uma equipe de cientistas para supervisionar o projeto. Eles examinaram o efeito exercido sobre as células pela histamina diluída homeopaticamente e o compararam com o efeito produzido pela água pura. A histamina é associada às reações alérgicas nas células, mas ainda levaria as células a reagirem mesmo se tivesse sido diluída a ponto de não estar mais presente nela? O professor Martin Bland, da Faculdade de Medicina do Hospital St. George, anunciou o resultado final: "Não há absolutamente nenhuma evidência de que exista alguma diferença entre os efeitos provocados pela solução de água em estado puro e aqueles originados pela solução com histamina." A título de uma curiosa evidência para enfatizar sua conclusão, Randi mencionou a seguinte história durante o programa: "Eu também consumi pílulas homeopáticas para dormir em uma dosagem 64 vezes maior do que a indicada e nem sequer me senti sonolento. Fiz isso antes de assistir a uma sessão do Congresso dos Estados Unidos — se tudo isso não faz a gente dormir, nada mais fará."

Enquanto biólogos estavam tentando em vão encontrar evidências para alguma ação homeopática em um nível celular fundamental, médicos tentavam examinar a homeopatia em um nível básico molecular. Estava claro que as soluções homeopáticas ultradiluídas nada continham a não ser água e nenhuma molécula do ingrediente ativo, mas alguns médicos especularam se as moléculas de água poderiam de alguma forma ter sua ordem alterada de modo a reter uma memória do ingrediente anterior.

Ao longo das últimas duas décadas, médicos têm publicado dezenas de experimentos que examinam a estrutura molecular da água normal comparando-a com a da água tratada homeopaticamente. Empregaram técnicas poderosas e misteriosas, como ressonância magnética nuclear (RMN), espectroscopia Raman e absorção de luz de modo a buscar a mínima evidência que fosse de uma memória que a água pudesse ter conservado em relação ao ingrediente anterior. Lamentavelmente, um balanço desses estudos publicado em 2003 no *The Journal of Alternative and Complementary Medicine* mostrou que esses experimentos eram em geral de baixa qualidade e tendiam a incorrer em erros.

Por exemplo, um experimento com RMN alegava ter detectado uma diferença entre as moléculas na água comum e aquelas encontradas em um remédio homeopático, mas no fim das contas isso acabou sendo atribuído a um problema no equipamento. O aparelho de RMN recebe tubos de ensaio feitos de vidro sódico, que não vem a ser uma forma muito estável de vidro. Por isso, quando a solução homeopática era sacudida durante a preparação, moléculas de vidro eram soltas em meio à solução. Não é de surpreender que essa solução homeopática reagisse de forma diferente daquela da água pura em relação ao seu perfil RMN, que inicialmente transmitiu a impressão enganadora de que a solução homeopática estaria demonstrando um efeito-memória na água. Como era de esperar, quando uma outra equipe repetiu o experimento empregando tubos de ensaio feitos de vidro borossilicato, que são muito mais estáveis do que os de vidro sódico, o equipamento RMN não pôde mais detectar nenhuma diferença entre a água e os remédios homeopáticos. Mais uma vez, as experiências não têm conseguido encontrar nada de surpreendente a respeito do comportamento das moléculas nas soluções homeopáticas.

Em síntese, homeopatas têm se decepcionado com o fato de que os médicos, ao examinarem moléculas de água, não tenham detectado nada de especial nos remédios homeopáticos. De modo semelhante, biólogos ao examinarem células isoladas não fizeram grandes descobertas que encontrassem evidências convincentes que pudessem dar sustentação à homeopatia.

Tudo isso, no entanto, importa muito pouco no que diz respeito ao cerne do debate em torno da homeopatia, porque o que acontece no nível molecular ou celular interessa bem menos do que aquilo que acontece com os pacientes. Esqueça a biologia e a física, porque a homeopatia tem a ver com a medicina. A questão fundamental é simples: a homeopatia cura seus pacientes?

Os homeopatas, é claro, sempre se mostraram confiantes de que seus remédios curam um amplo espectro de sintomas, mas, para persuadir médicos e todos os outros de que a homeopatia era realmente eficaz, eles precisavam extrair evidências concretas de ensaios científicos. Explicamos nos capítulos anteriores que o tipo mais conclusivo de ensaio clínico é aquele realizado aleatoriamente, com controle placebo e duplo-cego. Se esses ensaios pudessem gerar resultados que comprovassem as ideias de Hahnemann, então isso obrigaria o *establishment* médico a adotar a homeopatia. De modo inverso, se esses estudos não conseguissem mostrar que as soluções ultradiluídas oferecem qualquer benefício, isso significaria que a homeopatia não passaria de charlatanice. À medida que se aproximava o século XXI, uma grande massa de testes rigorosos estava para ser concluída. Os resultados decidiriam de uma vez por todas o debate em torno da homeopatia.

A homeopatia em julgamento

Para muitos homeopatas a falta de evidências científicas que viessem a apoiar seus remédios não era motivo de grande preocupação, porque podiam citar grande número de exemplos que pareciam demonstrar a eficácia de suas intervenções. Por exemplo, o *The Complete Idiot's Guide to Homeopathy* [Guia da homeopatia para o perfeito idiota], de David W. Sollars, inclui uma história de uma mãe que tratou do seu filho, Kailin. O garoto tinha queimado o braço em uma churrasqueira, mas felizmente os anfitriões tinham comprado recentemente um kit homeopático de primeiros-socorros:

> Pedi a eles que pegassem imediatamente o kit enquanto segurava meu copo com gelo sobre o seu braço, o que ajudou um pouco a diminuir a dor. Em poucos minutos o kit chegou e escolhi o remédio Cantharis, dando uma dose dele a Kailin. Em dois ou três minutos a dor parou e todos ficamos olhando durante os 15 minutos seguintes enquanto a cor da pele clareava. Repeti o remédio várias vezes, sempre que ele se queixava de que a dor estava come-

çando a voltar. No dia seguinte, a queimadura já tinha quase desaparecido e, em dois dias, havia clareado completamente. Ficamos todos espantados com o fato de que bolhas nem tinham chegado a se formar.

Esse caso parece impressionante, mas foi dissecado e teve seu impacto abalado por Jay W. Shelton, autor de *Homeopatia*. Ele identifica quatro questões que enfraquecem o significado desse e de outros episódios semelhantes. Em primeiro lugar, esse parece ser um caso clássico de uma queimadura em primeiro grau, o tipo menos grave, capaz de causar lesões apenas à superfície da pele; deveríamos, então, ficar realmente surpresos com a ausência de bolhas? Segundo: por que a homeopatia deveria desfrutar de qualquer crédito, quando o processo de recuperação pode se dever inteiramente à capacidade de o próprio corpo se curar? Terceiro: é possível que o copo com gelo tenha desempenhado o papel mais importante no socorro à criança? Por último, se a homeopatia realmente ajuda o paciente, então sua influência poderia ter se dado pelo efeito placebo? No capítulo anterior vimos a força do efeito placebo, tão grande a ponto de fazer uma terapia inútil parecer realmente valiosa, contanto que o paciente mantenha sua confiança na terapia.

Quando cientistas descartam casos como esse, afirmando que se devem parcial ou inteiramente ao efeito placebo, homeopatas costumam citar casos de curas em animais, porque acreditam que animais são imunes ao efeito placebo. É verdade que muitos donos de animais de estimação e muitos fazendeiros sentem que a homeopatia ajuda seus animais, e é também verdade que essas criaturas ignoram o que se espera de uma pílula dessas, mas o valor desses casos diminui sob um exame mais cuidadoso.

O animal, por exemplo, não tem consciência de qual tratamento está recebendo ou de como se espera que reaja a ele, mesmo assim resta o fato de que a pessoa monitorando o animal tem plena consciência disso. Em outras palavras, o animal está efetivamente cego para o que está acontecendo, mas não a pessoa relatando os acontecimentos e que, por esse motivo, ela não é confiável. Por exemplo, um dono de um animal doméstico que esteja ansioso e que tenha fé na homeopatia deve concentrar seu foco em qualquer indício de melhora, tendo como base sua expectativa e esperança, enquanto ignora sintomas que tenham piorado. Mesmo que o animal tenha definitivamente melhorado, para além de qualquer efeito placebo, então isso poderia se dever a uma variedade de fatores não decorrentes de uma pílula homeopática, como, por exemplo, cuidados e atenção extras oferecidos por um proprietário preocupado e carinhoso.

Resumindo, o *establishment* médico não tem como aceitar evidências baseadas em casos ou, como os cientistas gostam de dizer: "O plural de episódios isolados não vem a ser dados científicos ou estatísticos."

Cientistas da área médica enfatizam a importância de dados científicos e estatísticos porque a melhor maneira de analisar o impacto de qualquer terapia é observar os resultados a partir de rigorosas investigações científicas, especialmente em ensaios clínicos. A título de uma rápida recapitulação, o leitor se recordará de que o Capítulo 1 revelou a estranha capacidade dos ensaios randomizados de demonstrar quais terapias funcionam e quais não funcionam. A partir dessa conclusão, o Capítulo 2, então, mostrou como essa técnica pode ser usada para pôr à prova as alegações dos acupunturistas. Então o que acontece quando a homeopatia é submetida ao mesmo exame científico?

Teoricamente deveria ser bem mais fácil testar a homeopatia do que a acupuntura, porque é muito mais óbvio como levar em consideração o efeito placebo. Um julgamento em torno da homeopatia exigiria que pacientes fossem distribuídos aleatoriamente entre dois grupos, ou seja, um grupo tratado homeopaticamente e um grupo de controle placebo. Os pacientes não seriam informados a qual dos dois grupos estariam sendo encaminhados. Ambos os grupos teriam um encontro convincente com um homeopata, que também estaria cego, na medida em que ele não saberia quais pacientes pertenceriam a que grupo. Pesquisadores criariam, então, duas porções de pílulas de aparência idêntica, exceto pelo fato de que parte delas teria sido tratada com uma gota de solução homeopática e outra não receberia tratamento algum. O grupo de tratamento receberia a pílula homeopática e o grupo de controle receberia a pílula sem efeito. Pacientes nos dois grupos deveriam sentir alguma melhora, suscitada simplesmente pelo efeito placebo. A questão central é: os integrantes

158   Truque ou tratamento

do grupo de tratamento demonstram em média uma melhora significativa? Se a resposta for "sim", então isso indicaria claramente que a homeopatia é genuinamente eficaz. Se, contudo, a resposta for "não" e cada grupo exibir uma reação semelhante, então ficaria demonstrado que a homeopatia proporcionaria apenas um efeito placebo.

Antes de examinarmos os resultados realizados com seres humanos, é interessante notarmos que foram feitos alguns ensaios clínicos randomizados com controle placebo a respeito do impacto da homeopatia sobre os animais. A conclusão geral da maior parte desses estudos é a de que a homeopatia não oferece benefícios aos animais. Em 2003, por exemplo, o Instituto Nacional de Veterinária da Suécia conduziu um ensaio duplo-cego do remédio homeopático *Podophyllum* como cura para a diarreia em bezerros e não descobriu nenhuma evidência da eficácia da homeopatia. Mais recentemente, um grupo de pesquisas da Universidade de Cambridge conduziu um ensaio duplo-cego para comparar a homeopatia a um placebo no tratamento contra mastite em 250 vacas. Um modo objetivo de se checar qualquer indício de inflamação nas tetas é contar o número de glóbulos brancos presentes no leite da vaca, e a conclusão foi a de que o benefício proporcionado pela homeopatia era igual ao do placebo.

Quando os cientistas examinaram as evidências em termos de pacientes humanos, o quadro se tornou ainda mais complicado. A boa notícia era que em meados dos anos 1990 já tinham sido publicados bem mais do que cem ensaios clínicos que procuravam decidir sobre o efeito terapêutico da homeopatia. A má notícia era que esse monte de pesquisas consistia em sua maior parte em ensaios mal conduzidos, muitas vezes com randomização inadequada, ou sem um grupo de controle adequado, ou com um número insuficiente de pacientes. Nenhum desses ensaios foi capaz de oferecer uma resposta conclusiva à questão de se a homeopatia beneficiava seus pacientes mais do que o efeito placebo.

Sem nada em que se basearem a não ser em casos não convincentes e ensaios inconclusivos, as argumentações a favor e contra a homeopatia se viram em um impasse. Então, em 1997, uma equipe internacional de pesquisas tomou uma atitude decisiva para fazer o debate caminhar para uma conclusão. Ela era liderada por Klaus Linde, um veterano do Centro de Pesquisas para a Medicina Complementar, com sede em Munique. Ele e seus colegas decidiram examinar a considerável massa de informações de pesquisas a respeito da homeopatia para desenvolver uma conclusão abrangente que levasse em conta cada um daqueles ensaios. Esse procedimento é conhecido como *metanálise*, o que significa uma análise de várias análises. Em outras palavras, cada ensaio individual sobre a homeopatia concluiu com uma análise dos seus próprios dados, e Linde estava propondo utilizar todas essas análises separadas com o objetivo de gerar um novo resultado, mais confiável. A metanálise pode ser considerada um tipo particular de revisão sistemática, um conceito que apresentamos no capítulo anterior. Da mesma forma que uma revisão sistemática, uma metanálise procura extrair uma conclusão geral com base em diversos ensaios separados, só que uma metanálise tende a aplicar uma abordagem mais matemática.

Ainda que a maioria dos leitores possa não estar familiarizado com esse termo, trata-se de um conceito que vem à tona em uma série de situações comuns nas quais é importante darmos sentido a uma montanha de dados não organizados. Na etapa final de uma eleição geral, por exemplo, vários jornais podem publicar pesquisas de opinião com resultados conflitantes. Em uma situação como essa, seria uma atitude sensata combinar todas as informações obtidas em todas as pesquisas, que deveriam conduzir a uma conclusão mais confiável do que a de uma extraída de única pesquisa, porque a metapesquisa de opinião (ou seja, uma pesquisa das pesquisas de opinião) reflete o conjunto completo de dados relativos a um grupo muito maior de votantes.

O poder da metanálise se torna óbvio se examinarmos alguns conjuntos hipotéticos de informações referentes à astrologia. Se seu signo do zodíaco determina seu caráter, então um astrólogo deveria ser capaz de identificar o signo de uma pessoa depois de entrevistá-la. Imagine que uma série de cinco experimentos é conduzida em diferentes partes do mundo por grupos de pesquisa rivais. Em cada caso, pede-se simplesmente ao mesmo astrólogo que identifique o signo de uma pessoa baseado em uma conversa de cinco minutos. O universo das experiências varia entre 20 e 290 participantes, mas o protocolo é o mesmo em cada caso. O mero acaso só propiciaria uma taxa de acerto de uma identificação correta (ou acerto) em cada doze, de modo que o astrólogo deveria se sair melhor do que isso para conquistar algum crédito para os princípios da astrologia. Os cinco experimentos levam às seguintes taxas de sucesso:

Experimento 1: 12 acertos em 170 (equivalente a 0,85 acerto em 12)
Experimento 2:   5 acertos em 50 (equivalente a 1,20 acerto em 12)
Experimento 3:   5 acertos em 20 (equivalente a 3,00 acertos em 12)
Experimento 4:   6 acertos em 70 (equivalente a 1,03 acerto em 12)
Experimento 5: 21 acertos em 290 (equivalente a 0,87 acerto em 12)

Considerado isoladamente, o terceiro experimento parece sugerir que a astrologia funciona, porque uma taxa de acerto equivalente a 5 em 20 é bem maior do que aquela proporcionada pelo mero acaso. Efetivamente, a maioria dos experimentos (três em cinco) registra uma taxa de acerto maior do que a esperada, de modo que uma maneira de interpretar esse conjunto de dados seria concluir que, em geral, os experimentos dão sustentação à astrologia. Contudo, a metanálise chegaria a uma conclusão diferente.

A metanálise começaria observando que o número de tentativas feitas pelo astrólogo em qualquer de seus experimentos era relativamente pequeno e por isso o resultado de qualquer deles considerado de forma isolada seria explicado pelo mero acaso. Em outras palavras, o resultado de qualquer desses experimentos não tem maior significado. O próximo passo seria o pesquisador encarregado da metanálise combinar todos os dados dos experimentos isolados como se fossem parte de um experimento gigante. Isso nos diz que o astrólogo teve 49 acertos em um total de 600, o equivalente a uma taxa de acerto de 0,98 em 12, o que é muito próximo de 1 em 12, a taxa de acerto esperada a partir do mero acaso. A conclusão dessa metanálise hipotética é que o astrólogo não demonstrou nenhuma capacidade especial de determinar o signo da pessoa baseando-se na sua personalidade. Essa conclusão é bem mais confiável do que qualquer coisa que pudesse ter sido deduzida apenas de qualquer um dos experimentos realizados em pequena escala. Em termos científicos: acredita-se que uma metanálise minimiza o fator aleatório e a falta de isenção.

Se nos voltarmos agora para a área da pesquisa médica, há muitos tratamentos que foram testados pela metanálise. Por exemplo, nos anos 1980, pesquisadores queriam saber se medicamentos corticosteroides poderiam ajudar a reduzir problemas respiratórios em bebês prematuros. Eles conceberam uma experiência que implicava oferecer o tratamento a mulheres grávidas inclinadas a ter bebês prematuros e então monitorar os bebês nascidos dessas mães. Em termos ideais, os pesquisadores teriam conduzido um experimento em um único hospital com um grande número de casos, mas só era possível identificar alguns poucos casos adequados por ano em cada hospital, de modo que dessa maneira teriam sido necessários vários anos para acumular dados suficientes. Em vez disso, os pesquisadores conduziram inúmeros ensaios em vários hospitais. Os resultados de cada ensaio isolado variaram de hospital para hospital, porque o número de bebês envolvidos em cada experimento era pequeno e as influências determinadas pelo caráter aleatório eram grandes. Contudo, uma metanálise de todos esses ensaios mostrou com certeza que os medicamentos corticosteroides durante a gravidez exerciam uma influência benéfica sobre os bebês prematuros. Esse tratamento explica em parte o motivo de o número de mortes de crianças devido à síndrome de angústia respiratória ter caído fortemente — aconteceram 25 mil dessas mortes nos EUA no início dos anos 1950 e hoje em dia esse número é de menos de 500.

A metanálise do estudo a respeito dos bebês prematuros pôde ser feita de modo bastante direto, já que os ensaios individuais eram semelhantes uns aos outros e assim podiam ser fundidos com facilidade. O mesmo vale para o exemplo hipotético envolvendo a astrologia. Infelizmente, conduzir uma metanálise é frequentemente um empreendimento complicado, porque os ensaios individuais costumam ser conduzidos de maneiras diferentes. Experimentos com o mesmo medicamento podem variar conforme a dose administrada, o período de monitoramento, e assim por diante. No caso de Linde, a metanálise era particularmente problemática. Para chegar a uma conclusão sobre a eficácia da homeopatia, Linde estava tentando incluir ensaios homeopáticos que investigassem vários remédios diferentes, com potências diferentes, sendo empregados para tratar um amplo espectro de doenças, de asma a queimaduras leves.

Linde fez uma triagem em dados armazenados em vários computadores, participou de numerosas conferências homeopáticas, contatou pesquisadores nessa área e acabou encontrando 186 ensaios publicados sobre homeopatia. Ele e seus colaboradores decidiram, então, excluir da sua metanálise os ensaios que não conseguiam satisfazer certas condições básicas. Por exemplo, além de um grupo de pacientes sendo tratados com homeopatia e um grupo de controle de pacientes, para ser aceitável um ensaio deveria contar também com um placebo para o grupo de controle de pacientes ou a distribuição dos pacientes entre os grupos de tratamento e de controle precisaria ser feita de forma aleatória. A aplicação desses critérios fez com que restassem 89 ensaios. O que veio a seguir foram meses de cuidadosa análise estatística, de modo que cada ensaio contribuísse de forma apropriada para a conclusão final. Por exemplo, o resultado de um ensaio bastante restrito pesaria muito pouco no final, porque a confiabilidade do seu resultado está intimamente ligada ao número de pacientes envolvidos no experimento.

A metanálise terminou sendo publicada em setembro de 1997 na *Lancet*. Foi um dos mais polêmicos estudos médicos publicados naquele ano, porque a conclusão endossava exatamente o que os homeopatas vinham dizendo há dois séculos. Em média, pacientes recebendo tratamento homeopático tinham uma probabilidade muito maior de registrar melhoras do que pacientes dos grupos de controle que recebiam placebo. O estudo concluía: "Os resultados de nossa metanálise não são compatíveis com a hipótese de que os efeitos clínicos da homeopatia se devem inteiramente ao placebo." Em outras palavras, de acordo com a metanálise, a homeopatia era genuinamente eficaz.

Não era de surpreender que as conclusões de Linde viessem a ser questionadas pelos adversários da homeopatia. Seus críticos argumentaram que essa metanálise devia ter sido necessariamente pouco rigorosa, já que havia incluído um número grande demais de ensaios de qualidade relativamente duvidosa e eles temiam que esses pudessem ter comprometido a isenção da conclusão geral, distorcendo-a em favor da homeopatia. Os homeopatas responderam que tinha existido um critério de qualidade, aplicado por Linde com o objetivo declarado de excluir os ensaios de baixa qualidade. Lembrem-se de que Linde havia considerado apenas aqueles ensaios que contavam com controle placebo ou que eram randomizados. No entanto, os críticos ainda se mostravam insatisfeitos, insistindo que o critério de qualidade aplicado não tinha sido exigente o bastante.

Como ensaios de baixa qualidade apresentam maior probabilidade de produzir resultados enganosos, pesquisadores desenvolveram técnicas para avaliar a qualidade e garimpar os ensaios que não deveriam ser considerados seriamente. Por exemplo, o sistema de notas de qualidade de Oxford, desenvolvido em 1996 por Alejandro Jadad e seus colaboradores da universidade, pode ser usado para atribuirmos notas entre 0 (muito ruim) e 5 (para um ensaio rigoroso, de alta qualidade). O sistema funciona pela adição ou subtração de pontos, de acordo com o que aparece na versão publicada do estudo. Assim, se o trabalho divulgado confirma que houve randomização dos pacientes, então ele recebe um ponto, porém esse ponto pode ser diminuído se a randomização parecer inadequada. Ou então o ensaio pode ganhar um ponto se o estudo descreve como os pesquisadores lidaram com as informações de pacientes que saíram do âmbito da pesquisa. Se os pesquisadores consideraram cuidadosamente essa eventualidade e se deram ao trabalho de descrever a questão no seu estudo, então isso é um bom indício do nível geral de rigor que marca a pesquisa.

Os críticos observaram que 68 dos 89 estudos na metanálise de Linde marcaram apenas três ou menos do que isso pela escala Oxford, o que significa que três quartos dos ensaios estavam abaixo do padrão. Além disso, os críticos chamaram a atenção para o fato de que, ao restringir a metanálise aos ensaios de maior qualidade (4 ou 5 pontos), a aparente eficácia da homeopatia era drasticamente reduzida. Na verdade, a conclusão dos 21 estudos de maior qualidade era que a homeopatia ou proporcionava um pequeno benefício aos pacientes, ou não trazia benefício algum. Apesar da quantidade de dados disponíveis desses 21 ensaios, ainda não era possível distinguir entre as duas possibilidades.

Depois de algum tempo, Linde e seus colaboradores acabaram admitindo que seus críticos haviam feito uma objeção válida, e em 1999 publicaram um segundo estudo que reexaminava os mesmos dados com uma ênfase especial na qualidade dos ensaios individuais. Linde escreveu: "Concluímos que, no conjunto de estudos investigados, havia uma clara evidência de que os ensaios com maior qualidade metodológica tendiam a apresentar resultados menos positivos." Então, voltando a se referir à metanálise original, ele enfatizou: "Parece, portanto, que nossa metanálise tenha pelo menos superestimado os efeitos dos tratamentos homeopáticos."

O estudo original de Linde publicado em 1997 tinha dado sustentação à homeopatia, contudo sua versão revisada de 1999 anunciava uma posição bem menos categórica. Seu reexame da sua própria meta-análise obviamente decepcionou a comunidade da medicina alternativa, mas também não deixou de ser frustrante para o *establishment* médico. Todos ficaram insatisfeitos porque Linde não se mostrou capaz de afirmar que a homeopatia era eficaz, nem de descartá-la como um mero placebo.

A despeito da ausência de evidências que apontassem de forma inequívoca em um ou noutro sentido, o público vinha se voltando cada vez mais para a homeopatia, seja por meio de consulta com profissionais, seja comprando remédios alternativos. Isso deu aos pesquisadores um renovado sentido de urgência para testar essa terapia por intermédio de ensaios maiores, mais amplos e conduzidos de modo mais rigoroso. Daí o fato de a homeopatia ter sido submetida a investigações mais aprofundadas a partir dos anos 1990.

Esse movimento terminou por levar o dr. Aijing Shang e seus colaboradores na Universidade de Berna, na Suíça, a empreenderem nova metanálise de todos os ensaios publicados até janeiro de 2003. O grupo de pesquisa médica de Berna, liderado pelo professor Mathias Egger, goza de uma reputação internacional pela excelência de seu trabalho, e o governo suíço concedeu à equipe um financiamento adequado para realizar uma metanálise plenamente rigorosa. Havia muitas esperanças de que Shang iria finalmente ser capaz de entregar uma conclusão confiável. Na realidade, depois de dois séculos de amargas discussões entre homeopatas e médicos convencionais, a metanálise de Shang estava destinada a decidir, finalmente, quem estava certo e quem estava errado.

Shang se mostrou implacável em sua exigência por qualidade, o que significava que a metanálise incluía apenas aqueles ensaios com um grande número de participantes, participantes adequadamente "cegos" e randomização apropriada. Ao fim, ele levou em conta apenas oito ensaios sobre a homeopatia. Depois de estudar os dados dessas oito pesquisas — os melhores estudos disponíveis sobre o tema —, sua metanálise atingiu importante conclusão. Na média, os efeitos provocados pela homeopatia se mostravam apenas levemente mais eficazes do que o placebo. Então, será que essa pequenina margem de benefício obtida na média sugeria que a homeopatia realmente curava seus pacientes?

Antes de respondermos a essa pergunta, é importante compreender que os resultados de qualquer análise científica estão sempre associados a um nível de incerteza. Por exemplo, a análise da idade da Terra aponta para o resultado de 4.550 milhões de anos, e a margem de erro desse número gira em torno de 30 milhões de anos. A incerteza associada à estimativa de Shang em relação à eficácia da homeopatia era tamanha que sua conclusão era inteiramente compatível com a avaliação de que a homeopatia agia meramente como um placebo. De fato, a interpretação mais sensata a respeito da metanálise foi a de que a homeopatia na realidade nada mais era do que um placebo.

Essa interpretação se torna mais convincente se tivermos em mente outro aspecto de sua pesquisa. Ao empreender sua metanálise da homeopatia, ele também conduziu uma metanálise de toda uma série de novos e variados medicamentos farmacêuticos convencionais. Esses produtos haviam sido testados nas mesmas doenças que tinham sido consideradas na metanálise da homeopatia. Nessa metanálise secundária, Shang aplicou rigorosamente o mesmo critério de seleção a esses ensaios sobre remédios convencionais que havia aplicado na metanálise da homeopatia. O resultado da sua metanálise sobre os ensaios a respeito dos remédios convencionais foi que, em média, funcionavam. Ainda que também esse resultado tivesse um grau de incerteza associado a ele, o benefício médio era tão grande que não restava dúvida sobre a eficácia desses novos remédios convencionais.

Era gritante o contraste entre os ensaios homeopáticos e os testes dos medicamentos convencionais. A homeopatia não tinha conseguido demonstrar um claro benefício para seus pacientes, e o resultado era compatível com a possibilidade de a homeopatia ser equivalente a um placebo, enquanto os remédios convencionais haviam atestado um claro benefício para os pacientes, o que sugeria que exercem realmente um impacto fisiológico sobre o corpo. Isso ilustra a enorme diferença entre a pseudomedicina e a verdadeira medicina.

Shang publicou seus resultados na *Lancet* em agosto de 2005. Tomando como base sua metanálise, ele concluía: "Essa descoberta é compatível com a noção de que os efeitos clínicos da homeopatia são efeitos placebo." Enfatizando esse ponto, a *Lancet* publicou um editorial intitulado "O fim da homeopatia", no qual argumentava que os médicos precisam ser "audaciosos e francos com seus pacientes a respeito da ausência de benefícios proporcionados pela homeopatia". Isso deflagrou uma série de artigos na imprensa de todo o mundo, enfurecendo homeopatas que se recusavam a aceitar as conclusões da metanálise de Shang e a declaração da *Lancet* que a acompanhava. Tentaram abalar a seriedade da pesquisa fazendo quatro observações, mas na verdade cada uma dessas críticas pode ser facilmente respondida.

1   Os homeopatas podem argumentar que o estudo de Shang aponta um efeito positivo para a homeopatia e que essa metanálise, portanto, avaliza a homeopatia.

Existe realmente um efeito positivo produzido pela homeopatia, mas esse é muito pequeno e inteiramente compatível com o fato de o tratamento ser um placebo. O estudo de Shang é a análise mais abrangente da homeopatia em seus 200 anos de história, e o fato de essas evidências positivas serem tão rarefeitas deve ser interpretado como um golpe sofrido pela homeopatia. De modo crucial, a análise de Shang confirma os resultados de cerca de uma dúzia de outras metanálises e revisões sistemáticas publicadas ao longo da última década, nenhuma delas tendo conseguido demonstrar que a homeopatia oferece qualquer benefício além do placebo.

2   Homeopatas alegam que Shang fez uma triagem dos dados, querendo dizer com isso que a metanálise foi conduzida de modo a induzir a uma conclusão.

Há na realidade muitas formas de conduzir uma metanálise. É, portanto, possível promover "uma triagem dos dados" de diferentes maneiras, de modo a fazer vir à tona dados mais positivos ou mais negativos, mas o importante é o fato de Shang ter anunciado seus critérios *antes* de dar início à metanálise e sua abordagem pareceu ser razoável e isenta. Em outras palavras, a pesquisa foi imparcial porque as traves foram fixadas antes de os dados serem examinados, e elas eram de um tamanho justo e não foram trocadas de lugar enquanto a pesquisa estava em curso.

3   Homeopatas observam que a metanálise incluía ensaios sobre doenças muito diferentes, o que a torna pouco precisa para afirmar qualquer coisa de significativo a respeito da capacidade de a homeopatia tratar de condições individuais.

Essa metanálise de grande abrangência foi motivada pelo fato de não haver evidências convincentes de que a homeopatia possa tratar de qualquer condição individual. Sempre que pesquisadores realizaram revisões sistemáticas relativas à homeopatia voltadas para uma enfermidade específica, os resultados têm sido regularmente decepcionantes. Para dores de cabeça e enxaqueca: "O exame dos dados disponíveis até agora não sugere que a homeopatia seja eficaz." Para inflamações nos músculos, o problema mais testado: "As evidências publicadas até o momento não dão sustentação à hipótese de que os remédios homeopáticos usados nesses estudos sejam mais eficazes do que o placebo." Para a Arnica usada no tratamento das condições associadas a traumatismo no tecido (por exemplo, pós-operatório ou pós-intervenção dentária), que vem a ser o remédio homeopático mais amplamente usado: "A alegação de que a eficácia oferecida

168   TRUQUE OU TRATAMENTO

pela Arnica homeopática vá além daquela proporcionada pelo placebo não encontra base em ensaios clínicos rigorosos."

4 Homeopatas observam que oferecem um tratamento altamente individualizado, que não é apropriado a ensaios em larga escala, nos quais o remédio homeopático é padronizado.

Realmente, a maior parte dos ensaios não foi individualizada, mas tem havido ensaios nos quais os pacientes foram submetidos a consultas detalhadas, recebendo ou receitas homeopáticas individualizadas ou placebos. Por exemplo, um ensaio individualizado que monitorou 98 pacientes com dores de cabeça crônicas ao longo de doze semanas levou à seguinte conclusão: "Por qualquer parâmetro, não houve diferença significativa alguma entre a homeopatia e o placebo." Outro ensaio se concentrou em 96 crianças com asma e acompanhava seu progresso depois de 12 meses recebendo homeopatia individualizada ou um placebo como um complemento do seu tratamento convencional habitual. Ele concluía: "Esse estudo não oferece nenhuma evidência de que remédios homeopáticos complementares, como os receitados pelos profissionais homeopáticos experientes, sejam superiores aos placebos."

A opinião de Shang com relação à homeopatia conta com o respaldo da Cochrane Collaboration, a entidade independente e altamente respeitada dedicada à avaliação de medicamentos que apresentamos no capítulo anterior. Existem revisões da Cochrane sobre a homeopatia a respeito de indução do parto e de tratamento para demência, asma crônica e gripe. As conclusões da Cochrane são baseadas em 16 ensaios abrangendo cerca de 5 mil pacientes. Como sempre, as evidências são ou inexistentes ou frágeis, levando a conclusões como "não existem evidências suficientes para estabelecer de um modo confiável o possível papel desempenhado pela homeopatia na asma"; "as evidências atuais não corroboram um efeito preventivo" e "não há evidências bastante para recomendar o uso da homeopatia como um método para a indução".

É interessante comparar o contraste entre o teor desses comentários sobre a homeopatia com a conclusão da Cochrane a respeito de um medicamento convencional, como a aspirina: "A aspirina é um analgésico eficaz contra dor aguda, de intensidade moderada ou severa, provocando uma reação clara à administração de uma dose." Além disso, a Cochrane confirma como a eficácia de um medicamento real é tão robusta que pode ser testada de maneiras diferentes: "Tipo de modelo de dor, medida da dor, tamanho da amostra, qualidade da concepção do ensaio e a duração da pesquisa não tiveram impacto significativo sobre os resultados." Esse é o tipo de conclusão imbuída de confiança que vem à tona quando um medicamento realmente eficaz é testado. Lamentavelmente, as pesquisas relativas à homeopatia não conseguiram originar nenhum tipo de conclusão positiva.

Conclusões

Foram necessárias vários milhares de palavras para passar em revista a história da homeopatia e para fazer um balanço das várias tentativas de avaliar sua eficácia, mas a conclusão é simples: centenas de ensaios não conseguiram revelar evidências convincentes ou significativas que endossem o emprego da homeopatia no tratamento de qualquer enfermidade em particular. Ao contrário, seria justo dizer que existe uma montanha de evidências sugerindo que os remédios homeopáticos simplesmente não funcionam. Essa não deveria ser uma conclusão surpreendente quando nos lembramos de que eles não costumam conter uma única molécula de ingrediente ativo.

Isso suscita uma questão interessante: sem contar com nenhuma evidência de que funcione e sem nenhum motivo pelo qual deva funcionar, por que a homeopatia cresceu com tamanha rapidez na última década a ponto de se tornar um negócio global que movimenta bilhões de dólares? Por que tantas pessoas defendem que a homeopatia funciona quando as evidências, francamente, mostram que isso não acontece?

Um problema é que o público não tem consciência da vasta massa de pesquisas que minam a autoridade da homeopatia. Enquanto o estudo original de Linde francamente otimista de 1997 é divulgado sofregamente em muitos sites pró-homeopatia, são em muito menor quantidade as menções à sua nova análise dos mesmos dados divulgada em 1999 e que é muito mais dúbia em relação ao assunto. Do mesmo modo, o estudo ainda mais importante e ainda mais negativo feito em 2005 por Shang muitas vezes é omitido nos sites de homeopatia.

Pior ainda, o público pode ser iludido com reportagens que mostram a homeopatia sob uma luz simpática sem contar com fundamentos para isso. Uma das notícias mais favoráveis à homeopatia nos últimos anos dizia respeito a um estudo do Hospital Homeopático de Bristol publicado em 2005. O hospital rastreou 6.500 pacientes durante uma pesquisa de seis anos e observou que 70% dos que sofriam de doenças crônicas registravam melhoras na saúde depois de receberem tratamento homeopático. No que diz respeito apenas à opinião pública, isso parecia um resultado extraordinariamente positivo. Entretanto, a pesquisa não contava com nenhum grupo de controle, de modo que era impossível determinar se esses pacientes teriam melhorado mesmo sem receber qualquer tipo de tratamento homeopático. A taxa de 70% de melhora poderia ser decorrente de uma série de fatores, inclusive dos processos naturais de cura do próprio organismo ou da relutância dos pacientes em decepcionar quem quer que os tivesse entrevistado, ou do efeito placebo, ou de quaisquer outros tratamentos aos quais esses pacientes estivessem recorrendo. A jornalista científica Timandra Harkness foi uma das muitas vozes críticas que procuraram mostrar por que a pesquisa Bristol carece de qualquer significado maior: "É como se existisse uma teoria dizendo que, se alimentássemos as crianças apenas com queijo, elas ficariam mais altas; então damos queijo a todas as crianças, as medimos um ano depois e dizemos *Pronto — todas estão mais altas: é a prova de que o queijo funciona!"*

Sugerimos que você ignore esses artigos superficiais que ocasionalmente são divulgados pela mídia e, em vez disso, leve em consideração nossas conclusões, porque elas têm como base a análise de todas as evidências confiáveis — e estas sugerem que a homeopatia exerce o mesmo efeito que um placebo. Por essa razão, o aconselhamos enfaticamente a evitar medicamentos homeopáticos se estiver em busca de remédios que sejam algo mais do que mero faz de conta.

A VERDADE SOBRE A HOMEOPATIA 171

Antes de encerrarmos este capítulo, é importante enfatizar que chegamos à nossa conclusão a respeito da homeopatia nos baseando em uma avaliação justa, exaustiva e científica das evidências. Não estamos a serviço de nenhum interesse particular e mantivemos nossa mente aberta durante nossa investigação. Além disso, um de nós dois contava com uma razoável experiência com a homeopatia e durante algum tempo chegou mesmo a praticá-la na condição de homeopata. Depois de se formar em uma faculdade de medicina convencional, o professor Ernst recebeu treinamento como homeopata. Nessa condição, chegou a trabalhar no hospital homeopático de Munique, tratando de pacientes com uma ampla variedade de enfermidades. Ele se recorda de que os pacientes pareciam sentir uma melhora, mas na época era difícil determinar se isso se devia à homeopatia, ao efeito placebo, à dieta aconselhada pelos médicos, ao processo natural de cura do próprio organismo ou a algum outro fator.

Ernst continuou a praticar a homeopatia (e até a se tratar com ela) durante muitos anos, permanecendo com a mente aberta para o potencial que ela representava. Se a homeopatia tivesse sua eficácia comprovada, ele e seus colaboradores teriam ficado mais do que satisfeitos, já que isso representaria uma esperança para os pacientes, abrindo novas perspectivas para pesquisas na medicina, biologia, química e até física. Infelizmente, ao analisar a questão com certo distanciamento e começar a examinar as pesquisas sobre essa modalidade de medicina, ele foi ficando cada vez mais desiludido.

Uma importante pesquisa em particular que contribuiu para mudar a opinião de Ernst foi conduzida em 1991 pelo farmacologista alemão professor W. H. Hopff, que repetiu o experimento original de Hahnemann com Cinchona — de acordo com Hahnemann, se um medicamento que curava a malária fosse administrado a um voluntário saudável, então na realidade ele provocaria o surgimento dos sintomas da malária. Usando seus próprios estudantes como cobaias, o professor comparou Cinchona com um placebo e não descobriu nenhuma diferença entre os dois. Nem negativa, nem positiva. Resumindo, os resultados de Hahnemann, que levaram à formulação da homeopatia, estavam simplesmente errados. Esses ensaios deixaram claro para Ernst que os medicamentos homeopáticos nada mais são do que placebos mais elaborados.

No entanto, alguns leitores podem ainda considerar placebos mais elaborados como algo perfeitamente aceitável. Você pode achar que placebos ajudam pacientes e que só isso já justifica o uso da homeopatia. Alguns profissionais da medicina convencional simpatizam com essa posição, enquanto muitos outros discordam veementemente, acreditando que existem motivos para acreditar que apenas o efeito placebo não basta para justificar o uso da homeopatia na assistência médica. Tratamentos placebos, por exemplo, não são inevitavelmente benéficos e podem até pôr em perigo a saúde dos pacientes. Mesmo remédios homeopáticos que não contenham nenhum ingrediente ativo podem acarretar riscos. Discutiremos a questão da segurança na homeopatia e em relação a outras terapias alternativas no fim do próximo capítulo.

Nesse meio-tempo, concluiremos este capítulo com uma breve consideração de outro aspecto negativo em tratamentos que administrem placebos como homeopatia, a saber, o custo. A questão foi enfatizada pelo professor David Colquhoun, um farmacologista que em 2006 criticou a venda de um kit homeopático de primeiros-socorros:

Todos os "medicamentos" neste kit apresentam uma diluição 30C. Portanto, não contêm nenhum traço da substância que anunciam seus rótulos. Você paga 38,95 libras por um lote de pílulas-fantasia. Para chegar a ingerir uma única molécula, seria preciso engolir uma esfera com o diâmetro igual à distância que separa a Terra do Sol. Isso seria difícil de engolir.

Se uma pessoa se dispõe a gastar 38,95 libras em um kit de primeiros socorros, então é melhor usar esse dinheiro em medicamentos de verdade que sejam genuinamente eficazes, em vez de gastá-lo com remédios falsos como os oferecidos pela homeopatia, que só proporcionam um benefício semelhante ao do placebo. Talvez o exemplo mais extremo da escandalosa relação custo-benefício oferecida por um remédio homeopático seja o de um remédio chamado *Oscillococcinum*. O parágrafo seguinte, extraído de um artigo publicado na revista *U.S. News and World Report* em 1996, chama atenção para a natureza absurda e os altos lucros nos quais está baseada a indústria homeopática:

> Em algum lugar perto de Lyon, na França, em algum dia deste ano, funcionários de uma empresa farmacêutica francesa chamada Boiron irão matar um pato solitário e dele retirar seu coração e o seu fígado. Não para satisfazer os deuses, mas para combater a gripe. Os órgãos serão usados para fabricar um remédio não convencional contra gripe chamado *Oscillococcinum*, que será vendido em todo o mundo. Do ponto de vista monetário, esse pato francês sozinho pode ser o animal mais valioso do planeta, já que a substância extraída do seu coração e do seu fígado compõe o único "ingrediente ativo" de um remédio contra gripe que deve gerar vendas de mais de 20 milhões de dólares. (Em relação a partes do pato, isso supera em muito o *foie gras* em termos de retorno de investimento.) Como a Boiron pode alegar que um único pato irá beneficiar tantas pessoas doentes? Porque o *Oscillococcinum* é um remédio homeopático, o que significa que seus ingredientes ativos estão tão diluídos que na preparação final eles são completamente inexistentes.

Na verdade, o produto afirma com alguma audácia que cada grama do medicamento contém 0,85 grama de sucrose e 0,15 grama de lactose, ambas formas do açúcar. Em outras palavras, *Oscillococcinum*, de acordo com o próprio fabricante, é 100% uma pílula açucarada.

Remédios sem ingredientes ativos que rendem 20 milhões de dólares derivados de um único pato? Isso é necessariamente a forma mais rematada de charlatanismo médico.

4. A verdade sobre a quiropraxia

"[...] no cerne da ciência está um equilíbrio essencial entre duas atitudes aparentemente contraditórias — de um lado, uma abertura em relação a novas ideias, não importa o quão bizarras pareçam, nem o quanto contrariem nossa intuição; e, de outro, o exame mais implacavelmente cético de todas as ideias, velhas e novas. É dessa forma que distinguimos verdades profundas de tolices profundas."

Carl Sagan

Terapia quiroprática

Forma de tratamento desenvolvida no fim do século XIX que envolve ajustes na coluna feitos manualmente. Apesar de alguns quiropráticos se concentrarem no tratamento das dores nas costas, muitos outros também tratam de uma ampla variedade de doenças comuns, como asma. De acordo com a teoria implícita nessa prática, a manipulação da coluna traz um benefício em termos médicos porque pode influenciar o resto do corpo por meio do sistema nervoso.

QUIROPRÁTICOS, QUE COSTUMAM LIDAR COM PROBLEMAS NAS COSTAS ou no pescoço por meio da manipulação da coluna, estão se tornando integrantes tão aceitos no sistema de assistência médica que muitos leitores ficarão surpresos ao ver a terapia quiroprática incluída em um livro sobre terapias alternativas. Afinal, muitos médicos convencionais encaminham seus pacientes a quiropráticos, e muitos planos de saúde se mostram dispostos a bancar esses tratamentos. Isso é válido em particular nos EUA, onde quiropráticos estão bem disseminados e onde cerca de 3 bilhões de dólares são gastos anualmente com tratamentos quiropráticos. Além de serem reconhecidos pelo sistema de assistência médica americano, quiropráticos vêm se tornando cada vez mais populares — entre 1970 e 1990 seu número triplicou, e em 2002 existiam 60 mil deles em exercício nos EUA. Espera-se que esse número tenha quase dobrado em 2010, enquanto o número de médicos terá aumentado em apenas 16%.

Talvez o indício mais significativo de que os quiropráticos se tornaram parte integrante do sistema médico convencional seja o fato de que eles tenham licença para praticar em todos os cinquenta estados dos EUA, e que também contem com reconhecimento legal em muitos países. Na Grã-Bretanha, por exemplo, quiropráticos têm sua atividade regulamentada por um estatuto, o que significa que gozam de uma situação semelhante à dos médicos e enfermeiras. Assim, tendo tudo isso em mente, por que quiropráticos merecem o rótulo de terapeutas alternativos?

A abordagem da medicina por meio da quiropraxia surgiu no fim do século XIX a partir de uma visão radicalmente nova da saúde. Os fundadores da terapia quiroprática sustentavam que uma saúde deficiente se devia a *subluxações*, entendendo por isso ligeiros problemas de desalinhamento nas vértebras da coluna. Eles acreditavam que as subluxações interferiam com a chamada *inteligência inata* (uma noção com afinidade com ideias como força da vida ou energia vital), o que acarretava então problemas de saúde de todo tipo. Mas não existe evidência da existência de uma inteligência inata ou de seu papel na saúde. Os conceitos de inteligência inata e de subluxações são tão místicos e enigmáticos como os conceitos de Ch'i na acupuntura ou a diluição extrema na homeopatia, o que significa que não faz sentido algum do ponto de vista científico moderno. É por esse motivo que a quiropraxia continua a ser considerada por muitos uma medicina alternativa — apesar da sua popularidade atual.

Mas se suspendermos temporariamente nossa descrença e deixarmos de lado a filosofia subjacente a essa terapia, a questão principal é simples: a terapia quiroprática ajuda os pacientes? Felizmente essa é uma questão que foi abordada graças à medicina baseada em evidências e ao uso dos ensaios clínicos.

Até o momento, a medicina baseada em evidências tem oferecido uma visão pessimista das terapias alternativas. Acupunturistas e homeopatas levaram séculos desenvolvendo tratamentos para ajudar pacientes; contudo, os cientistas, ao examinarem indícios extraídos em sua maior parte de ensaios clínicos, concluíram que essas terapias são um modismo superestimado. A acupuntura parece não ser nada mais do que um placebo para tudo, com exceção de alguns casos de dor e náusea, e o júri ainda não chegou a uma conclusão final até mesmo para esses problemas. Pior ainda, remédios homeopáticos não conseguiram se mostrar mais eficazes do que placebos no tratamento de qualquer doença conhecida.

Alguns leitores podem começar a suspeitar de que a medicina baseada em evidências é animada por um preconceito em relação à medicina alternativa, carecendo de isenção. Talvez a acupuntura e a homeopatia sejam terapias realmente válidas, e pode ser, ao contrário, que os ensaios clínicos deixem a desejar? Talvez os ensaios clínicos sejam parte de uma conspiração coordenada por médicos e cientistas para se protegerem contra a interferência de estranhos intrometidos? Para o caso de você estar alimentando essas suspeitas, vamos dar uma nova olhada nos ensaios clínicos e na medicina baseada em evidências em geral antes de examinar os indícios pró-e contra terapia quiroprática.

Chá baseado em evidências

O princípio no cerne dos ensaios clínicos é simples e remonta ao século XIII, quando Frederico II, imperador do Sacro Império Romano, conduziu um experimento para descobrir os efeitos do exercício sobre a digestão. Dois cavaleiros consumiram refeições idênticas, e então um foi caçar, enquanto o outro descansou em uma cama. Várias horas mais tarde, ambos os cavaleiros foram mortos e o conteúdo de seus canais alimentares foi examinado. Isso demonstrou que a digestão havia feito mais progressos no cavaleiro que havia dormido. Era crucial que os dois cavaleiros se submetessem a diferentes níveis de exercício, ativo e em descanso, já que isso permitia que o grau de digestão de um fosse comparado com o do outro. O propósito principal de um teste é poder comparar as consequências de duas ou mais situações.

O moderno ensaio clínico, do modo como foi desenvolvido por James Lind para testar as curas para o escorbuto no século XVIII, é menos brutal que o teste empreendido por Frederico II, mas a ideia central é a mesma. Se, por exemplo, um tratamento inovador deve ser testado, então precisa ser comparado com outra coisa qualquer, algo conhecido como controle. É por esse motivo que o tratamento inovador foi administrado a um grupo de pacientes e que o controle é aplicado a outro grupo. O controle pode ser o tratamento comumente aceito, ou um placebo, ou qualquer outra coisa. Em uma fase posterior, os dois grupos são avaliados, de modo que o efeito do tratamento inovador possa ser comparado ao do controle.

Sir Ron Fischer, um pioneiro britânico no emprego de ensaios clínicos no século XX, costumava contar uma história que demonstrava de forma satisfatória a simplicidade e o poder de um ensaio. Quando estava em Cambridge, ele se envolveu em uma polêmica sobre a forma ideal de se preparar uma xícara de chá. Uma mulher insistia que o gosto piorava se o leite fosse acrescentado ao chá, em vez de o chá ser acrescentado ao leite, mas os cientistas ao redor da mesa argumentavam que a ordem em que os dois ingredientes eram postos na xícara não fazia diferença alguma. Fisher imediatamente propôs um teste

— nesse caso a comparação era entre o sabor do leite depois do acréscimo do chá e do chá após o acréscimo do leite.

Várias xícaras foram preparadas nas quais o leite recebia o acréscimo de chá, e várias outras em que ao chá era acrescentado o leite, e a mulher foi desafiada a identificar qual era qual. Apesar de as xícaras terem sido preparadas em segredo e de serem idênticas em relação a todos os demais aspectos, a mulher pôde reconhecer corretamente em cada caso se o leite havia sido acrescentado ao chá ou vice-versa. O ensaio mostrara que havia uma diferença, que a mulher estava certa e que os cientistas estavam enganados. Na realidade, existe uma sólida razão científica para explicar por que os dois tipos de chá apresentam sabores diferentes. Leite acrescentado à xícara de chá resulta em uma xícara menos satisfatória porque o leite fica superaquecido e isso leva as proteínas no leite a se deteriorarem — essas proteínas então adquirem um sabor levemente amargo.

Fisher usava esse exemplo simples como base para um livro inteiro sobre os testes científicos, *The design of experiments* [A concepção dos experimentos], que se aprofundava nos mínimos detalhes sobre as sutilezas dos ensaios.

Apesar da simplicidade de seu princípio e de sua alta capacidade de chegar à verdade, alguns terapeutas alternativos argumentam que o ensaio clínico é um teste grosseiro, que de alguma forma acaba por não avaliar de forma isenta seus tratamentos. Mas esse tipo de atitude deixa entrever um entendimento distorcido do ensaio clínico, o qual procura simplesmente estabelecer a verdade, independentemente do tipo de tratamento que está sendo examinado. Na realidade, o ensaio clínico empreende um teste inteiramente isento e justo a respeito de qualquer tratamento médico, seja convencional ou alternativo. A natureza isenta do ensaio clínico é demonstrada pelo fato de que a história da medicina convencional está repleta de ideias aparentemente boas apresentadas por médicos convencionais e que os ensaios clínicos revelaram ser ou inúteis ou prejudiciais.

Por exemplo, Bill Silverman, um pediatra americano morto em 2004, era um adepto convicto do ensaio clínico, ainda que tenha se dado conta de que se tratava de uma faca de dois gumes, capaz tanto de endossar como de pôr por terra qualquer tratamento. Em 1949 ele começou a trabalhar na recém-inaugurada seção de prematuros do Hospital Infantil de Nova York e, poucas semanas depois, ele estava lidando com um bebê prematuro que sofria de um problema conhecido como retinopatia da prematuridade (RDP), que podia acarretar cegueira permanente. O bebê era filho de um professor de bioquímica do hospital, cuja mulher já havia passado por seis abortos. Como aquela era a primeira vez em que a esposa do professor tinha conseguido dar à luz, Silverman se mostrava particularmente aflito com a perspectiva de a criança poder ficar cega. Arriscando sua sorte, ele resolveu administrar um hormônio recém-descoberto conhecido como ACTH (hormônio adrenocorticotrófico), que não havia sido previamente usado em recém-nascidos. Ainda que fosse uma abordagem tipo arriscar-para-ver, com Silverman variando a dosagem de acordo com a reação do bebê, o resultado final foi que a criança ganhou peso, sua visão se recuperou e ela acabou indo para casa, feliz e saudável.

Animado por esse sucesso, Silverman continuou seu tratamento com ACTH em casos posteriores de RDP. Além disso, comparou seus resultados com os índices de recuperação de bebês no Lincoln Hospital, que não estava oferecendo tratamento com ACTH. A diferença na comparação se mostrou gritante. Silverman administrou ACTH a 31 bebês que sofriam de RDP — 25 com visão normal, dois com visão quase normal, dois com visão em somente um olho e apenas dois perderam a visão por completo. No Lincoln Hospital, por outro lado, sete bebês tiveram RDP — todos eles, menos um, perderam a visão completamente.

Para muitos médicos, os dados existentes — 31 bebês tratados com ACTH com um índice de sucesso de 80% contra sete bebês não tratados com uma taxa de recuperação de apenas 14% — pareceriam suficientemente convincentes. Teria sido fácil para Silverman prosseguir com aquela terapia e recomendá-la a seus colegas como um método para prevenir a cegueira, mas em vez disso ele teve a humildade e a coragem de questionar a própria descoberta. Silverman podia ver, em especial, que faltava a seu estudo piloto o rigor exigido de um ensaio clínico de alta qualidade. Por exemplo, os bebês não tinham sido designados aleatoriamente para os grupos de tratamento ou não tratamento,

A verdade sobre a quiropraxia   181

de modo que talvez os bebês do Lincoln Hospital estivessem sofrendo de problemas especialmente sérios, daí a sua baixa taxa de recuperação. Ou talvez a falta de sucesso por parte do Lincoln Hospital se devesse a uma equipe mal treinada ou a equipamento de baixa qualidade. Ou talvez o Lincoln Hospital estivesse simplesmente com azar — afinal, os números envolvidos eram relativamente baixos. Para demonstrar confiança sobre a eficácia do ACTH, Silverman decidiu conduzir um ensaio clínico adequadamente randomizado e submetido a um controle.

Bebês prematuros com RDP foram designados aleatoriamente ou a um grupo destinado a tratamento com ACTH ou a um grupo de controle sem aquele tratamento, mas no interior do mesmo hospital. Ambos os grupos foram tratados de modo idêntico, a não ser pela aplicação ou não do ACTH. Dentro de poucos meses veio à luz o resultado. Um impressionante índice de 70% das crianças tratadas com ACTH recuperou completamente a visão. De modo notável, os resultados do grupo de controle foram ainda mais impressionantes, com 80% de recuperação. Bebês em um grupo que não recebeu tratamento obtiveram um desempenho ligeiramente melhor em termos de evitar a cegueira, e, além disso, sofreram menos mortes comparados aos que haviam sido tratados com ACTH. Parecia que o ACTH não proporcionava efeitos benéficos aos bebês e ainda por cima provocava efeitos colaterais. Uma sequência do estudo confirmou os resultados do rigoroso ensaio clínico aplicado por Silverman.

Os resultados iniciais do Lincoln Hospital foram anormalmente ruins, o que havia iludido Silverman, levando-o a acreditar que tinha descoberto um poderoso novo tratamento, mas ele havia sido sensato o bastante para não se mostrar complacente e dormir sobre os seus louros. Em vez disso, testou novamente sua própria hipótese e a reprovou. Se não tivesse se mostrado tão crítico a respeito do seu próprio trabalho, gerações subsequentes de pediatras poderiam ter seguido seu exemplo e administrado ACTH, um tratamento inútil, caro e potencialmente nocivo.

Silverman era um partidário convicto do ensaio clínico randomizado como uma ferramenta para questionar e aprimorar o cuidado concedido aos bebês, o que o tornava uma figura incomum entre os médicos dos anos 1950. Ainda que os pesquisadores estivessem convencidos da importância da evidência na escolha da prática mais indicada, em seu dia a dia os médicos ainda tendiam a superestimar a confiança que demonstravam no seu instinto. Tinham fé na sua própria compreensão sobre quais deveriam ser as condições ideais para ajudar bebês, mas de acordo com Silverman isso era uma maneira primitiva de se decidir a respeito de temas sérios relacionados à saúde:

> Da mesma forma com que fazendeiros procuram criar condições ideais para seus leitões recém-nascidos, condições consideradas ideais para sobrevivência eram providenciadas, e partíamos do princípio de que os que estavam fadados a sobreviver fariam isso. Mas nenhuma dessas supostas "condições ideais" jamais tinham sido submetidas formalmente a testes com tratamentos paralelos [...] quase tudo o que fazíamos para cuidar dos bebês prematuros não havia sido testado.

Os médicos nos anos 1950 preferiam se basear no que tinham visto com os próprios olhos e costumavam responder aos pacientes com o mantra do "na minha experiência". Os médicos não pareciam se importar com a possibilidade de sua experiência pessoal ser limitada ou sujeita a falhas de memória, em comparação com os ensaios clínicos, que eram extensa e meticulosamente documentados. Era por isso que Silverman estava determinado a implantar uma abordagem mais sistemática entre seus colegas e recebeu o apoio nessa missão de seu antigo orientador Richard Day:

> Como Dick, eu estava completamente convencido da vantagem de uma abordagem numérica; logo estávamos incomodando a todos com nossas críticas à natureza subjetiva do raciocínio "na minha experiência" adotado por nossos colegas de trabalho [...]. Fui me dando conta cada vez mais de que a abordagem estatística era um anátema para médicos que não gostavam de se prender a regras e que se ressentiam de quaisquer dúvidas manifestadas sobre a eficácia de seus tratamentos ainda não testados.

Meio século mais tarde, os médicos dos dias de hoje estão muito mais acostumados ao conceito de medicina baseada em evidências, a maior parte deles aceita o ensaio clínico bem planejado, randomizado, como algo crucial para decidir o que funciona e o que não funciona. O objetivo deste livro tem sido simplesmente aplicar esses mesmos princípios à medicina alternativa. Então, o que a medicina baseada em evidências tem a dizer a respeito da terapia quiroprática?

Manipulando pacientes

Quando pacientes visitam um quiroprático, em geral costumam estar sofrendo com uma dor nas costas ou dor no pescoço. Depois de levantar um histórico médico, o quiroprático procederá a um exame completo das costas, particularmente os ossos da coluna que chamamos de *vértebras*. Isso incluirá examinar a postura do paciente e sua capacidade geral de se mover, assim como sua sensibilidade ao longo da coluna para aferir a simetria e mobilidade de cada articulação. Às vezes ressonâncias magnéticas ou raios X também são usados para se obter uma visão detalhada das vértebras. Qualquer desalinhamento na coluna é então corrigido com o intuito de se restaurar a saúde do paciente. Os quiropráticos veem a coluna como uma entidade complexa, de modo que cada vértebra afeta todas as outras. Daí o fato de o quiroprático poder trabalhar a parte superior da coluna ou o pescoço para tratar de uma dor na base da coluna.

A principal marca do tratamento administrado pelo quiroprático é um conjunto de técnicas conhecido como *manipulação articular*, destinada a realinhar a coluna para restabelecer a mobilidade das articulações. Quiropráticos também chamam isso de *ajuste*. Pode se tratar de uma técnica bastante agressiva, que puxa as articulações ligeiramente além do ponto que normalmente é capaz de atingir. Uma maneira de se encarar a manipulação articular é considerá-la como o terceiro dos três níveis de flexibilidade que podem ser alcançados por uma articulação. O primeiro nível de flexibilidade

184   TRUQUE OU TRATAMENTO

é aquele possível com apenas um movimento voluntário. Um segundo e mais alto nível de flexibilidade pode ser atingido com a intervenção de uma força externa, que empurra a articulação até encontrar resistência. O terceiro nível de flexibilidade, que corresponde à manipulação da coluna, envolve uma força que empurra a articulação ainda além do ponto anterior. O quiroprático irá submeter as vértebras da coluna a esse terceiro nível de movimento usando a técnica chamada de *movimento de alta velocidade e baixa amplitude.* Isso significa que o quiroprático exerce uma pressão relativamente forte para mover a articulação em certa velocidade, mas a extensão do movimento precisa ser limitada, porque de outro modo o procedimento poderá provocar algum dano à articulação e às estruturas que a envolvem. Ainda que a manipulação da coluna seja muitas vezes associada a um som semelhante ao de um estalo, este não resulta do atrito entre os ossos, nem é um sinal de que os ossos estão sendo colocados de volta no lugar certo. O barulho é causado sim pela liberação e eclosão de bolhas de gás, geradas quando o fluido no espaço da articulação é submetido a uma pressão intensa.

Se você nunca foi a um quiroprático, então a melhor maneira de imaginar a manipulação de uma coluna é por meio de uma analogia com uma experiência que pode fazer com a sua mão. Posicione seu antebraço na posição vertical voltado para cima e vire a sua mão para trás, com a palma virada para cima — como se estivesse carregando uma bandeja com drinques. Seu pulso deve ser capaz de se inclinar para trás até o ponto em que sua mão se abaixa um pouco além do plano horizontal — isso é o que chamamos de nível 1 de flexibilidade. Se usar sua mão esquerda para pressionar de maneira constante e com firmeza a palma da sua mão para baixo, então o pulso pode ser inclinado mais alguns graus para baixo, o que vem a ser o nível 2 de flexibilidade. Imagine — *e por favor não faça isso* — que a sua mão esquerda aplique uma pressão adicional curta e rápida à sua mão direita, fazendo assim com que ela ceda ainda mais um pouco. Isso seria o nível 3 de flexibilidade, decorrente do tipo de ação envolvida em uma manipulação da coluna por meio de um movimento de alta velocidade e baixa amplitude.

Como a manipulação de coluna é uma técnica que costuma distinguir os quiropráticos dos outros profissionais de saúde, ela tem estado no centro dos esforços para estabelecer o valor médico da terapia quiroprática. Pesquisadores conduziram dezenas de ensaios clínicos para avaliar a manipulação de coluna, mas eles têm se inclinado a gerar resultados conflitantes e com frequência não têm sido bem concebidos. Felizmente, da mesma forma que com a acupuntura e a homeopatia, tem havido várias revisões sistemáticas desses ensaios nos quais especialistas tentaram separar os ensaios de baixa qualidade, concentrar-se nos de maior qualidade e estabelecer uma conclusão geral que fosse confiável.

Na realidade, tem havido tantas revisões sistemáticas que em 2006 Edzard Ernst e Peter Canter, na Universidade de Exeter, decidiram levar em consideração todos os ensaios em andamento para chegar à mais atualizada e precisa avaliação da terapia quiroprática. Publicado no *Journal of the Royal Society of Medicine,* seu estudo era intitulado "Uma revisão sistemática das revisões sistemáticas sobre manipulação da coluna". A revisão promovida por Ernst e Canter das revisões recentes abrangia a manipulação da coluna no contexto do tratamento de uma ampla série de problemas, mas por enquanto concentraremos nossa atenção nas questões mais comuns com as quais lidam os quiropráticos, ou seja, dores nas costas e no pescoço. Nesse contexto, eles levaram em consideração três revisões que avaliam apenas a dor nas costas, duas revisões considerando somente a dor no pescoço e uma que abrangeu tanto a dor no pescoço como nas costas.

As revisões individuais chegaram a várias conclusões diferentes. No caso da dor no pescoço, duas revisões concluíram que a manipulação da coluna era ineficaz, ainda que uma delas tenha realmente encontrado indícios de que a manipulação quiroprática podia ser eficaz quando usada em combinação com tratamentos padrões. Contudo, uma vez posta em prática a combinação, não é fácil separar as coisas e distinguir um efeito do outro, de modo que seria difícil extrair daí alguma conclusão clara. A terceira revisão era mais positiva, concluindo que a manipulação da coluna proporcionava aos pacientes um benefício moderado, mas vale a pena observar que o principal redator da revisão era um quiroprático. Ernst e Canter haviam demonstrado previamente de que forma os quiropráticos tendiam a gerar conclusões mais otimistas do que os cientistas, talvez porque tivessem um investimento emocional no resultado. Levando em conta tudo isso, as evidências não se mostravam sólidas.

Para dor aguda nas costas, existia algo mais próximo de um consenso em torno da convicção de que a manipulação da coluna podia ser eficaz. Todas as revisões sugeriam que, na média, os pacientes recebiam benefícios do tipo de tratamento oferecido pelos quiropráticos, mas havia divergências sobre a extensão dos benefícios e as evidências não eram conclusivas. O fato de a manipulação da coluna poder ajudar no problema da dor nas costas não é um marco na história da medicina — mas é particularmente digno de nota no contexto deste livro, porque esta é a evidência mais significativa até agora de que um tratamento alternativo poderia efetivamente ajudar os pacientes.

Por outro lado, essa conclusão não deveria ser interpretada como um endosso aos quiropráticos ou como uma recomendação aos pacientes com dores nas costas de que devem tentar a manipulação da coluna. A questão principal não é simplesmente "a manipulação da coluna funciona?", mas sim "a manipulação da coluna funciona melhor do que outras formas de tratamento?"

Lidar com problemas nas costas é algo notoriamente difícil, e a medicina convencional tem se esforçado para desenvolver tratamentos realmente efetivos. Ao lidar com os problemas que estão por trás dos sintomas, médicos podem recomendar fisioterapia ou exercícios. Quanto aos sintomas propriamente ditos, muitos médicos prescrevem remédios anti-inflamatórios não esteroides (AINE), como ibuprofeno. Contudo essas abordagens têm se revelado apenas ligeiramente eficazes. Ainda não foi desenvolvida uma cura que fosse realmente capaz de mudar a vida dos pacientes.

Quando as duas abordagens são comparadas uma com a outra, a manipulação da coluna versus a medicina convencional, o resultado é que cada uma delas é tão eficaz (ou ineficaz) quanto a outra. E, realmente, esta foi uma das principais conclusões da revisão que Ernst e Canter fizeram de todas as revisões: a manipulação da coluna pode ajudar aqueles que sofrem com dores nas costas, mas abordagens convencionais oferecem níveis de benefício igualmente discretos.

Numa situação em que dois ou mais tratamentos rivais se equivalem um ao outro em termos de sua eficácia, existem vários outros fatores decisivos para se determinar qual é o mais indicado. O fator determinante mais simples é muitas vezes o custo, que é bem inferior quando comparado ao dos quiropráticos, que costumam cobrar seus serviços levando em conta a alegação equivocada de que seu tratamento é superior ao convencional. Comparem-se dez sessões com quiroprático a 35 dólares cada com a prática de exercícios ou o remédio ibuprofeno, ambos relativamente baratos, e a diferença entre os preços se torna óbvia.

Além disso, existem fatores mais importantes que também favorecem o tratamento convencional em relação à manipulação da coluna pelos quiropráticos. Na realidade, há sérios problemas com a filosofia e a prática da quiropraxia, e ambas deveriam ser motivo de preocupação para seus eventuais pacientes. Essas questões estão intimamente ligadas ao início do desenvolvimento desse tipo de tratamento, de modo que para avaliá-las corretamente faremos uma digressão histórica para explorar as origens da terapia quiroprática.

A panaceia do alinhamento dos ossos

O primeiro relato documentado sobre manipulação da coluna por razões terapêuticas remonta a Hipócrates, por volta de 400 a.C. Para lidar com problemas de dores nas costas, ele pedia a pacientes que se deitassem de barriga para baixo em uma prancha e seus assistentes aplicavam uma tração, puxando pela cabeça e pelos pés. Ao mesmo tempo, Hipócrates pressionava o ponto doloroso na coluna, ou sentava sobre ele, ou o sacudia para cima e para baixo, ou andava sobre ele. A propósito, não recomendamos que tente fazer isso em casa!

Com o passar dos séculos, tornou-se responsabilidade de especialistas conhecidos como *alinhadores de ossos* tratar dos ossos quando quebrados, desalinhados ou deslocados. Na Noruega, o alinhador de ossos local costumava ser o primeiro filho, enquanto na Irlanda em geral era o sétimo, mas a ordem dos filhos não importava na Escócia, contanto que a pessoa tivesse nascido saindo com os pés à frente na hora do parto. Como os alinhadores de ossos não costumavam receber uma educação formal, não integrando por isso o *establishment* médico, eles costumavam ser alvos de críticas dos doutores. Sarah Mapp, por exemplo, uma das mais famosas alinhadoras de ossos em Londres por volta de 1730, recebeu de muitos médicos o apelido de "Crazy Sally". Percival Pott, um conhecido médico inglês, o primeiro a demonstrar que a fuligem poderia causar câncer nos limpadores de chaminés, foi mais longe, chamando-a de "ignorante, fanática, bêbada e selvagem". *Sir* Hans Sloane, por outro lado, que era presidente do Real Conselho de Médicos, nutria respeito suficiente por "Crazy Sally" para pedir-lhe que tratasse das dores nas costas de sua sobrinha.

A terapia quiroprática, que emergiu da tradição dos alinhadores de ossos, foi fundada por Daniel David Palmer, nascido em 1845 perto de Toronto, Canadá, e que se mudou para Iowa com a idade de vinte anos. Palmer cultivou gradualmente um interesse pela medicina, o que incluía a cura por meios espirituais e pelo magnetismo, mas seu interesse pelo potencial da manipulação da coluna pode ser rastreado até um episódio específico que teve lugar a 18 de setembro de 1895. Eis como Palmer registrou o acontecimento:

Harvey Lillard, um zelador em Ryan Block, onde eu mantinha meu escritório, tinha permanecido tão surdo durante 17 anos a ponto de não escutar o sacolejar de uma carruagem na rua ou o tique-taque de um relógio. Procurei me informar a respeito da causa da sua surdez e fui informado de que, ao ficar encurvado e fazer um esforço em uma posição incômoda, havia sentido alguma coisa ceder nas suas costas, tendo ficado imediatamente surdo. Um exame constatou que uma vértebra havia saído da posição habitual. Raciocinei que, se a vértebra fosse recolocada na posição normal, a audição do homem poderia ser restaurada. Com esse objetivo em mente, meia hora de conversa bastou para que persuadisse o sr. Lillard a deixar que eu a endireitasse. Eu a coloquei na posição certa usando o procedimento aplicado à coluna e logo o homem pôde voltar a ouvir.

Por si só este incidente não bastaria para deflagrar uma revolução, mas Palmer tratou de um segundo paciente de modo semelhante:

Pouco depois dessa vitória contra a surdez, tive o caso de um problema cardíaco que não dava sinais de melhora. Examinei a coluna e descobri uma vértebra deslocada fazendo pressão contra o nervo, o que afetava o coração. Ajustei a vértebra e imediatamente foi proporcionado um alívio para o problema [...]. Então comecei a raciocinar: se duas doenças tão diferentes, como surdez e um problema no coração, vinham de uma vértebra trincada, de uma pressão sobre os nervos, não seriam outras doenças também provocadas por uma causa semelhante? Desse modo a ciência (conhecimento) e a arte (o alinhamento) da quiropraxia tomaram forma ao mesmo tempo. Dei início, então, a uma investigação sistemática sobre a causa de todas as doenças e tenho sido amplamente recompensado.

Palmer acreditava que havia tropeçado em uma nova técnica médica. Estava tão convencido de que a terapia quiroprática oferecia uma nova abordagem para a assistência médica que inaugurou a Escola Palmer de Quiropraxia em 1897 em Davenport, Iowa. Sua reputação e carisma atraíram muitos estudantes para a sua escola, onde o principal instrumento para o ensino era um manual intitulado *O ajustador quiroprático*, escrito pelo próprio Palmer. A obra esmiuçava cada detalhe da prática da sua terapia em suas mil páginas, incluindo a forma como Palmer veio a batizar seu novo tratamento: "A meu pedido, o reverendo Samuel H. Weed, de Portland, selecionou para mim duas palavras gregas, *cheir* e *praxis*, significando quando combinadas, *feito com a mão*, com as quais cunhei o nome *quiropraxia*."

Talvez o aspecto mais surpreendente da terapia quiroprática de Palmer seja a sua ambição. Tendo supostamente tratado de pacientes que sofriam de surdez e problemas no coração por meio do realinhamento de suas colunas, ele se mostrava confiante no fato de que a manipulação da coluna poderia ajudar a lidar com todos os males da raça humana. Para Palmer, a terapia quiroprática não se destinava prioritariamente a curar problemas nas costas. Ele escreveu explicitamente: "Noventa e cinco por cento de todas as doenças são provocadas por vértebras deslocadas."

Nos dias de hoje essa afirmação pode nos parecer chocante, mas fazia bastante sentido para Palmer, que via na coluna a peça-chave para a saúde do corpo inteiro. Ele estava perfeitamente ciente de que a coluna faz o papel de uma estrada que liga o cérebro e a medula espinhal ao resto do corpo por meio do sistema nervoso periférico. Era, segundo Palmer, por esse motivo que vértebras deslocadas podiam exercer um impacto em certas vias neurais, influenciando negativamente os órgãos conectados por meio dessa via, levando

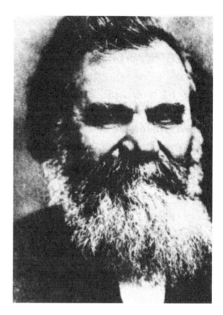

Daniel David Palmer
(*Science Photo Library*)

assim ao surgimento de doenças. Em consequência, se quiropráticos recolocavam no lugar essas vértebras deslocadas, então podiam curar enfermidades: não apenas surdez e doenças do coração, mas também tudo o mais, de sarampo à disfunção sexual.

Essa em si já é uma alegação extraordinária e parece ainda mais bizarra quando expressa nas próprias palavras de Palmer. Como mencionamos anteriormente neste capítulo, ele empregou o termo *subluxação* para descrever um deslocamento na coluna, que resultou em um bloqueio da chamada "inteligência inata" do corpo. Palmer desenvolveu uma teoria segundo a qual a inteligência agia como uma energia-guia para o corpo, tendo importância tanto metafísica quanto fisiológica. É por isso que acreditava que a interrupção do seu fluxo prejudicava seriamente a harmonia do corpo e poderia resultar em todo tipo de doenças.

É importante enfatizar que a expressão *inteligência inata* é totalmente sem sentido fora da visão peculiar do próprio Palmer a respeito do corpo humano.

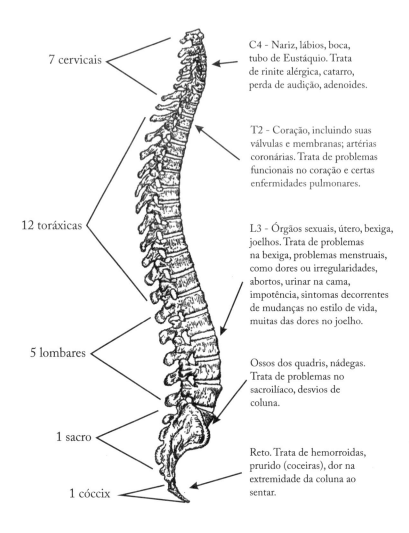

Figura 4 – Um diagrama quiroprático mostra como cada vértebra se relaciona com diferentes partes do corpo e é responsável por várias enfermidades. Este esquema simplificado mostra que esses males correspondem a apenas algumas vértebras. Por exemplo, uma terceira vértebra desalinhada poderia provocar problemas na bexiga, e seu realinhamento poderia curar isso. Ao curar seus dois primeiros pacientes, Palmer supostamente manipulou a quarta vértebra cervical e a segunda vértebra torácica, já que essas estão relacionadas à perda de audição e a problemas cardíacos. (*Sheila Terry/Science Photo Library*)

Por outro lado, o termo *subluxação* é empregado pela medicina ortodoxa, mas seu sentido nesse caso nada tem a ver com o bloqueio da inteligência inata. Se um médico fala de subluxação, está se referindo simplesmente a um deslocamento parcial de alguma articulação, como um tornozelo torcido. Em síntese, a inteligência inata de Palmer e a subluxação não têm nenhum significado científico.

O conceito de inteligência inata era tão estranho que fazia com que a quiropraxia fosse não apenas uma nova doutrina médica, mas também uma nova religião. E, realmente, Palmer via Deus como a Inteligência Universal, guiando a totalidade da existência, o que significava que a inteligência inata representava a influência de Deus como guia no interior do corpo humano. Nas próprias palavras de Palmer: "Sou o fundador da quiropraxia na sua ciência, na sua arte, na sua filosofia e na sua fase religiosa." Até sugeria uma afinidade entre ele e "Cristo, Maomé, John Smith [fundador do movimento dos Santos dos Últimos Dias, o mormonismo], a senhora Eddy [fundadora da igreja da Ciência Cristã], Martinho Lutero e outros que fundaram religiões".

Médicos convencionais demonstravam suspeita em relação à filosofia semirreligiosa de Palmer e ficavam particularmente irritados por sua alegação extraordinária de que a coluna estava na raiz das doenças e de que a manipulação da coluna era a melhor maneira de curar os pacientes. Ficaram incomodados pelo fato de ele se gabar de que "a quiropraxia é uma ciência da cura sem remédios" e assustados pela sua recusa em reconhecer o papel que os germes desempenhavam na causa de muitas doenças que grassavam na época. Não é de surpreender que logo tenha sido deflagrada uma campanha contra Palmer, liderada por um médico local chamado Heinrich Matthey. Ele acusou Palmer de ensinar conceitos médicos que não tinham sido comprovados e de praticar medicina sem licença. Na realidade, isso fez com que Palmer fosse levado três vezes aos tribunais e, na terceira ocasião, em 1906, fosse condenado a cumprir um período na cadeia ao recusar-se a pagar uma multa. Isso só serviu para fortalecer o movimento: a quiropraxia contava agora com seu primeiro mártir, e muitos outros estavam por vir.

O filho de D. D. Palmer era Bartlett Joshua Palmer, e foi ele que continuou a divulgar a terapia quiroprática enquanto o pai estava incapacitado. Tornou-se bem-sucedido pelos seus próprios méritos, a ponto de poder comprar o primeiro carro de Davenport, mas desgraçadamente em 1913 ele atropelou o pai durante o desfile de boas-vindas organizado pela Escola Palmer de Quiropraxia. D. D. Palmer morreu algumas semanas mais tarde — a causa oficial da morte foi registrada como febre tifoide, mas parece provável que tenha decorrido dos ferimentos causados pelo filho. Na realidade, especulou-se que não teria se tratado de um acidente, mas sim de um parricídio. Uma amarga rivalidade havia surgido entre pai e filho em torno da liderança do movimento quiroprático. Há também o fato de que B. J. Palmer sempre se ressentira da maneira como seu pai havia tratado a ele e à sua família:

> Quando cada uma de nossas irmãs fazia 18 anos, elas eram tiradas de casa para as ruas de Davenport para ganhar a vida como pudessem [...] Nós três levávamos surras com correias até ficarmos todos marcados, o que levou meu pai a ser preso algumas vezes e a passar algumas noites na cadeia [...]. Papai estava tão profundamente envolvido com suas reflexões e seus escritos sobre a quiropraxia que quase nem se lembrava de que tinha filhos.

B. J. Palmer, que já comandava a Associação Universal Quiroprática, se tornou o novo líder inconteste do movimento. Ele era um administrador inteligente e empreendedor astuto. Acumulou rapidamente uma grande fortuna, ensinando a seus alunos e tratando de seus pacientes. E, como se não bastasse tudo isso, em 1924 ele deu início a um lucrativo negócio paralelo ao alugar *neurocalômetros*, que supostamente ajudavam os quiropráticos a detectar as subluxações. Palmer se mostrava muito orgulhoso de sua invenção e a promoveu amplamente, mas, de um ponto de vista moderno, hoje podemos afirmar que não passava de um equipamento tecnológico inútil. O neurocalômetro nada mais continha do que um simples *termopar*, um equipamento elétrico padrão projetado para medir a temperatura. Portanto, teria sido inútil para detectar desalinhamentos na coluna ou nervos pinçados. Ainda que cada termopar custasse menos de 100 dólares para ser construído, ele inicialmente os alugava por dez anos por 1.150 dólares, aumentando em seguida o preço para 2.200 dólares. Para situar essas cifras no contexto da época, 2.200 dólares teriam bastado para comprar uma casa em Iowa nos anos 1920, e mesmo assim Palmer convenceu cerca de 2 mil estudantes de sua escola e outros quiropráticos a comprarem sua invenção fantasiosa.

Não é de surpreender que seus fregueses terminassem por ficar insatisfeitos. Um procurador, agindo em defesa de um dos clientes contrariados, tentou processar Palmer: "Em toda nossa experiência como procuradores, nada com uma tão óbvia aparência de ser uma fraude, e um embuste foi trazido ao nosso conhecimento como essa proposta que sua escola vem oferecendo aos seus estudantes."

Em situações como essa, Palmer costumava restaurar sua reputação promovendo a si mesmo na WOC, uma das primeiras emissoras de rádio dos EUA, fundada por ele em 1922. Apesar de transmitir programas sobre uma ampla gama de assuntos, como política e culinária, ela também transmitia palestras de Palmer, assim como outros programas diretamente relacionados com a quiropraxia. Sua audiência se estendia por grandes áreas dos EUA e Canadá, e Palmer até se gabava de ter ouvintes na Escócia, em Samoa e no Polo Norte.

Graças à sua emissora de rádio e a outras inteligentes técnicas de marketing, Palmer supervisionou o crescimento do movimento quiroprático ao longo das décadas seguintes, não apenas nos EUA, mas também na Europa. A Associação Britânica de Quiropraxia, por exemplo, foi fundada em 1925 e a União Quiroprática Europeia foi formada em 1932, época em que já existiam 126 quiropráticos na Grã-Bretanha, 76 na Noruega, Dinamarca e Suécia, e mesmo algumas dezenas de outros na Irlanda, na Bélgica e em outros países.

Enquanto isso, nos EUA, quiropráticos se encontravam sob crescente pressão por parte do *establishment* médico, que condenava sua filosofia e seus métodos. Médicos continuavam a incentivar a prisão de quiropráticos, acusando-os de praticar medicina sem licença, e por volta de 1940 já estavam em curso 15 mil processos. Palmer deu sua firme aprovação à política da Associação Universal Quiroprática de cobrir as despesas legais e de apoiar integrantes que tivessem sido presos, o que resultou no fato de 80% dos quiropráticos deixarem os tribunais em liberdade.

Quando a via legal fracassou como método para arrefecer o ânimo dos quiropráticos, a Associação Médica Americana (AMA) tentou outras táticas, que culminaram em 1963 com a formação da Comissão sobre Charlatanices. Seu secretário, H. Doyl Taylor, escreveu um memorando para o Conselho de Diretores da AMA, que reafirmava que a Comissão sobre Charlatanices considerava como sua principal missão "a contenção e eventual eliminação da quiropraxia". As atividades da Comissão incluíam o lobby para manter os quiropráticos fora do programa de seguro saúde, argumentando que a terapia quiroprática não deveria ser reconhecida pela Secretaria de Educação dos EUA.

Esse antagonismo pode parecer pouco razoável, mas convém lembrar que o *establishment* médico tinha várias razões para desprezar os quiropráticos. Entre essas se incluíam sua crença na noção não científica de uma inteligência inata, sua negação do papel das bactérias e vírus na origem de muitas doenças e sua convicção de que o realinhamento da coluna de um paciente era capaz de curar qualquer problema. Como se não bastasse tudo isso, os médicos se mostraram chocados pelo fato de muitos quiropráticos apreciarem o *E-meter*, ou eletropsicômetro, outra ferramenta bizarra para se fazerem diagnósticos. Inventado em 1940 por um quiroprático chamado Volney Mathison, o *E-meter* consistia em uma agulha que oscilava para a frente e para trás ao longo de uma escala quando o paciente segurava em dois contatos elétricos — aparentemente aquilo era suficiente para determinar o estado de saúde de um paciente. O *E-meter* também foi amplamente usado pela Igreja da Cientologia, de modo que muitos cientólogos acreditam que ele foi inventado por seu fundador, L. Ron Hubbard. Lamentavelmente, o *E-meter* nada mais é do que uma falcatrua tecnológica, motivo pelo qual o FDA, órgão que controla a indústria de remédios e alimentos nos EUA, apreendeu mais de cem desses aparelhos que estavam em poder da Igreja da Cientologia. Em muitos sentidos, o *E--meter* apresenta certa semelhança com o igualmente inócuo neurocalômetro, inventado duas décadas antes por B. J. Palmer.

Médicos convencionais se mostraram igualmente céticos em relação à *cinesiologia (ou kinesiologia) aplicada*, método inventado em 1964 por um quiroprático chamado George J. Goodheart, que argumentava que as doenças podiam ser identificadas manualmente testando-se a força de grupos de músculos. Os músculos de um paciente supostamente se tornavam mais fortes se o tratamento fosse benéfico; mais fracos se o tratamento fosse nocivo ou ainda se uma toxina ou alergênico fossem colocados em contato com o corpo. No procedimento habitual, o paciente estende um braço, e o profissional que realiza o teste faz pressão contra ele para avaliar sua força e a regularidade da resistência. Isso, é claro, é uma maneira altamente subjetiva de se realizar uma aferição, e é difícil imaginar por que deveria ter algum valor médico. E, realmente, testes realizados sob controle mostram que as alegações relativas à cinesiologia aplicada não têm base na realidade.

No que diz respeito à AMA, todos esses problemas são agravados pela ambição de muitos quiropráticos de atuarem como profissionais de saúde de âmbito geral. Em outras palavras, quiropráticos sustentam que poderiam substituir profissionais de medicina porque também são capazes de oferecer check-ups regulares, tratamentos preventivos de longo prazo e curas para muitas doenças. Nos anos 1950 e 1960 era possível encontrar anúncios de quiropráticos afirmando coisas como "existem poucas doenças, no nosso entendimento atual, que não podem ser tratadas pelo método quiroprático" ou "Correção e tratamento para a pólio tanto aguda como crônica por métodos quiropráticos têm se mostrado notavelmente bem-sucedidos".

A AMA continuou a reagir em seu esforço coordenado para eliminar a profissão quiroprática, mas em 1976 sua campanha subitamente sofreu um revés, quando o tiro saiu pela culatra. "Garganta inflamada", uma fonte anônima de dentro da AMA, vazou material que revelava os detalhes e a extensão da campanha promovida pela entidade, o que levou Chester A. Wilk, um quiroprático de Chicago, a mover uma ação antitruste contra a AMA. Wilk sustentava que a campanha da AMA contra os quiropráticos constituía uma prática contra a concorrência e que o *establishment* médico estava tentando simplesmente criar uma reserva de mercado no que dizia respeito ao tratamento de pacientes.

Depois de se arrastar por uma década, o processo finalmente chegou ao fim em 1987. A juíza Susan Getzendanner, que tinha assumido o caso, determinou que a AMA tinha efetivamente agido de modo desleal contra os quiropráticos:

> As evidências trazidas ao tribunal mostraram que os acusados deram passos concretos, às vezes sigilosamente, para solapar os institutos educacionais quiropráticos, ocultar indícios do valor do tratamento quiroprático, fazer cortes nos programas de seguro-saúde de pacientes de quiropráticos, subverter investigações do governo sobre a eficácia da quiropraxia, promover uma maciça campanha de desinformação para desacreditar e desestabilizar a profissão quiroprática e se engajar em várias outras atividades para conservar seu monopólio sobre a assistência médica neste país.

A AMA levou o caso à Suprema Corte, mas o apelo foi rejeitado em 1990 e desde então a entidade se viu forçada a mudar sua atitude. Não podia mais, por exemplo, desestimular seus integrantes a colaborarem com os quiropráticos. Ainda que o *establishment* médico tivesse lutado contra essa mudança, tinha de reconhecer que ela havia levado a duas consequências positivas. Em primeiro lugar, os médicos que tinham colaborado com os quiropráticos persuadiram muitos deles a verem com mais simpatia as ideias da medicina convencional. Em segundo lugar, também serviu para encorajar muitos quiropráticos a repensarem sua atitude em relação à própria terapia quiroprática. Na realidade, muitos deles já estavam começando aos poucos a se desiludir com as alegações exageradas feitas pelos fundadores da terapia. Ainda que esses profissionais permanecessem comprometidos com o uso da terapia quiroprática para tratar problemas relativos à musculatura e ao esqueleto, eles se mostravam relutantes em tratar de outros problemas e nutriam suspeitas em relação ao conceito da inteligência inata. Em resumo, esses quiropráticos rebeldes adotaram um perfil profissional mais definido, ou seja, o de especialistas em dores nas costas. A terapia por eles adotada ficou conhecida como combinada, porque se mostravam dispostos a combinar a terapia quiroprática tradicional com elementos da medicina convencional.

198   TRUQUE OU TRATAMENTO

Inversamente, os quiropráticos que aderiram estritamente à filosofia de Palmer ficaram conhecidos como *ortodoxos*. Acreditam firmemente em cada palavra das pregações de Palmer, inclusive no cerne de sua crença de que uma coluna perfeitamente alinhada garantiria o fluxo da "inteligência inata", promovendo assim o bem-estar por todo o corpo. Essa divisão entre os quiropráticos logo se tornou acirrada, com os ortodoxos acusando seus rivais de terem traído o movimento, e estes acusando os primeiros de serem charlatães. Em 1998, Lon Morgan, um dos que adotavam a combinação da quiropraxia com a medicina convencional, expressou abertamente seu antagonismo para com os ortodoxos e suas crenças excêntricas: "A inteligência inata tem suas origens claramente associadas a práticas místicas e ocultistas de uma era já ultrapassada. Permanece inacessível a testes e verificações, fazendo com que a profissão exiba uma relação inaceitavelmente alta entre seus efeitos benéficos e nocivos." Em uma linha semelhante, disse Joseph C. Keating, um partidário da combinação e historiador da quiropraxia: "Enquanto propusermos a retórica da inteligência inata com seu princípio de 'uma causa, uma cura', seremos ridicularizados pela comunidade mais ampla da ciência da saúde." Em reação a essas colocações, os ortodoxos têm acusado seus rivais de não serem verdadeiros quiropráticos, porque não aceitam as bases estabelecidas por Palmer para a sua terapia.

É relativamente fácil descobrir quem está certo — ortodoxos ou os adeptos da colaboração — porque os primeiros alegam que a manipulação articular é capaz de curar tudo, e os segundos tendem a restringir suas ambições às costas e ao pescoço. O teste por meio do ensaio clínico é o método óbvio para decidir uma discussão como essa. Na realidade, muitos ensaios clínicos foram conduzidos para aferir o impacto da manipulação da coluna sobre toda uma série de problemas de saúde, e muitos deles foram considerados na revisão das revisões levada a cabo por Ernst e Canter, discutida anteriormente neste capítulo. Já consideramos suas conclusões relativas às costas e ao pescoço, mas agora é o momento de examinarmos suas outras conclusões.

Ernst e Canter examinaram dez revisões sistemáticas baseadas em setenta ensaios que testavam a manipulação da coluna como tratamento para dores de cabeça, cólicas menstruais, cólicas infantis, asma e alergia. Suas conclusões são universalmente negativas — não existem evidências para sugerir que quiropráticos possam tratar de quaisquer desses problemas.

Isso não nos deveria surpreender, já que não existem motivos lógicos, racionais ou científicos que justifiquem a crença de que, ao manipular a coluna do paciente, seja possível tratar, por exemplo, de alergia. Além disso, em primeiro lugar não há evidências de que uma coluna desalinhada possa causar qualquer desses problemas desvinculados do esqueleto ou dos músculos. E, realmente, se uma coluna desalinhada provocasse essas doenças, seria de se esperar que pessoas com dores nas costas viessem a sofrer de outras enfermidades. Contudo, em 1995, Donald Nansel e Mark Szlazak, da Escola Palmer de Quiropraxia, não encontraram nenhum indício disso no vasto corpo de literatura médica já publicada: "Não existe a mais remota sugestão de que pacientes sofrendo de dor aguda nas costas de origem mecânica, por exemplo, sejam mais propensos a exibir incidências maiores de câncer na próstata ou no testículo, colite, cisto no ovário, endometriose, apendicite, diabetes ou qualquer doença de um órgão em uma categoria relacionada por segmento ou região." Em um estudo complementar publicado dois anos mais tarde, os mesmos pesquisadores também não conseguiram encontrar qualquer evidência de que essas doenças tivessem maior probabilidade de vitimar "pacientes com lesões no pescoço ou nas costas, ou pacientes que tivessem perdido inteiramente quadris ou ombros devido ao impacto de projéteis de espingardas de caça".

Ainda que a revisão das revisões empreendida por Ernst e Canter não tenha abrangido o impacto da manipulação quiroprática em todas as doenças não relacionadas a problemas musculares ou do esqueleto, seria razoável concluir que quiropráticos nada têm a oferecer para ajudar os pacientes que sofrem com essas doenças em geral. Isso se explica em parte pelo fato de essa terapia ter falhado em todas as ocasiões em que foi testada como um tratamento específico para doenças não relacionadas a músculos ou ossos. Também se explica em parte por que — e vale a pena enfatizar novamente isso — não existe razão pela qual a manipulação da coluna devesse ajudar em problemas que vão da infecção nos ouvidos até a síndrome do cólon irritável.

Tendo isso em mente, a evidência científica mostra que não seria sensato visitar um quiroprático para qualquer coisa que não fosse um problema relacionado às suas costas.

Isso pode parecer óbvio, mas várias pesquisas sugerem que cerca de 11% a 19% dos pacientes de quiropráticos americanos sofrem de problemas que não estão relacionados ao esqueleto ou aos músculos. Esses pacientes são atraídos para tratamentos sem sentido por profissionais dispostos a oferecê-los. De acordo com um levantamento, 90% dos quiropráticos americanos pensam que sua terapia não deveria se limitar aos problemas ligados aos músculos e ao esqueleto, e outra pesquisa sugere que 78% dos quiropráticos canadenses compartilham dessa opinião — isso indica que a maioria dos quiropráticos americanos tendem para a ortodoxia. As porcentagens na Europa podem ser semelhantes, especialmente porque entidades quiropráticas supostamente responsáveis em países europeus divulgam informações enganosas sobre os poderes da sua terapia. Por exemplo, o Conselho Geral Quiroprático, que supervisiona a terapia na Grã-Bretanha, publica um folheto intitulado "O que posso esperar quando consulto um quiroprático?", o qual afirma que a terapia quiroprática pode levar a uma melhoria em "alguns tipos de asma, dores de cabeça, inclusive enxaqueca, e cólicas infantis". Contudo, sabe-se que as evidências extraídas de ensaios clínicos não corroboram de modo algum essas alegações.

Algumas palavras de cautela aos pacientes

Em síntese, as evidências científicas sugerem que só valerá a pena ver um quiroprático se você estiver com um problema nas costas. Contudo, ainda é importante conservar certa prudência. Ofereceremos, em particular, seis conselhos que devem ser úteis a qualquer pessoa que esteja cogitando recorrer a um profissional dessa área:

1   Certifique-se de que seu quiroprático é um dos que admitem combinar sua terapia com os recursos da medicina convencional, e não um ortodoxo. Não seria sensato ser tratado por um quiroprático fundamentalista, ou seja, alguém que acredite em subluxações, inteligência inata e na possibilidade de curar qualquer doença por meio da manipulação da coluna. Em cartões de visita de um quiroprático não costuma aparecer nenhum termo ou rótulo que esclareça o paciente a esse respeito, de modo que a melhor maneira de identificar um ortodoxo é perguntar que espectro de doenças ele se julga capaz de tratar — um quiroprático ortodoxo oferecerá tratamentos para condições respiratórias, problemas digestivos, problemas menstruais, infecções no ouvido, problemas relacionados à gravidez, doenças infecciosas ou parasíticas, doenças de pele ou do sistema urinário e para muitas outras enfermidades.

2   Se visitar um quiroprático e o problema não for resolvido em seis sessões ou se não for observada nenhuma melhora significativa em seis sessões, então esteja preparado para interromper o tratamento e consultar seu médico em busca de aconselhamento. Quiropráticos são conhecidos por trabalhar com tratamentos longos e dispendiosos, como demonstrado na pesquisa realizada em 2006, quando foram monitorados 96 pacientes com dor aguda no pescoço. Ainda que no geral os pacientes registrassem melhoras, os tratamentos exigiram, em média, 24 visitas, e em dois casos houve mais de oitenta sessões de tratamento. É provável que a maioria dessas recuperações tenha pouco a ver com a intervenção quiroprática, devendo-se seus progressos em maior parte ao tempo e ao processo natural de cura do próprio corpo.

3   Não consinta que o quiroprático venha a se tornar o principal profissional na assistência à sua saúde, o que poderia vir a incluir tratamentos preventivos e de manutenção cobrindo todos os problemas médicos. Uma pesquisa de 1995 demonstrou que 90% dos quiropráticos americanos se consideravam como os principais responsáveis pela assistência aos seus pacientes; no entanto, raramente eles têm uma formação que os capacite

para assumir esse papel. Muitas vezes pacientes se deixam impressionar pelo fato de muitos quiropráticos exibirem o título de doutor, mas isso não significa que tenham passado por uma faculdade de medicina. O título geralmente indica Doutor em Quiropraxia, o que significa simplesmente que o profissional completou um curso de quatro anos de duração.

4   Evite quiropráticos que recorram a técnicas excêntricas para diagnosticar seus pacientes, como a cinesiologia aplicada e o *E-meter*, já descritos anteriormente. Essas técnicas costumam ser utilizadas por quiropráticos ortodoxos.

5   Cheque a reputação do profissional antes de iniciar qualquer tratamento, porque os quiropráticos têm maior probabilidade do que médicos convencionais de terem se envolvido em episódios de imperícia. De acordo com uma pesquisa conduzida na Califórnia em 2004, quiropráticos tinham duas vezes mais probabilidades do que médicos de terem sido alvos de ações disciplinares. Mais preocupante ainda, a proporção de incidência para fraude era nove vezes maior para quiropráticos do que para médicos, e a taxa de transgressões de ordem sexual era três vezes maior entre quiropráticos do que entre médicos.

6   Por último, mas não menos importante, experimente tratamentos convencionais antes de recorrer a um quiroprático ao procurar alívio para dores nas costas. Costumam ser mais baratos do que a manipulação da coluna e têm a mesma probabilidade de obter uma solução. Também existem outras razões para seguir uma opção convencional, mas elas serão discutidas mais adiante neste mesmo capítulo.

Esses conselhos são baseados em críticas sérias e bem fundamentadas a propósito de alguns elementos da comunidade quiroprática. Especialmente nos EUA, por exemplo, esses profissionais adquiriram a reputação de recrutar pacientes com um zelo excessivo e desnecessariamente. São comuns seminários organizados com esse objetivo e existem muitas publicações destinadas a ajudar quiropráticos a obterem e conservar pacientes. Em muitos casos, a ênfase parece residir mais no aspecto econômico do que nos do bem-estar: o quiroprático Peter Fernandez é o autor de uma série em cinco volumes intitulada *Segredos de um consultor para aumentar a clientela*, que começa com *Como se tornar um quiroprático ganhando 1 milhão de dólares por ano.*

Muitos quiropráticos se sentem constrangidos pela busca obsessiva pelo lucro por parte de seus colegas. G. Douglas Anderson, por exemplo, escrevendo na *Dynamic Chiropractic*, sustenta que o movimento quiroprático necessita de uma reforma radical:

> Já é hora de admitirmos que nada há de conservador, holístico ou natural a propósito de tratamentos que nunca terminam, deixar as pessoas dependentes da manipulação e alegações levianas de que se pode curar de tudo. Ao contrário, pode-se com muita razão argumentar que uma enorme variedade de truques, técnicas e alegações ainda usados por amplos setores da nossa profissão para fazer com que pessoas perfeitamente funcionais e assintomáticas continuem voltando em busca de tratamento constituem uma atividade fraudulenta.

De acordo com Joseph C. Keating, que deu aulas a muitos quiropráticos, a tendência para extrair lucros e iludir remonta aos fundadores da terapia quiroprática, em particular a B. J. Palmer: "Efetivamente, a profissão, enquanto um corpo político unificado, nunca chegou a renunciar aos excessos no campo do marketing e da publicidade sugeridos por B. J., e muitos procedimentos clínicos e inovações desde então se destacam pelas alegações extraordinárias e não fundamentadas que são feitas por esses profissionais." Parece que os quiropráticos apreciam manipular seus pacientes nos dois sentidos da palavra.

Stephen Barrett, autor americano de artigos sobre medicina e psiquiatra, tem se destacado na crítica e denúncia de aspectos duvidosos da quiropraxia. Ele realizou, por exemplo, uma pequena experiência para ver de que modo quatro quiropráticos diagnosticariam e lidariam com um mesmo paciente saudável, uma mulher de 29 anos:

O primeiro diagnosticou "subluxação atlas" e previu que ocorreria "uma paralisação dentro de 15 anos" se o problema não fosse tratado. O segundo encontrou muitas vértebras "desalinhadas" e um quadril "mais alto" do que o outro. O terceiro disse que o pescoço da mulher estava tenso. O quarto afirmou que as vértebras desalinhadas indicavam a presença de "problemas estomacais". Todos os quatro recomendaram manipulação da coluna em bases regulares, começando com uma frequência de duas vezes por semana. Três fizeram ajustes na coluna sem avisar antes — um deles com tanta força que produziu tonteiras e uma dor de cabeça que durou várias horas.

A experiência de Barrett com quiropráticos não foi nem exaustiva nem definitiva, mas sua amostragem limitada sugere mesmo assim que há algo de podre no cerne da profissão quiroprática. Ao lidarem com um mesmo indivíduo saudável, profissionais não conseguiram chegar a um acordo nem sobre o diagnóstico, nem sobre a parte da coluna que seria problemática — tudo a respeito do qual suas avaliações coincidiram foi na crença de que a solução consistia em terapia quiroprática em bases regulares. Talvez isso não nos devesse surpreender se tivermos em mente que os princípios subjacentes à quiropraxia, as noções de subluxação e inteligência inata carecem de qualquer significado.

Além de tudo isso — e ainda mais preocupante — há o fato revelado pela última frase de Barrett, com sua menção de que a paciente-cobaia sofreu "tonteiras e uma dor de cabeça que durou várias horas". Isso levanta uma importante questão ainda não discutida por nós — a da segurança. Qualquer tratamento médico em princípio deve oferecer a possibilidade de um efeito benéfico, mas também, o que é inevitável, implica o risco de efeitos colaterais. A questão principal para o paciente é simples: a extensão do benefício compensa a probabilidade de ocorrências de efeitos colaterais adversos, e como essa análise risco-benefício aparece quando comparada com outros tratamentos? Como discutiremos a seguir, os perigos da quiropraxia podem ser sérios e em alguns casos implicar risco de vida.

Os perigos da quiropraxia

Muitas vezes o primeiro risco a que somos expostos ao consultar um quiroprático está no fato de nos submetermos a um exame de raios X, que parece ser um procedimento de rotina entre muitos desses profissionais. Uma pesquisa realizada através da Europa em 1994 revelou que 64% dos pacientes fizeram um exame de raios X ao visitar um quiroprático, e uma sondagem entre integrantes da Associação Quiroprática Americana conduzida no mesmo ano sugeriu que 96% dos novos pacientes e 80% dos que voltavam foram expostos a raios X. Ainda que muitas publicações quiropráticas desaconselhem explicitamente o uso desses raios como um procedimento de rotina, essas pesquisas revelam uma atitude quase arrogante em relação a uma tecnologia que não deixa de implicar risco de causar câncer.

Estima-se que, em média, raios X de uso médico sejam responsáveis por 14% da nossa exposição anual a essa radiação. Grande parte dos 86% restantes vem de fontes naturais como gás radônio que escapa do solo. O aumento do risco de câncer devido a esses raios é pequeno, mas não desprezível. De acordo com um estudo publicado na *Lancet* em 2004, cerca de 700 por volta de 124 mil novos casos de câncer diagnosticados a cada ano na Grã-Bretanha se devem ao uso de raios X por médicos. Ainda que eles respondam, portanto, por 0,6% dos novos casos de câncer, continuam a ser usados amplamente na medicina porque oferecem enormes benefícios em termos de diagnosticar e monitorar pacientes. Em outras palavras, médicos convencionais se dispõem a usar raios X porque os benefícios compensam o potencial de risco que apresentam; porém, ao mesmo tempo, procuram minimizar seu uso, empregando-os apenas quando existe um claro motivo para isso.

Já os quiropráticos, ao contrário, se mostram capazes de fazer vários exames de raios X em um paciente em um mesmo ano, ainda que não haja sinais claros de que isso ajudará o terapeuta a tratar do paciente. Eles não são capazes de revelar nem as subluxações nem a inteligência inata associada à filosofia quiroprática, porque elas não existem. Não há qualquer razão concebível para que os raios X da coluna devessem ajudar um quiroprático ortodoxo a tratar uma infecção no ouvido, asma ou cólicas. Mais preocupante ainda, quiropráticos costumam pedir raios X da coluna inteira, o que libera uma quantidade de radiação significativamente maior do que os outros procedimentos relativos a esse tipo de exame.

Isso levanta a questão de saber por que tantos quiropráticos se mostram tão ansiosos para expor seus pacientes a esses raios. Isso se dá em parte por estarem seguindo cegamente uma metodologia corrompida e uma filosofia fracassada, superadas há décadas, enquanto seguiam ignorando os conselhos mais recentes oferecidos por especialistas. Como se não bastasse tudo isso, é importante lembrar que fazer raios X dos pacientes é um aspecto muito lucrativo de qualquer empreendimento quiroprático.

Além do risco associado aos raios X, a manipulação em si da coluna também pode acarretar repercussões negativas. Em 2001, uma revisão sistemática de cinco estudos revelou que cerca de metade dos pacientes de quiropráticos sente efeitos adversos temporários, como dor, dormência, tensão, tonteira e dores de cabeça. Esses são efeitos colaterais de importância relativamente menor, mas a frequência é muito alta, e isso precisa ser comparado ao benefício limitado oferecido pela quiropraxia.

Fato mais preocupante, pacientes também podem sofrer sérios problemas, como deslocamentos e fraturas. Esses riscos são mais prováveis e mais perigosos para pacientes idosos, que podem estar sofrendo de osteoporose. Em 1992, por exemplo, o *Journal of Manipulative and Physiological Therapeutics* registrou o caso de uma mulher de 72 anos que recorreu a um quiroprático, queixando-se de dores nas costas. Ela recebeu 23 sessões de tratamento ao longo de seis semanas, o que resultou em uma série de múltiplas fraturas por compressão na coluna.

Somando-se a todos esses riscos, existe um perigo ainda maior associado à quiropraxia. Para avaliarmos esse risco, precisamos nos reportar à Figura 4, na página 192, que mostra a estrutura da coluna. Ela abrange cinco regiões — a região do cóccix está na base, seguida pela região do sacro, pelas regiões lombar e torácica e pela região cervical no topo. Os maiores riscos estão ligados

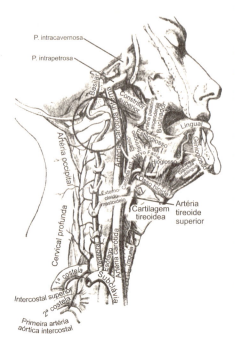

Figura 5 – Um círculo mostra como a artéria vertebral faz uma curva tortuosa na última vértebra. (*Wellcome Library, Londres*)

à manipulação da região cervical. Sete vértebras compõem essa região, indo da base do pescoço até a parte de trás do crânio. Essa é uma das partes mais flexíveis do nosso corpo, mas essa flexibilidade tem um custo. A região é altamente vulnerável por carregar todas as linhas vitais de comunicação entre a cabeça e o corpo. Em particular, essas vértebras se encontram muito próximas das duas artérias vertebrais, que passam por pares de buracos dos dois lados de cada vértebra, como ilustrado na Figura 5.

Antes de levar sangue rico em oxigênio para o cérebro, cada artéria descreve uma curva sinuosa devido à estrutura da última vértebra dessa região superior. Essa sinuosidade nas artérias é perfeitamente natural e não provoca nenhum problema, exceto quando o pescoço é esticado e simultaneamente virado de modo brusco e violento. Isso pode acontecer quando quiropráticos executam a manobra que é sua marca registrada, a manipulação em alta velocidade e de baixa amplitude. Essa ação pode resultar na chamada dissecção vertebral, o que significa que o revestimento interno da artéria pode ser dilacerado. Dissecções vertebrais podem comprometer o fluxo sanguíneo de quatro maneiras. Primeira, um coágulo sanguíneo pode se formar em torno da área atingida, bloqueando gradualmente esse trecho da artéria. Segunda, o coágulo pode acabar sendo desalojado e vir a ser carregado para o cérebro, bloqueando uma parte distante da artéria. Terceira, o sangue pode ficar detido entre as camadas interiores e exteriores da artéria, o que provoca um inchaço, reduzindo, em consequência disso, o fluxo de sangue. Quarta, a lesão na artéria pode fazer com que ela entre em espasmo; isso significa que ela se contrai, impedindo na prática o fluxo do sangue. Em todas as quatro situações, a dissecção vertebral pode terminar por interromper o suprimento de sangue a algumas partes do cérebro, o que por sua vez provocaria um derrame. Nos casos mais sérios, um derrame pode acarretar morte ou danos permanentes ao cérebro.

Infelizmente, a manipulação da coluna cervical é uma prática corrente entre quiropráticos porque foi promovida por B. J. Palmer como o mais poderoso dos procedimentos da quiropraxia no seu propósito de "curar tudo". Quiropráticos não têm dado a devida atenção aos danos que podem estar causando porque muitas vezes existe um intervalo de tempo entre a dissecção vertebral e o bloqueio do sangue para o cérebro. Por essa razão, o vínculo entre quiropraxia e derrame passou despercebido durante décadas. Recentemente, entretanto, foram identificados casos nos quais a manipulação da região cervical foi certamente a causa da dissecção vertebral.

Um dos casos que mostra de forma clara os perigos acarretados pela manipulação da coluna diz respeito a Laurie Mathiason, uma canadense de 20 anos que foi ao consultório de um quiroprático 21 vezes entre julho de 1997 e fevereiro de 1998 procurando algum alívio para a dor que sentia na base da coluna. Em cada uma dessas ocasiões, o quiroprático manipulou as vértebras cervicais, mas depois de sua penúltima visita ela se queixou de dor e de estar com o pescoço duro. Naquela noite ela se comportou de modo desajeitado, derrubando cinzeiros e pratos no restaurante onde trabalhava, de modo que voltou a procurar o quiroprático no dia seguinte.

Ao ter o pescoço manipulado mais uma vez, Laurie se pôs a chorar, seus olhos começaram a rodar, sua boca passou a espumar, o corpo entrou em convulsão e seu rosto ficou azulado. Ela foi levada às pressas para o hospital, entrou em coma e morreu três dias mais tarde.

A natureza repentina e incomum da morte de Laurie levou à realização de um inquérito, com o objetivo de estabelecer as circunstâncias da sua morte de modo a prevenir e evitar tragédias semelhantes no futuro. Depois de quatro dias de investigações, chegou-se à conclusão de que, possivelmente, a penúltima sessão de quiropraxia havia danificado a artéria cerebral de Laurie, o que provocou um coágulo em uma das artérias que supriam de sangue seu cérebro, levando aos sintomas moderados que ela experimentou à tarde. Na última sessão, o coágulo teria se deslocado até o cérebro de Laurie, acabando por matá-la.

O médico-legista atribuiu a morte de Laurie à "ruptura traumática da artéria vertebral esquerda" e declarou: "De modo que, a essa altura, o público sabe que Laurie morreu por causa de artéria vertebral rompida, fato que aconteceu de forma associada à manipulação quiroprática do pescoço." O júri sugeriu uma série de medidas destinadas a minimizar os riscos aos pacientes, sugestões que inicialmente pareciam ter sido bem recebidas por personalidades importantes da comunidade quiroprática. Lamentavelmente, essa reação positiva por parte desses profissionais rapidamente se evaporou, na medida em que deixaram de implementar as recomendações feitas ao fim do inquérito e começaram a rejeitar a responsabilidade pela morte de Laurie.

Dois dias após o fim do inquérito, Paul Carey, presidente da Associação Protetora dos Quiropráticos Canadenses, declarou com certa audácia à emissora de rádio CBC: "O júri não estabeleceu nenhuma relação direta entre o ocorrido e o procedimento quiroprático." Apenas algumas poucas semanas mais tarde, um release da Associação Quiroprática Canadense dizia: "O júri não concluiu que o tratamento quiroprático foi a causa da tragédia." Essas afirmações foram repetidas por jornais quiropráticos, *newsletters*, panfletos e anúncios, que pareciam contradizer a conclusão do inquérito, o que só aumentou a dor sentida pela família Mathiason. A mãe de Laurie, Sharon Mathiason, criticou abertamente esses pronunciamentos quando eles começaram a aparecer:

> Afirmo que aquilo que os quiropráticos estão fazendo é lançar uma campanha deliberada e coordenada para fraudar e iludir o público canadense. Isso impede que alguém que esteja pensando em se consultar com um quiroprático tenha informações plenas e exatas a respeito da morte de Laurie. As pessoas não estão sendo devidamente informadas sobre os riscos da quiropraxia.

O caso de Laurie Mathiason certamente não é único. E, realmente, só no Canadá ocorreram vários casos com jovens, como Dora Labonte, Lana Dale Lewis e Pierrette Parisien, que morreram logo depois de terem recebido manipulações quiropráticas no pescoço. Esses casos que atraíram a atenção geraram manchetes e suscitaram importantes discussões sobre a segurança da manipulação quiroprática, mas a questão principal é saber se essas tragédias são acidentes isolados, envolvendo talvez pacientes que já eram vulneráveis a derrames, ou se constituem a ponta de um iceberg, sugerindo um risco para todos os pacientes.

Tem havido várias tentativas de aferir o nível de risco associado à manipulação quiroprática do pescoço, e aquela que é a mais citada pelos quiropráticos foi feita em um estudo intitulado *A conveniência da manipulação da coluna cervical*. Conduzida em 1996, ela estimava que o número de derrames, compressões da medula, fraturas e coágulos sanguíneos era de 1,46 por 1 milhão em manipulações do pescoço. Isso representa um risco notavelmente pequeno, praticamente de um em 1 milhão, mas ele é enganadoramente baixo por duas razões. Primeira, especialistas suspeitam de que a ampla maioria dos incidentes não sejam registrados ou reconhecidos, de modo que a maior parte dos episódios não poderia ter sido incluída no estudo. Em segundo lugar, um paciente pode receber mais de dez tratamentos para um determinado problema, aumentando assim em mais de dez vezes o fator de risco.

Outras sondagens sugeriram riscos maiores, e talvez o estudo mais significativo tenha sido o publicado por pesquisadores canadenses em 2001, concluindo que o risco de dano na artéria é de um incidente em 100 mil indivíduos que tenham recebido manipulação quiroprática no pescoço. Eles compararam pacientes que tinham sofrido danos em suas artérias cerebrais com grupos de controle sem nenhum histórico de derrame. Os resultados mostravam que os pacientes com menos de 45 anos que apresentavam rompimento em suas artérias tinham uma probabilidade cinco vezes maior de terem visitado um quiroprático na semana anterior ao derrame do que indivíduos saudáveis de uma idade aproximada. Isso significa que o tratamento quiroprático pode aumentar o risco de danos às artérias por um fator de cinco.

Um de nós, o professor Ernst, procedeu a repetidas revisões de toda a literatura sobre os riscos da manipulação da coluna. Até o momento, 700 casos de complicações graves foram documentados nessas publicações. Isso deveria ser motivo de séria preocupação para as autoridades da área de saúde, em especial pelo fato de, como muitos episódios não são registrados, o número real de casos ser bem maior. Realmente, se a manipulação da coluna fosse um remédio com efeitos negativos sérios e disseminados, e com tão poucos efeitos benéficos comprovados, então a essa altura é quase certo que ele teria sido retirado de circulação.

O risco de rompimento das artérias provocado por quiropráticos e as medonhas consequências desses danos suscitam três questionamentos sérios sobre a profissão quiroprática. Em primeiro lugar, é surpreendente que exista um conhecimento tão pequeno sobre o risco exato associado com a manipulação da coluna. Quiropráticos parecem não dispor de nenhum sistema para registrar e monitorar os danos que podem involuntariamente estar causando, e, portanto, parecem estar evitando qualquer tentativa de aferir a segurança do seu ofício. Esse problema ganhou destaque em 2001, quando uma equipe de pesquisadores, incluindo Edzard Ernst, pediu a integrantes da Associação Britânica de Neurologistas que registrassem casos de complicações neurológicas do seu conhecimento que tivessem acontecido 24 horas após manipulação do pescoço. Eles identificaram 35 casos, que incluíam nove derrames, ao longo de um ano. Ernst e seus colegas ficaram surpresos ao descobrir que nenhum desses casos tinha até então atraído qualquer atenção, na medida em que não haviam sido mencionados na literatura médica ou em qualquer outro lugar.

A abordagem aplicada pelos profissionais que adotam a quiropraxia contrasta fortemente com aquela seguida pelo *establishment* médico convencional, que avalia rigorosamente a segurança dos remédios antes de liberar seu acesso ao público. Mesmo quando um medicamento está disponível para ser receitado, médicos são encorajados a continuar monitorando e registrando qualquer reação adversa para identificação de uma taxa de incidência de raros problemas colaterais. Na Grã-Bretanha, esse programa permanente de vigilância se chama *Yellow Card Scheme* e é administrado pela Agência Reguladora de Produtos

Médicos e de Saúde. Esse e outros métodos são o motivo de aprendermos sobre perigos até então desconhecidos e de podermos, em caso de surgirem riscos, retirar o remédio de circulação. Nada de remotamente semelhante existe no mundo da quiropraxia.

A segunda crítica dirigida aos quiropráticos é a de que eles muitas vezes não alertam seus pacientes a respeito dos riscos existentes no seu tratamento. Um estudo publicado por quiropráticos em 2005 avaliava a questão do consentimento entre 150 desses profissionais escolhidos ao acaso no Reino Unido e revelava que apenas 23% deles sempre discutiam com seus pacientes, antes do tratamento, sobre sérios riscos a que estavam expostos. Isso contradiz as exigências do Departamento de Saúde britânico: "Antes de examinar, tratar ou cuidar de pacientes adultos, é preciso obter seu consentimento [...]. Pacientes precisam de informações suficientes antes de decidir se querem dar seu consentimento: informações, por exemplo, sobre os benefícios e riscos de determinado tratamento e dos tratamentos alternativos." Aquela atitude também não satisfaz ao código que regula a prática do Conselho Geral Quiroprático Britânico: "Antes de proceder a qualquer exame ou tratamento, um quiroprático deve se assegurar de que o consentimento foi dado por um paciente devidamente informado. A não obtenção desse tipo de consentimento pode levar a consequências no plano civil ou criminal."

A terceira crítica é ao fato de os quiropráticos continuarem a oferecer tratamento para problemas que não estão relacionados nem ao esqueleto, nem aos músculos, apesar de a manipulação da coluna não exercer impacto algum nesses tipos de enfermidades. Esse é um motivo de preocupação que já discutimos aqui, mas que se torna ainda mais problemático se tivermos em mente as outras duas críticas anteriores. A manipulação de coluna não apenas é inútil para o tratamento, por exemplo, da asma, como também implica um risco potencialmente fatal, e os pacientes nem sempre são informados a esse respeito.

Num trecho anterior deste capítulo oferecemos algumas palavras de advertência a pacientes que possam estar considerando a possibilidade de consultar um quiroprático, mas gostaríamos de acrescentar algo a esse conselho, em vista dos sérios riscos que acabamos de enumerar. Afirmamos, por exemplo, que a quiropraxia às vezes pode ajudar em certos problemas de coluna, e que, portanto, um tratamento de curto prazo com um quiroprático não ortodoxo pode ser útil. Mas também afirmamos que quiropráticos tendem a não ser melhores do que os fisioterapeutas convencionais para cuidar desse problema. Por isso, como os exercícios fisioterapêuticos consistem em um tratamento muito mais seguro do que a manipulação quiroprática, recomendamos enfaticamente a fisioterapia — não a quiropraxia — como sua primeira opção.

Outra alternativa em termos de tratamento que também recomendaríamos como preferível como opção à quiropraxia é a *osteopatia*. As origens da osteopatia são semelhantes às da terapia quiroprática, na medida em que ambas surgiram na América do Norte em fins do século XIX, em consequência de descobertas feitas por dissidentes carismáticos. No caso da osteopatia, seu fundador foi Andrew Taylor Still. Ele acreditava que a manipulação dos ossos em geral, não apenas a da coluna, melhorava a circulação do sangue e tinha efeito benéfico sobre o sistema nervoso. Além disso, sustentava que manipular os ossos dava ao corpo condições para que se curasse de qualquer doença existente!

Ainda que as ambições tradicionais tanto da terapia quiroprática como da osteopatia — a crença de que a manipulação da coluna ou dos ossos em geral é capaz de curar tudo — sejam igualmente bizarras e equivocadas, aconselharíamos a segunda terapia e não a primeira por uma série de razões. Em primeiro lugar, os osteopatas em sua maioria abandonaram suas crenças e alegações mais excêntricas, herdadas dos primeiros tempos do movimento, e nos dias de hoje se mostram mais firmemente escorados nos princípios científicos. Em segundo lugar, eles costumam empregar técnicas mais suaves, que provocam menos efeitos colaterais. Em terceiro lugar, usam menos os raios X e mostram menor inclinação para empregar métodos de diagnóstico ainda não testados. Em quarto lugar, geralmente se concentram nos problemas relacionados à coluna e ao sistema muscular e do esqueleto, deixando outras doenças a cargo de especialistas. Importante ressaltar, contudo, que a *osteopatia craniana* não é um tratamento que recomendaríamos, já que não existe nenhuma evidência de que funcione. Tanto a osteopatia como a osteopatia craniana são explicadas em maiores detalhes no guia encontrado no final deste livro.

Se mesmo assim decidir procurar um quiroprático, a despeito de todos os nossos conselhos e advertências, então recomendaríamos enfaticamente que desse início à sua consulta se certificando de que ele não irá manipular seu pescoço. Mesmo se o seu problema estiver relacionado à parte inferior da coluna, é importante frisar a ideia de que seu pescoço não deveria ser tocado, já que muitos quiropráticos, com a intenção de lidar com uma série de doenças, tomam a iniciativa de manipular o pescoço sem o consentimento de um paciente devidamente informado. Na realidade, Laurie Mathiason, que morreu em 1998, estava tendo seu pescoço manipulado apesar de sua queixa originalmente dizer respeito a um problema na base da coluna.

Finalmente, antes de encerrarmos essa parte sobre os riscos da quiropraxia, é importante enfatizar que todas as preocupações que levantamos também se aplicam ao tratamento de crianças. Muitos pais acreditam que estão agindo no interesse dos seus filhos ao levá-los para uma consulta a um quiroprático, mas deveriam ter consciência de que os estão expondo aos riscos dos raios X, de reações adversas temporárias, de lesões na coluna e até derrames. Na verdade, os perigos aos quais as crianças estão expostas são particularmente preocupantes, já que os seus ossos continuam a crescer até os últimos anos da adolescência, de modo que o quiroprático estará manipulando uma coluna ainda imatura.

Do mesmo modo que ocorre com adultos, quiropráticos se prontificam a tratar crianças às voltas com um amplo espectro de problemas inadequados para a sua atuação, como asma, urinar na cama, infecções no ouvido, problemas gástricos, hiperatividade, deficiências no sistema imunológico, problemas de aprendizado e dificuldades respiratórias. Quiropráticos alegam ser capazes de tratar desses problemas, mas sabemos que não existem evidências de que a manipulação da coluna possa oferecer qualquer benefício. Intrigados por essas alegações descabidas, os jornalistas Paul Benedetti e Wayne MacPhail investigaram as questões envolvendo crianças e terapias quiropráticas e incluíram suas descobertas no livro *Spin doctors: the chiropractic industry under examination* [Manipuladores: uma investigação sobre a indústria da quiropraxia]. Eles concentraram sua atenção no seu país natal, o Canadá, onde praticamente todos os quiropráticos lidam com crianças e onde uma parte significativa dos pais procura atendimento quiroprático para os filhos. E, efetivamente, de acordo com uma pesquisa realizada em 2004, em Toronto, 31% das crianças já tinham sido tratadas por um quiroprático.

Para descobriem o que acontece a uma criança que se consulta com um quiroprático, Benedetti e MacPhail providenciaram que uma colega acompanhasse uma menina de 11 anos, conhecida apenas como Judy, ao procurar cinco quiropráticos na área de Toronto em 2001. Judy também foi examinada pelo dr. John Wedge, um experiente ortopedista pediátrico do Hospital de Toronto para Crianças, que confirmou o estado "plenamente saudável" da menina. O objetivo era saber se os quiropráticos concordariam com a conclusão do dr. Wedge.

Os quiropráticos foram informados de que Julie de um modo geral apresentava boa saúde, mas sofria de algumas dores de ouvido, suaves dores de cabeça e alergias, e havia algum receio em relação à possibilidade de ela sofrer de asma. Um quiroprático examinou Judy, concordou que ela estava bem e não recomendou manipulação alguma da coluna, mas os outros quatro descobriram toda uma série de problemas. Além disso, diferentes quiropráticos encontraram diferentes problemas, apresentando diagnósticos conflitantes.

Segundo Benedetti e MacPhail: "Os outros quatro a submeteram a uma série de testes, detectando desequilíbrios, vértebras parcialmente travadas, assimetria, distribuição irregular do peso e uma coluna crivada de alto a baixo com subluxações. Encontraram subluxações nas partes superior, média e inferior da coluna, mas não necessariamente nas mesmas vértebras." Os quiropráticos alegavam que as subluxações encontradas poderiam acarretar problemas de aprendizado, complicações digestivas e dificuldades reprodutivas, e um deles disse ter detectado indícios de uma prematura osteoartrite. Não é de surpreender que esses profissionais tenham recomendado o recurso a um ajuste da coluna, com um deles propondo o início imediato de um tratamento consistindo em seis visitas por semana durante duas semanas, em seguida três vezes por semana durante seis semanas, depois duas visitas por semana, até que seu estado tivesse melhorado.

Os jornalistas transcreveram os comentários desses quiropráticos. Um deles suspeitava de que os problemas de Judy poderiam remontar ao parto:

"O médico ou outro profissional qualquer que tinha segurado sua cabeça poderia tê-la torcido para um lado ou para outro. Muita tensão foi gerada nessa ocasião. Eu estimaria que 85% a 95% de todos os problemas que vejo nos adultos tenham começado no processo do parto, pode acreditar nisso."

Outro quiroprático fez uma termografia das costas de Judy e mais tarde ligou para o seu tio para explicar os resultados: "Ok. Posso dizer que o exame dela foi horrível. A termografia dela é terrível. Do alto do seu pescoço até a parte inferior das costas existem sinais de interferência nos nervos. Há uma área muito grande para a idade dela. Bem, é claro que não vi os raios X porque acho que o senhor não mandou fazer, certo?" Apesar de o tio explicar que a mãe da menina não desejava que sua filha fosse exposta aos raios X, o quiroprático tentou fazê-la mudar de ideia: "Está bem, a mãe dela, então, teria que falar comigo. Mas realmente acho que seria necessário, especialmente depois de ver a termografia e o que o exame revelou."

Incentivar a criança a se submeter a um exame desnecessário de raios X, levantar temores injustificados sobre sérios problemas de saúde e se prontificar a manipular ossos ainda imaturos — todas essas atitudes refletem aspectos negativos do ofício de quiroprático. Benedetti e MacPhail, entretanto, trouxeram à luz uma prática ainda mais perturbadora: a manipulação quiroprática de bebês. Uma de suas colegas fingiu ser a mãe de um bebê de dois anos às voltas com infecções no ouvido e telefonou para cinquenta quiropráticos escolhidos ao acaso em uma lista telefônica de Toronto. Sua pesquisa revelou que 72% deles se ofereceram para tratar do seu bebê fictício, apesar de não existir evidência alguma de que quiropráticos possam ser de alguma ajuda para tratar de infecções no ouvido.

Os riscos da medicina alternativa

A maior parte das pessoas encara a medicina alternativa como uma opção segura. Por outro lado, a medicina convencional é muitas vezes criticada devido aos efeitos colaterais de remédios ou dos riscos associados a cirurgias. Mas será a medicina alternativa realmente mais segura do que a convencional?

Já vimos que a terapia quiroprática encerra toda uma série de riscos, dos perigos menores relacionados aos raios X até os derrames que podem ser provocados pela manipulação da parte superior da coluna. Em resumo, a terapia quiroprática é certamente mais perigosa do que os exercícios fisioterapêuticos tradicionais. Mas o que dizer das outras terapias alternativas?

Nos capítulos anteriores, omitimos deliberadamente a questão da segurança no contexto da acupuntura e da homeopatia porque queríamos concentrar nossa atenção em saber se essas terapias eram ou não eficazes. Entretanto, agora que levantamos a questão da segurança, no restante do capítulo discutiremos os riscos associados a esses tratamentos. Para ambas as terapias, o mais importante é realizar uma avaliação do risco, determinando se seus benefícios compensam os perigos que apresentam e comparando a sua relação risco/benefício com a relação risco/benefício associada à medicina convencional.

No caso da acupuntura, estudos mostraram que tratamentos podem resultar em dores, sangramentos e contusões suaves, mas essas reações adversas não são tão significativas: ocorrem em apenas 10% dos pacientes e são passageiras. Efeitos colaterais ligeiramente mais sérios incluem desmaios, tonteiras, náusea e vômitos, porém — mais uma vez — esses episódios são raros e em geral associados a pacientes ansiosos, que podem sentir medo de agulhas. Ainda que a maior parte dos pacientes possa aceitar esses riscos como uma consequência não surpreendente do fato de terem se submetido a picadas com agulhas, existem dois sérios efeitos colaterais adversos que os pacientes deveriam levar em consideração antes de visitar um acupunturista.

O primeiro deles é o risco de infecção. Esse é um receio fundamentado porque tem havido vários casos documentados de pacientes que contraíram dessa forma doenças como hepatite. A publicação científica *Hepatology* documentou como 35 em 366 pacientes contraíram hepatite B em uma clínica de acupuntura em Rhode Island. Um estudo detalhado sobre esse surto mostrou que pacientes com menos de 150 inserções de agulhas durante seu tratamento apresentavam um risco de 9% de contrair a doença, enquanto os que tinham recebido mais de 450 agulhas corriam um risco de 33%. A infecção é causada pela reutilização de agulhas inadequadamente esterilizadas e parte do problema pode ter decorrido da antiga tradição chinesa de armazenar as agulhas em soluções com álcool, o que não é suficiente como proteção ao vírus da hepatite.

O outro sério risco para pacientes vem da possibilidade de que agulhas possam perfurar e danificar um nervo ou órgão importante. Inserir, por exemplo, uma agulha na base do crânio pode provocar uma lesão cerebral; já uma inserção profunda de uma agulha na parte inferior das costas pode afetar um rim, e existem cerca de sessenta casos registrados de perfurações nos pulmões, conhecidas como *pneumotórax*. Mais preocupante ainda, há um registro do caso de um acupunturista que inseriu uma agulha no peito de uma mulher austríaca, alcançando seu coração. Normalmente, a inserção de uma agulha nesse ponto é totalmente segura, porque o esterno protege o coração, porém uma em cada vinte pessoas apresenta um buraco nesse osso. Essa anormalidade não pode ser vista porque é coberta por ligamentos muito fortes, mas uma agulha de acupuntura é capaz de atravessar essas estruturas. No caso da paciente austríaca, a agulha atravessou seu coração e a matou.

Ainda que a acupuntura encerre alguns riscos comuns e sérios, é importante frisar que os riscos comuns não são absolutamente sérios e os riscos sérios não são absolutamente comuns. Os sessenta casos de pneumotórax registrados nas últimas décadas têm de ser considerados no contexto de milhões de tratamentos de acupuntura administrados a cada ano. Além disso, riscos sérios podem ser minimizados escolhendo-se um acupunturista com formação médica que use agulhas descartáveis.

Por outro lado, deve-se lembrar que as evidências para a eficácia da acupuntura variam de zero para toda uma série de condições e enfermidades até um grau mínimo de alívio para dor e náusea. Por isso, só valeria a pena considerar a acupuntura para aliviar a dor e combater a náusea, e ainda assim só se acreditar que, feitas as contas, os supostos benefícios fossem significativos o bastante para compensar os pequenos riscos.

No Capítulo 3, discutimos a eficácia (ou melhor, a falta de eficácia) da homeopatia. A conclusão foi a de que os benefícios da homeopatia se devem meramente ao efeito placebo, o que não é de surpreender se tivermos em mente que o medicamento em sua forma final muitas vezes não contém nenhum ingrediente ativo devido aos níveis extremos de diluição. Poderíamos supor, portanto, que a homeopatia poderia pelo menos ser segura. E, realmente, se os medicamentos homeopáticos são destituídos de quaisquer ingredientes ativos, então devem ser inofensivos, certo?

Infelizmente, a homeopatia pode ter efeitos surpreendentes e perigosos. Esses nada têm a ver diretamente com qualquer remédio homeopático em particular, mas são, ao contrário, uma consequência indireta do que acontece quando homeopatas substituem doutores como fontes de conselhos médicos.

Muitos homeopatas, por exemplo, mantêm uma atitude negativa em relação à imunização, de modo que pais que estejam em contato regular com homeopatas têm uma probabilidade menor de imunizar seus filhos. Para avaliarem a extensão do problema, Edzard Ernst e Katja Schmidt, na Universidade de Exeter, conduziram uma pesquisa reveladora entre homeopatas britânicos. Depois de obterem seus endereços de e-mail em listas na internet, enviaram um e-mail a 168 homeopatas no qual fingiam ser uma mãe pedindo conselho se deveria ou não vacinar seu filho de um ano contra sarampo, parotidite infecciosa e rubéola (MMR). Isso se deu em 2002, quando a controvérsia em torno da MMR estava perdendo força e as evidências científicas eram claramente favoráveis à vacinação. Ainda que 104 homeopatas tenham respondido, o comitê de ética que supervisionava a pesquisa exigiu que esses homeopatas fossem informados do real propósito por trás do e-mail e que tivessem a oportunidade de retirar suas respostas se não desejassem ser envolvidos na pesquisa. É claro que 27 deles aproveitaram essa oportunidade. Dos 77 participantes que restaram, apenas dois (3%) aconselharam a mãe a imunizar o filho. É claro que as respostas dos 27 homeopatas que se retiraram da pesquisa nunca foram divulgadas publicamente ou avaliadas, mas parece razoável supor que a atitude geral teria sido em média mais negativa. Está claro que a esmagadora maioria dos homeopatas não vai encorajar a imunização.

Essa postura anti-imunização não é uma característica unicamente dos homeopatas, sendo também comum entre outros terapeutas alternativos.

Ao mesmo tempo em que faziam sua pesquisa entre os homeopatas, Ernst e Schmidt também enviaram e-mails para quiropráticos com o mesmo pedido de aconselhamento a respeito da imunização. Houve 22 respostas, mas seis quiropráticos retiraram as suas ao tomar conhecimento de que elas fariam parte de uma pesquisa acadêmica. Das 16 respostas restantes, apenas quatro quiropráticos (25%) aconselharam a imunização. Mais uma vez, temos motivos para supor que aqueles que se retiraram da pesquisa teriam assumido uma atitude ainda mais negativa. E, novamente, está claro que a ampla maioria dos quiropráticos não vai encorajar a vacinação.

Essa reação negativa da parte dos quiropráticos era condizente com a atitude abertamente hostil expressa em grande parte da sua literatura. Quiropráticos veteranos escreveram afirmações como "a vacinação contra a varíola nos EUA e na Grã-Bretanha foi interrompida porque compreenderam que os que eram vacinados sofriam os piores aspectos da doença" e "os perigos da vacinação das crianças pequenas são profundos [...] em alguns casos, a vacina age de modo não específico, de modo a aumentar a crônica tendência para a doença preexistente". As duas afirmações são enganosas e prejudiciais. A verdade é que podemos argumentar que a imunização é — sozinha — a mais importante descoberta na história da medicina. E, realmente, é provável que exista uma substancial porcentagem de leitores, talvez inclusive você, que nem sequer estivessem vivos hoje não fosse pela imunização que todos recebemos quando crianças.

Felizmente essas doenças atualmente são raras no mundo desenvolvido, mas isso significa com que facilidade esquecemos seu impacto potencialmente devastador — não sabemos mais avaliar por que costumávamos temê-las tanto. Contudo, se olharmos para além do mundo desenvolvido, então somos lembrados dos perigos representados pelas doenças infantis e do valor da vacinação. Por exemplo, a Measles Iniciative [Iniciativa Sarampo] foi lançada em 2001 com o objetivo de vacinar crianças, diminuindo as mortes por sarampo em todo o mundo. Nos seus primeiros cinco anos, o programa já reduziu o número anual de mortes por sarampo na África em 91%, caindo de 400 mil para 36 mil.

A postura anti-imunização, bastante difundida entre terapeutas alternativos, é apenas uma das maneiras pelas quais eles oferecem conselhos nocivos aos pais. Outro exemplo é o fato de terapeutas alternativos às vezes interferirem no tratamento com medicamentos convencionais que um paciente esteja adotando, mesmo sem terem qualificação para aconselhar a respeito de receitas. Uma pesquisa feita em 2004 com acupunturistas trabalhando no Grã-Bretanha mostrou que 3% dos pacientes recebiam conselhos sobre suas receitas, e alguns deles sofreram consequências negativas devido a isso.

Talvez o maior perigo no modo como os terapeutas alternativos se comportam esteja simplesmente na promoção de que seus próprios tratamentos quando pacientes deveriam estar sob os cuidados de um médico convencional. Há muitos relatos sobre pacientes vítimas de doenças sérias (por exemplo, diabetes, câncer, AIDS) que foram prejudicados depois de seguir os conselhos de terapeutas alternativos, em vez dos conselhos de um médico.

Esse perigo é ampliado por uma faceta particularmente estranha de muitas terapias alternativas, um fenômeno conhecido como *crise de cura*. Isso significa que, durante o processo de cura, não é incomum que a terapia possa fazer com que os sintomas piorem antes de melhorar — isso supostamente se deve ao fato de o corpo estar lutando ou ao fato de as toxinas estarem sendo expelidas. Em um caso, um paciente que estava sendo tratado de pancreatite (um problema que acarreta risco de morte) recebeu um remédio homeopático afirmando que a dor abdominal era parte da crise de cura, conhecida também como *agravamento homeopático*. Assim, justamente quando a pancreatite pode estar piorando e o paciente deve procurar com urgência atendimento médico, o conselho por parte da homeopatia é que o paciente deva relaxar, porque tudo está correndo como esperado.

Em 2006, Simon Singh, um dos autores deste livro, tentou chamar atenção para a extensão do problema representado pelos maus conselhos fornecidos pelos homeopatas descobrindo o que eles ofereceriam a uma jovem viajante preocupada em se proteger contra a malária. Trabalhando com Alice Tuff e a entidade beneficente Sense About Science, Singh desenvolveu uma história na qual Alice Tuff estaria embarcando em uma viagem de dez semanas através da pela África Ocidental, onde existe alta incidência da variedade mais perigosa de malária, capaz de provocar morte em três dias. A ideia era que Tuff, uma universitária, explicaria aos homeopatas que ela havia sofrido anteriormente com efeitos colaterais causados por comprimidos convencionais antimalária e tinha cogitado se existiria uma alternativa homeopática.

Contudo, antes de abordar os homeopatas, Tuff foi a uma clínica convencional especializada em cuidados para viajantes e contou exatamente a mesma história, o que resultou em uma consulta demorada. O especialista explicou que efeitos colaterais não eram incomuns nos comprimidos contra malária, mas que havia uma série de opções, de modo que talvez fosse aconselhável outro tipo de comprimido para malária. Esses remédios deveriam, então, ser tomados na semana anterior à viagem para verificar se não produziriam efeitos colaterais desagradáveis. Ao mesmo tempo, o especialista sondou Tuff a respeito de seu histórico médico e ofereceu aconselhamento minucioso sobre, por exemplo, como evitar picadas de insetos.

Tuff encontrou vários homeopatas em uma busca pela internet, da mesma forma que qualquer estudante faria. Então visitou ou telefonou para dez deles, trabalhando na área de Londres ou no entorno da cidade. Alguns desses homeopatas administravam suas próprias clínicas, outros trabalhavam em farmácias homeopáticas e um deles era funcionário de uma grande farmácia. Em todos os casos Tuff gravou secretamente as conversas para documentar a consulta.

Os resultados foram chocantes. Sete dos dez homeopatas não chegaram a fazer perguntas sobre seu histórico médico e também não ofereceram nenhum aconselhamento sobre como evitar picadas de insetos. Pior ainda, dos dez homeopatas se prontificaram a oferecer proteção homeopática contra a malária em vez de recomendar o tratamento convencional, o que teria colocado em risco a vida de nossa suposta viajante.

Os homeopatas receitaram diferentes remédios homeopáticos. Alguns ofereceram nosódio para malária (baseado em vegetais apodrecidos), enquanto outros recomendaram *Cinchona officinalis* (baseado em quinino) ou *Natrum muriaticum* (baseado no sal). Em todo caso, os remédios eram tão diluídos a ponto de não conterem nenhum ingrediente ativo e todos são igualmente inúteis.

Os homeopatas se prontificaram a relatar casos que mostravam a eficácia da homeopatia. Segundo um deles, uma médica, "certa vez uma mulher me disse que foi à África trabalhar e contou que as pessoas que tomaram os remédios contra malária acabaram contraindo a doença, embora se tratasse provavelmente de algum tipo diferente, não o habitual, mas aqueles que haviam tomado remédios homeopáticos não pegaram. Não ficaram nem um pouco doentes!" Ela também deu conselhos afirmando que a homeopatia era capaz de proteger contra febre amarela, disenteria e febre tifoide. Outro homeopata tentou explicar o mecanismo por trás dos remédios: "Os remédios deveriam baixar sua suscetibilidade; porque o que fazem é tornar possível que sua energia — sua energia viva — não conte com uma espécie de buraco por onde a malária possa entrar. Os mosquitos que transmitem malária não vão aparecer e preenchê-lo. Os remédios garantem isso."

Dias depois o programa da BBC, *Newsnight* gravou às escondidas cenas nas mesmas clínicas homeopáticas e descobriu exatamente os mesmos remédios vazios sendo oferecidos como proteção contra a malária. Isso aconteceu no período anterior às férias de verão, de modo que se tornou parte de uma campanha para alertar viajantes sobre os perigos bastante reais de se confiar na homeopatia como uma proteção em relação às doenças tropicais. Um caso relatado no *British Medical Journal* descrevia como uma mulher havia confiado na homeopatia em sua viagem ao Togo, na África Ocidental, e que tinha sido vítima de um ataque de malária. A consequência foi que precisou de dois meses de cuidados intensivos para se recobrar de uma falência múltipla de órgãos.

O objetivo principal da investigação sobre o tratamento homeopático da malária era demonstrar sem sombra de dúvida que mesmo a forma mais inocente de medicina alternativa pode se tornar perigosa, caso o terapeuta que a prescreve aconselhe um paciente a não seguir um tratamento médico convencional efetivo.

É provável que alguns dos terapeutas alternativos que vendem remédios inúteis para problemas de saúde perigosos estejam plenamente conscientes do que estão fazendo e se mostrem contentes em tirar proveito disso. Antes de terminar este capítulo, contudo, é importante enfatizar que a maioria dos terapeutas alternativos age com a melhor das intenções. Esses terapeutas equivocados estão apenas iludindo a si mesmos, assim como a seus pacientes.

Um dos exemplos mais dramáticos de um homeopata bem-intencionado é o de uma profissional inglesa trabalhando em Devon, cuja identidade não pode ser revelada. Em 2003, ela percebeu uma mancha marrom no próprio braço, que vinha aumentando de tamanho e mudando de cor. Na época, ela estava em contato constante com médicos, já que vinha tomando parte de uma pesquisa organizada pelo professor Ernst, que havia sido concebida para verificar se os homeopatas podiam tratar de asma. Em vez de discutir sua lesão com os médicos, ela decidiu tratar a si mesma empregando seus remédios homeopáticos.

A mulher tinha tamanha fé em seus medicamentos que tratou da mancha durante vários meses, continuando a manter segredo a respeito do problema diante dos médicos. Infelizmente, a mancha se revelou um melanoma maligno. A cada mês que passava, minguavam as chances de se adotar um tratamento para essa agressiva espécie de câncer. Enquanto ainda se encontrava no meio do tratamento que administrava para os pacientes vítimas de asma, a homeopata morreu. Se tivesse procurado um tratamento convencional no estágio inicial da doença, poderia ter contado com 90% de chances de sobreviver por cinco ou mais anos. Ao confiar na homeopatia, ela condenou a si mesma a uma morte inevitavelmente prematura.

5. A verdade sobre a fitoterapia

"A arte de curar vem da natureza e não do médico. Por isso, o médico deve tomar a natureza como ponto de partida, mantendo sua mente aberta."

Paracelso (1493–1541)

Fitoterapia

O uso de plantas e de extratos de plantas no tratamento e prevenção de toda uma série de doenças. A fitoterapia é uma das mais antigas e difundidas formas de tratamento. Baseada em plantas locais e em tradições, continua a desempenhar um papel importante na assistência médica na Ásia e na África. Nas últimas décadas, a fitoterapia se tornou uma das formas de tratamento que cresce mais rapidamente no mundo.

O PRIMEIRO CASO DE MEDICINA ALTERNATIVA DISCUTIDO NESTE LIVRO dizia respeito a Ötzi, o montanhista de 5 mil anos cujo corpo congelado foi encontrado na Áustria em 1991 com várias marcas de tatuagens. Essas tatuagens tinham sido feitas em pontos ainda familiares aos olhos dos acupunturistas modernos, de modo que parece possível, ou mesmo provável, que Ötzi estivesse recebendo um tratamento semelhante à acupuntura. Há outras evidências, entretanto, de que estava recebendo também outra forma de medicina alternativa: a fitoterapia.

Os arqueólogos que estudavam o corpo de Ötzi encontraram dois caroços do tamanho de nozes ligadas por uma tira de couro. Os caroços foram identificados como sendo o fruto do fungo da bétula (*Piptoporus betulinus*), que contém ácido poliporênico, o qual age como um antibiótico. Essa informação se tornou particularmente interessante quando cientistas descobriram que o cólon de Ötzi estava infectado com ovos de um verme conhecido como *Trichuris trichiura*, que pode ser morto com ácido poliporênico. Escrevendo na *Lancet*, um antropólogo chamado Luigi Capasso concluiu: "A descoberta do fungo sugere que o homem do gelo tinha consciência dos parasitas que levava no intestino e os combateu com doses comedidas de *Piptoporus betulinus*."

A partir dos medicamentos à base de fungos utilizados por Ötzi e com base em outras evidências semelhantes, sabemos que o mais antigo sistema de medicina da humanidade se baseava no uso de plantas. É claro que nossos antepassados não teriam como saber que a *Piptoporus betulinus* continha ácido poliporênico e que isso matava os ovos de *Trichuris trichiura*, mas sabiam o suficiente para compreender que o consumo de fungos de bétula de alguma maneira proporcionava um alívio para certos tipos de dores estomacais e, de modo similar, se deram conta de que outras plantas de alguma maneira curavam outras doenças.

Sociedades em todo o mundo recorriam à observação de erros e acertos para desenvolver seu próprio corpo de conhecimentos médicos baseado nas plantas locais, com o curandeiro da tribo agindo na qualidade de um especialista que conservava esses dados e providenciava remédios. Cada geração de sangomas e xamãs foi gradualmente acumulando mais e mais informações sobre os remédios naturais que cresciam ao seu redor, fazendo com que a fitoterapia se tornasse um sistema cada vez mais poderoso de assistência médica. Então, no século XVIII, a fitoterapia repentinamente entrou em uma nova era, quando começou a ser investigada pelos cientistas, dispostos a aprimorar os recursos naturais úteis para a medicina.

Em 1775 um médico britânico chamado William Withering se uniu à equipe do Hospital Geral de Birmingham e pouco depois se tornou um dos participantes da Lunar Society. A entidade reunia um grupo de homens conhecidos que se encontravam uma vez por mês na segunda-feira que mais se aproximasse de uma lua cheia — isso permitia que ficassem discutindo sobre ciência até tarde da noite e ainda assim contassem com alguma luz da lua ao voltar para casa. A carreira de Withering na medicina, somada ao seu interesse pela ciência, resultou em uma importante investigação sobre os benefícios proporcionados pela dedaleira, que também era conhecida como *Digitalis purpurea*. Há muito se sabia que a *digitalis* podia ser usada para tratar a hidropsia, uma inchação associada à insuficiência cardíaca, mas Withering passou nove anos documentando meticulosamente seu impacto sobre um total de 156 pacientes. Em suas experiências, ele variava a forma como a *digitalis* era preparada e também alterava as dosagens de modo a aprender como tirar o melhor proveito dos benefícios proporcionados pela planta e minimizar seus efeitos colaterais. Aprendeu, por exemplo, que o pó seco da folha era cinco vezes mais eficaz do que a folha verde da dedaleira; que ferver a folha enfraquecia seu impacto sobre o paciente e que o uso excessivo da planta provocaria náusea, vômitos, diarreia e uma tendência a ver o mundo tingido por um tom amarelo esverdeado.

Ele publicou sua pesquisa em 1785 em um livro intitulado *An account of the foxglove and some of its medical uses* [Uma avaliação da dedaleira e de alguns de seus usos medicinais]. Seu relato destacava a abordagem rigorosa e imparcial adotada na análise da *digitalis*:

> Teria sido uma tarefa fácil oferecer uma seleção de alguns casos, cujo resultado bem-sucedido teria deposto enfaticamente a favor do medicamento, e, talvez, contribuísse de modo lisonjeiro para a minha reputação. Mas tanto a Verdade como a Ciência condenariam esse procedimento. Mencionei, por essa razão, cada caso [...] adequado ou inadequado, bem-sucedido ou não.

A pesquisa de Withering marca uma reviravolta na história da medicina fitoterápica, das suas origens acidentais rumo a uma atitude mais sistemática e científica. Uma a uma, as ervas tradicionais foram submetidas a exame. Uma boa ilustração dessa nova abordagem racional é o modo como os cientistas se apropriaram do potencial da casca da cinchona, há muito usada pelos índios peruanos para tratar da malária. Padres jesuítas tiveram conhecimento de seus poderes curativos por volta de 1620 e, duas décadas mais tarde, a chamada casca-de-jesuíta passou a ser altamente prezada em muitas partes da Europa. E, realmente, o médico italiano do século XVII, doutor Sebastiano Bado, considerou que o tratamento proporcionado pela casca da cinchona era mais valioso do que todo o ouro trazido da América do Sul.

Os que se dedicavam à cura pelas plantas preparavam a casca da cinchona para uso medicinal simplesmente a secando e, então, a moíam até que fosse transformada em um pó fino. Foi esse pó que inspirou Samuel Hahnemann a inventar a homeopatia, como foi discutido no Capítulo 3. Cientistas, entretanto, desenvolveram o remédio baseado em ervas em uma direção bem diferente, que acabaria maximizando seu potencial. Ao cogitarem da possibilidade de que apenas um componente da casca fosse ativo em termos médicos, eles tentaram isolar esse componente e então administrá-lo de um modo mais concentrado e com maior potência. Foi só em 1820 que Pierre-Joseph Pelletier e Joseph-Bienaimé Caventou, dois químicos franceses, isolaram um composto ao qual chamaram de *quinino*, nome baseado no termo inca para a árvore cinchona. A partir de então, cientistas puderam estudar adequadamente e em detalhes os efeitos dessa substância antimalária e otimizar a forma pela qual pudesse ser usada para salvar vidas.

Alguns poucos anos depois de o quinino ser isolado a partir da casca da cinchona, cientistas concentraram sua atenção na casca do salgueiro, utilizado há milhares de anos para reduzir a dor e combater as febres. Mais uma vez obtiveram sucesso ao identificar o ingrediente ativo, batizado dessa vez de *salicina*, que tem sua origem em *salix*, a palavra latina para salgueiro. Nesse caso, contudo, os cientistas se apropriaram do remédio natural e procuraram modificá-lo e aprimorá-lo, motivados pela consciência de que a salicina era tóxica. Ingerida tanto na sua forma pura quanto na casca do salgueiro, a salicina era conhecida em particular por causar problemas gástricos, mas os químicos compreenderam que poderiam anular grande parte do efeito colateral transformando a salicina em uma outra molécula similar conhecida como ácido acetilsalicílico. A companhia Bayer, da Alemanha, começou a anunciar e oferecer esse novo remédio milagroso sob o nome de aspirina em 1899, e deu a partida em sua campanha promocional escrevendo a 30 mil médicos por toda a Europa no primeiro *mailing* da história da indústria farmacêutica. A aspirina se tornou um sucesso imediato, ganhando o endosso de celebridades — Franz Kafka disse à sua noiva que o remédio aliviava a dor insuportável associada à existência.

Graças à abordagem científica, a utilidade da aspirina só tem aumentado. É atualmente o remédio mais barato e o mais vendido em todo o mundo, e se tornou mais do que o mero analgésico que todos julgaram que fosse inicialmente. Ensaios clínicos têm mostrado que ela pode reduzir o risco de um infarto agudo, de derrames e de muitos tipos de câncer. No aspecto negativo, investigações científicas também demonstraram que a aspirina pode provocar sangramento no estômago em três em cada mil pessoas e que também pode aumentar o risco de ataques de asma. Além disso, a aspirina não é recomendada para crianças com menos de 12 anos.

Já está ficando bastante claro que este capítulo a respeito da fitoterapia será muito diferente dos anteriores, dedicados à acupuntura, à homeopatia e à manipulação quiroprática. Essas outras terapias têm lutado para serem aceitas pela medicina convencional, em parte porque as filosofias nas quais se baseiam estão em contradição com nosso conhecimento científico da anatomia, fisiologia e patologia. Por que inserir agulhas em um meridiano inexistente deveria melhorar a audição? Por que razão as soluções homeopáticas ultradiluídas destituídas de qualquer ingrediente ativo seriam capazes de combater a rinite alérgica? Por que manipular a coluna poderia amenizar a asma? Já as plantas, ao contrário, contêm um complexo coquetel de substâncias farmacologicamente ativas, de modo que não é de surpreender que algumas delas exerçam impacto no nosso bem-estar. Em consequência disso, a fitoterapia tem sido adotada pela ciência em uma medida muito maior do que os outros tratamentos já mencionados.

E, efetivamente, existe um consenso geral de que grande parte da moderna farmacologia evoluiu a partir da tradição do uso de ervas medicinais. Segundo o neurocientista Patrick Wall, 95% dos anestésicos usados pelos médicos de hoje são baseados ou no ópio ou na aspirina, e o espectro de modernos medicamentos baseados em plantas inclui desde o agente anticâncer taxol (extraído da *yew tree* ou *Taxus brevifolia*)* e o remédio antimalária *artemisinina* (do arbusto da artemísia). Alguns remédios extraídos da natureza ostentam origens bastante modestas, como a *penicilina*, descoberta quando uma mancha de mofo de *penicillium* surgiu na lâmina de um laboratório em Paddington, Londres. Outros remédios tiveram de ser rastreados até lugares exóticos, como Madagascar, lar de uma espécie de flor *Catharanthus* que deu origem a dezenas de substâncias químicas, incluindo os remédios *vincristina* e *vimblastina*, usados em quimioterapia.

Apesar de todos esses exemplos que demonstram que várias plantas tinham se tornado parte integrante da medicina convencional, é importante enfatizar que grande parte da fitoterapia ainda é considerada como medicina alternativa.

---

*Árvore conífera encontrada no noroeste da América do Norte junto ao Pacífico. [*N. do T.*]

Na realidade, é fácil fazer uma distinção entre medicina fitoterápica alternativa e o que poderia ser chamado de medicina fitoterápica científica. A diferença entre as duas categorias fica clara quando relembramos os objetivos dos cientistas que, nos séculos XIX e XX, examinaram os remédios baseados em plantas.

Os cientistas queriam identificar o componente ativo de cada planta e isolá-lo. Procuraram a seguir sintetizá-lo industrialmente de modo a tornar possível sua produção em massa a baixo custo. Esforçaram-se até mesmo para aprimorar a natureza ao manipular as moléculas do ingrediente original. Aspecto crucial, os cientistas tentaram avaliar o impacto do tratamento sobre os pacientes para descobrir quais extratos de plantas eram seguros e eficazes e quais eram perigosos ou ineficientes. Os tratamentos que surgiram a partir desse enfoque científico já são considerados de tal modo convencionais que não são mais rotulados como remédios fitoterápicos, mas são, ao contrário, simplesmente incorporados no bojo da moderna farmacologia. É mais do que justificado que a palavra inglesa para remédio, *drug*, tenha vindo da palavra sueca *druug*, que significa "planta seca".

Por outro lado, a medicina fitoterápica geralmente enfatiza o uso da planta inteira ou de uma parte inteira da planta, porque se baseia na filosofia segundo a qual essas plantas foram projetadas para nos curar. Os que no passado tradicionalmente usavam as plantas para curar acreditavam que a Mãe Natureza concebeu uma complexa combinação de substâncias no interior da planta de modo que elas funcionem em harmonia, o que significa que a planta produz um efeito maior do que a soma das suas partes. Os fitoterapeutas chamam a isso de *sinergia*.

Em síntese, os fitoterautas alternativos continuam a acreditar que a Mãe Natureza sabe mais e que a planta inteira continua a proporcionar o remédio ideal, enquanto os cientistas acreditam que a natureza é apenas um ponto de partida e que os remédios mais potentes são aqueles derivados da identificação (e às vezes da manipulação) de ingredientes vitais de uma planta.

Sabemos que produtos farmacêuticos extraídos de plantas e produzidos de modo científico são eficazes, mas a questão vital no contexto deste livro é saber se os medicamentos fitoterápicos alternativos, feitos a partir de plantas inteiras, realmente funcionam. A maioria deles não foram submetidos a exames tão rigorosos como aqueles por que passaram os remédios convencionais, mas existem muitos estudos que lançam efetivamente luz sobre determinados remédios fitoterápicos. Na seção seguinte fizemos o melhor possível para cotejar as evidências de modo a decidir se cada planta é genuinamente eficaz — por exemplo, a equinácea é capaz de curar um resfriado e será que o óleo de onagra (*Oenothera biennis*) proporciona algum alívio contra eczemas?

Também abordaremos uma questão médica ainda mais importante, ou seja, a da segurança. Além de saber quais remédios fitoterápicos funcionam, pacientes também precisam saber quais são perigosos e até mesmo fatais.

A farmácia fitoterápica

Ao longo das últimas duas décadas, assistimos a uma avalanche de artigos em jornais proclamando os efeitos benéficos dos remédios fitoterápicos derivados da erva-de-são-joão, uma planta que supostamente atua como um antidepressivo. E realmente suas vendas dispararam nos anos 1990, a ponto do seu consumo ter aumentado mais rapidamente do que qualquer outro medicamento fitoterápico popular. Mas esse *boom* verificado nas vendas tem razão de ser? Essa erva pode efetivamente ajudar os pacientes na sua luta contra depressão?

A erva-de-são-joão (*Hypericum perforatum*), que tem sua origem na Europa, teria sido reconhecida pelos fazendeiros de um passado remoto como uma planta perigosa, já que podia causar danos ao gado em suas pastagens, provocando problemas como aborto espontâneo e até morte. Talvez sua natureza tóxica explique o costume de pregar um ramo de erva-de-são-joão nas portas para afugentar os maus espíritos. Com o tempo, a tradição evoluiu para o hábito de pendurar a planta no dia de São João, 24 de junho, logo depois de suas flores amarelas terem brotado. A associação com o dia do santo explica o fato de ser chamada de erva-de-são-joão — *St. John wort* — com o adendo *wort*, um termo do inglês arcaico para planta.

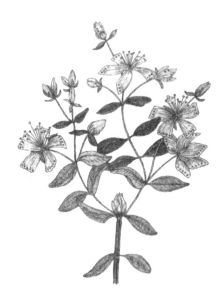

Erva-de-são-joão (*June Hill Redigo/Custom medical stock photo/Science Photo Library*)

A ideia de que ela era capaz de envenenar os espíritos maléficos do outro mundo provavelmente encorajou os antigos curandeiros a acreditarem que também seria capaz de envenenar os espíritos maléficos que existiam dentro de nós, aos quais atribuíam a responsabilidade pela doença. Sabemos que há 2 mil anos os curandeiros usavam a erva-de-são-joão para tratar de dor ciática, artrite, cólicas menstruais, diarreia e muitos outros problemas, mas foi apenas no século XVI que o médico Paracelso apresentou a primeira evidência documentada indicando que a planta estava sendo usada para tratar de problemas mentais, conhecidos na época como *phantasmata*. No século seguinte, um médico italiano chamado Angelo Sala também descreveu como essa planta podia ser usada para tratar de depressão, ansiedade e loucura, e, além disso, observou: "A erva-de-são-joão cura esses problemas com a rapidez de um raio."

A erva-de-são-joão seguiu sendo empregada contra depressão até o início do século XX, mas ela e outros medicamentos fitoterápicos foram gradualmente perdendo sua popularidade, à medida que médicos europeus e americanos passaram a preferir novos remédios que estavam sendo elaborados. A medicina estava entrando na era científica. Havia, portanto, uma inevitável tendência a se rejeitarem antigos remédios naturais em favor dos novos medicamentos. Contudo, a tradição das ervas medicinais sobreviveu em bolsões através da Europa e da América, e sempre existiu um fluxo permanente de evidências ilustradas por histórias, sugerindo que a erva-de-são-joão era eficaz no tratamento da depressão. Mas essas histórias a respeito de curas indicavam que a erva-de-são-joão era mesmo eficiente ou poderiam ser explicadas por um poderoso efeito placebo?

A melhor maneira de determinar a eficácia da erva-de-são-joão era submetê-la a um teste científico e, a partir de 1979, ocorreram vários experimentos. A maior parte deles realizada na Alemanha, onde a medicina fitoterápica havia conservado sólido apoio por parte de um núcleo de simpatizantes, entre os quais se incluíam médicos e pacientes. Como costuma ocorrer com frequência em relação à medicina alternativa, cada teste considerado isoladamente era incapaz de oferecer uma conclusão definitiva sobre a eficácia da erva, mas, caso após caso, surgiam evidências que pareciam estar prestes a provar que a erva-de-são-joão era mais do que um mero placebo. O passo seguinte foi realizar uma metanálise, na qual todos os dados obtidos em todos os ensaios clínicos seriam cuidadosamente reunidos para extrair uma avaliação mais consistente em relação ao real valor da planta.

A primeira metanálise da erva-de-são-joão foi realizada em 1996 e abrangia os resultados de 23 estudos. Ao se referir à planta pelo seu nome latino de *hypericum*, ela concluía: "Existem indícios de que extratos de *hypericum* podem ser mais eficazes do que o placebo para o tratamento de depressões leves a moderadamente severas." Em 1997, o programa de reportagens da TV americana *20/20* afirmou que a erva-de-são-joão representava "uma descoberta médica verdadeiramente notável — algo capaz de afetar a vida de milhões de pessoas que sofrem de formas mais ou menos graves de depressão". Graças a essa forma de publicidade, as vendas de erva-de-são-joão nos EUA aumentaram cerca de trinta vezes só nos últimos três anos.

A conclusão da metanálise de 1996 foi reforçada em 2005 pela Cochrane Collaboration. A entidade realizou uma revisão sistemática intitulada *Erva-de-são-joão para depressão*, abrangendo todos os 37 ensaios clínicos já realizados àquela altura. No contexto do tratamento da depressão em suas formas leve ou moderadamente severa, a Cochrane afirmava que "a *hypericum* e os antidepressivos tradicionais produzem efeitos benéficos similares". Entretanto, os autores da revisão fizeram questão de enfatizar as limitações da erva-de-são-joão: "Para modalidades mais graves de depressão, recentes ensaios clínicos com controle placebo sugerem que os extratos de *hypericum* testados produzem efeitos benéficos mínimos."

No entanto, a conclusão geral em relação à erva-de-são-joão ainda permanece positiva, na medida em que oferece benefícios equivalentes aos dos remédios modernos para o tratamento de depressões leves a moderadas. Trata-se, portanto, de uma ferramenta a mais a ser usada para ajudar pacientes que podem não reagir aos remédios convencionais existentes. Tem havido tentativas de isolar os ingredientes ativos vitais presentes na erva-de-são-joão — acredita-se que seja ou a *hiperforina* ou a *hipercerina* —, porém, ao serem testados, verificou-se que as substâncias não eram tão eficazes como a própria planta. Nesse caso em particular, a visão da fitoterapia parece correta. Em outras palavras, parece que os efeitos benéficos da erva-de-são-joão se devem a uma combinação de substâncias químicas, na qual cada uma parece aumentar o efeito das outras.

Como veio a ser respaldada por pesquisas, a popularidade da erva-de-são-joão cresceu a ponto de transformá-la em um dos itens mais vendidos em um mercado mundial de remédios fitoterápicos que movimenta anualmente cerca de 15 bilhões de dólares. Hoje em dia, farmácias e lojas de produtos de beleza oferecem centenas de produtos fitoterápicos, cada um deles geralmente apresentado como um medicamento apropriado para vários problemas. Com tantos remédios e doenças, não seria viável nos limites deste livro examinar cada planta com o mesmo nível de detalhe que dedicamos à erva-de-são-joão, mas podemos oferecer um breve veredicto a respeito de todos os produtos mais vendidos na fitoterapia.

O Quadro 2 lista os medicamentos fitoterápicos juntamente com os principais problemas que eles costumam tratar. Em cada caso, à planta é concedida uma das três cotações dependendo das evidências reunidas até agora em pesquisas em relação à sua eficácia. As cotações são boa, mediana e fraca.

Por exemplo, a *Hapargophytum* (garra-do-diabo) recebeu uma cotação "boa" quanto às evidências em seu favor para o tratamento da dor relacionada

238 TRUQUE OU TRATAMENTO

aos músculos e ao esqueleto porque vários ensaios de alta qualidade indicaram sua eficácia e a evidência é uniforme — ou seja, não existem estudos significativos apontando o contrário.

O tanaceto recebeu uma cotação "mediana" em relação às evidências para a prevenção da enxaqueca porque os ensaios produziram resultados contraditórios — positivos em sua maior parte, mas parcialmente negativos. E os ensaios positivos não foram inteiramente convincentes devido à qualidade dos testes, ao número de pacientes envolvidos e aos pequenos efeitos observados.

A lavanda mereceu uma cotação "fraca" em termos de evidência para o tratamento de insônia e ansiedade, porque foi submetida a um número bem pequeno de testes e os resultados se mostraram conflitantes. Curiosamente, alguns medicamentos fitoterapêuticos muito conhecidos, como a camomila e a prímula, também foram classificados com a cotação apenas "fraca" em termos de evidências que endossassem seus efeitos. As reputações desfrutadas por esses medicamentos fitoterápicos provavelmente se devem apenas a um marketing inteligente somado ao efeito placebo experimentado por aqueles que os utilizam. Em resumo, é provável que você esteja investindo melhor seu dinheiro optando por remédios convencionais eficazes do que o gastando com medicamentos fitoterápicos que contam com poucas evidências a seu favor.

O Quadro 2 oferece um bom ponto de partida para avaliar a eficácia dos medicamentos fitoterapêuticos, mas quatro pontos importantes precisam ser frisados para colocar essas informações dentro de um contexto. Em primeiro lugar, mesmo que alguns dos medicamentos fitoterapêuticos no quadro pareçam eficazes para determinados problemas, há produtos farmacêuticos convencionais que oferecem benefícios iguais ou maiores em quase todos os casos. A única exceção importante é o tratamento para resfriado comum, porque os remédios convencionais são em sua maior parte ineficazes, enquanto o extrato de *echinacea* tem mostrado resultados positivos em ensaios. Ainda que a *echinacea* possa não prevenir a eclosão de uma gripe, pode valer a pena tomá-la durante um resfriado porque possivelmente reduz a duração da doença.

Quadro 2 – A eficácia dos remédios fitoterapêuticos

Cada planta é seguida dos problemas e doenças que supostamente trata e também de uma cotação. As cotações refletem a quantidade e a qualidade das evidências que endossam a eficácia de cada planta. Aquelas que receberam uma cotação negativa devem ser evitadas, já que não existem evidências de que sejam eficazes. Mesmo as plantas que receberam cotações médias ou altas não são necessariamente aconselháveis para pacientes — as razões para cautela são explicadas na seção seguinte deste capítulo.

Vale a pena observar que para muitos problemas e doenças, inclusive câncer, diabete, esclerose múltipla, osteoporose, asma, ressaca e hepatite, não existem remédios fitoterápicos eficazes.

Alcachofra (*Cynara scolymus*): colesterol alto, dispepsia.	*Fraca*
Alho (*Allium sativum*): colesterol alto.	*Boa*
Aloe vera (*Aloe barbadensis*): herpes, psoríase, tratamento de feridas, lesões na pele.	*Fraca*
Andrographis (*Andrographis paniculata*): resfriado comum.	*Mediana*
Camomila (*Chamomilla recuita*): uma planta "cura tudo" — ou seja, dispepsia, síndrome do cólon irritável, insônia.	*Fraca*
Cardo-mariano (*Silybum marianum*): hepatite e doenças do fígado provocadas pelo álcool.	*Mediana*
Castanha-da-índia (*Aesculus hippocastanum*): varizes.	*Boa*
Cavacava (*Piper methysticum*): ansiedade.	*Boa*
Cimífuga (*Actaea racemosa*): menopausa, resfriado, problemas menstruais e ginecológicos.	*Mediana*
Crataegus (*Crataegus várias espécies*): insuficiência cardíaca.	*Boa*
Echinacea (*E. angustifolia, pallida* ou *purpurea*): tratamento e prevenção do resfriado comum.	*Boa*
Efedra (*Ephedra sinica*): perda de peso.	*Boa*
Erva-de-são-joão (*Hypericum perforatum*): depressões leves a moderadas.	*Boa*
Garra-do-diabo (*Hapargophytum procumbens*): dores musculoesqueléticas	*Boa*

Gengibre (*Zingiber officinalis*): náusea.	*Mediana*
Ginkgo (*Ginkgo biloba*): demência, circulação deficiente nas pernas.	*Mediana*
Ginseng, asiático (*Panax ginseng*): impotência, câncer, diabetes — um "cura tudo".	*Fraca*
Ginseng, siberiano (*Eleutherococcus senticosus*): aprimoramento de performance, herpes.	*Fraca*
Hisopo (*Mentha x piperita*): síndrome do cólon irritável, dispepsia.	*Mediana*
Lavanda (*Lavendula angustifolia*): insônia, ansiedade.	*Fraca*
Lúpulo (*Humulus lupulus*): insônia.	*Fraca*
Maracujá (*Passiflora incarnata*): insônia, ansiedade.	*Fraca*
Melaleuca (*Melaleuca alternifolia*): infecções por fungos.	*Mediana*
Mirtilo (*Vaccinium myrtillus*): problemas nos olhos, varizes, flebite, dores menstruais.	*Fraca*
Oxicoco (*Vaccinium macrocarpon*): prevenção de infecções urinárias	*Mediana*
Palmeira-sabal (*Serenoa serrulata*): hiperplasia benigna da próstata.	*Mediana*
Prímula (*Oenothera biennis*): eczema, problemas da menopausa, asma, tensão pré-menstrual, psoríase; uma planta "cura tudo".	*Fraca*
Salgueiro (*Salix alba*): dor.	*Mediana*
Tanaceto (*Tanacetum parthenium*): prevenção da enxaqueca.	*Mediana*
Tomilho (*Thymus vulgaris*): bronquite.	*Fraca*
Trevo-dos-prados (*Trifolium pratense*): sintomas da menopausa.	*Boa*
Urtiga (*Urtica dioica*): hiperplasia benigna da próstata.	*Mediana*
Valeriana (*Valeriana officinalis*): insônia.	*Mediana*
Videira (*Vitis vinifera*): prevenção de câncer e doenças cardiovasculares.	*Mediana*
Visco-branco (*Viscum album*): câncer.	*Fraca*

O segundo aspecto importante a respeito do Quadro 2 é que ele não é abrangente. Ainda que inclua mais de trinta remédios fitoterápicos, fomos obrigados a omitir muitos medicamentos simplesmente pelo fato de eles não terem sido testados adequadamente. E sem ensaios clínicos decentes é impossível fornecer uma indicação se um determinado tratamento é ou não eficaz para certa doença. Se um remédio fitoterápico não aparece no quadro, então provavelmente podemos afirmar que não existem evidências convincentes para endossá-lo.

O terceiro ponto também diz respeito a uma omissão, já que o quadro não faz referência à eficácia dos chamados *remédios fitoterápicos individualizados*. Essas combinações especiais não são compradas no balcão da farmácia, mas sim preparadas por um fitoterapeuta tradicional depois de uma consulta pessoal detalhada. Curandeiros tradicionais chineses, curandeiros aiurvédicos e os herboristas tradicionais europeus costumam praticar essa forma de medicina fitoterápica individualizada, combinando várias ervas para encontrar a mistura mais apropriada para as características de um paciente individual. Pode depender da história do paciente, das suas origens, da personalidade e do ambiente, assim como dos sintomas. Isso significa que dois pacientes que apresentem os mesmos sintomas podem receber combinações de plantas muito diferentes. É mais difícil submeter a um teste esse tipo de medicina fitoterápica por causa da sua natureza individualizada, mas certamente não é impossível. E realmente têm sido realizados vários ensaios clínicos randomizados de alta qualidade.

Esses ensaios costumam envolver a divisão de um grupo de pacientes com um determinado problema, como síndrome de cólon irritável, em três subgrupos. O grupo A passaria por um tratamento fitoterápico padrão adequado à sua doença, como Hisopo, enquanto os grupos B e C seriam atendidos por um herborista de grande experiência que criaria um remédio individualizado para cada paciente. Os pacientes do grupo B receberiam então seu próprio remédio pessoal, enquanto os do grupo C tomariam um remédio placebo de sabor e aparência semelhantes aos dos medicamentos individualizados, mas que não seriam ativos. Ainda que os pacientes do grupo A se dessem conta de que estavam recebendo um remédio fitoterápico padrão, os dos grupos B e C não sabiam se estavam recebendo um remédio individualizado ou um placebo. Em geral, os resultados desses estudos foram decepcionantes porque os remédios fitoterápicos individualizados ou não conseguiam obter um resultado melhor do que o placebo ou não conseguiam superar o resultado do remédio fitoterápico padrão. Por essa razão, aconselhamos que se evitem os remédios fitoterápicos individualizados — na pior das hipóteses são um placebo caro e, na melhor, uma opção cara se comparada aos remédios fitoterápicos já prontos, como o Hisopo, comprado em farmácia.

O quarto e último aspecto a ser frisado a propósito da medicina fitoterápica — tanto sobre aqueles que aparecem no Quadro 2 como os que não aparecem — é o da segurança. Como discutido no capítulo anterior, os pacientes precisam saber se uma medicina alternativa é eficaz e segura. Pode-se argumentar que a segurança é ainda mais importante do que a eficácia.

Primeiro, não faça nenhum mal

O conselho "primeiro, não faça nenhum mal", ao contrário do que muitos pensam, não faz parte do juramento de Hipócrates. No entanto, o pai da medicina adotava sim esse princípio e transmitia um conselho muito parecido aos médicos em seu texto *Da epidemia*: "No que diz respeito às doenças, habitue-se a fazer duas coisas — a ajudar ou, pelo menos, a não fazer mal algum."

A medicina moderna interpreta esse mandamento em termos da relação risco-benefício, porque hoje em dia reconhecemos que quase todas as intervenções médicas implicam o risco de efeitos colaterais. Até o momento examinamos apenas os possíveis efeitos benéficos associados a alguns remédios fitoterápicos, mas agora é hora de discutirmos seus possíveis riscos.

É importante lembrar que a maioria das poderosas substâncias químicas encontradas nas plantas, aquelas que podem ajudar a combater as doenças humanas, acabaram por evoluir para servir a propósitos bem diferentes. Por exemplo, algumas dessas substâncias químicas terão evoluído de modo a proteger as plantas de insetos, e, se esses inseticidas naturais podem matar animais, é bem provável então que, em doses suficientemente altas, também possam ser nocivos para os seres humanos.

Vamos começar discutindo as desvantagens da erva-de-são-joão porque, como vimos, é um dos mais populares e eficazes remédios fitoterápicos à venda atualmente. A principal preocupação em relação a essa planta se deve ao fato de ela conter elementos químicos capazes de interferir no efeito de outros remédios que o paciente possa estar tomando. Na realidade, a erva-de-são-joão pode vir a inibir o impacto de metade dos remédios receitados atualmente, inclusive alguns medicamentos anti-HIV e anticâncer. Isso ocorre porque a planta estimula as enzimas no fígado que destroem outros medicamentos antes que eles possam realizar seu trabalho. Além disso, essa erva reduz a atividade de um mecanismo de transporte que de outro modo levaria os remédios do intestino para a corrente sanguínea. Basicamente, esse remédio fitoterápico pode exercer um efeito duplamente negativo sobre outros medicamentos, seja os destruindo, seja bloqueando a chegada ao seu destino.

Autoridades tanto na Suécia como no Reino Unido têm aconselhado as mulheres que estejam tomando contraceptivos orais a não usarem a erva-de-são-joão, já que há vários casos indicando que a planta inibe a ação normal do anticoncepcional, deixando, portanto, de evitar a gravidez. De modo semelhante, tem surgido certa preocupação em relação a pacientes submetidos a transplantes de fígado, porque a erva-de-são-joão interfere na ação da *ciclosporina*, uma droga imunossupressora que ajuda a impedir a rejeição do órgão. É conhecido o caso de uma mulher de 29 anos em Arkansas, nos EUA, que começou a tomar erva-de-são-joão para depressão enquanto ao mesmo tempo ingeria ciclosporina logo após um transplante de rim e pâncreas. Seu transplante tinha sido bem-sucedido, porém os níveis de ciclosporina no seu sangue caíram e as funções tanto do pâncreas como do rim começaram a declinar. Por várias semanas seus médicos permaneceram perplexos, porque sua paciente não se deu ao trabalho de lhes contar que estava tomando erva-de-são-joão. Quando essa informação veio à tona, eles lhe pediram que interrompesse as doses do remédio fitoterápico, e os médicos tentaram aumentar os níveis de ciclosporina. Infelizmente, era tarde demais — o rim foi rejeitado e a paciente teve de retornar ao programa de hemodiálise.

Os problemas provocados pela interferência dos remédios fitoterápicos sobre os medicamentos convencionais se devem em parte à falta de consciência entre o público geral do fato de que aqueles remédios implicam riscos. Grande parte da população parte do princípio de que remédios fitoterápicos são intrinsecamente seguros pelo fato de serem naturais. Uma pesquisa realizada em Israel, por exemplo, revelou que 56% das pessoas que usam esses remédios acreditavam que eles "não causavam nenhum efeito colateral". Isso ajuda a explicar os resultados de uma pesquisa entre 318 pacientes externos do Royal Marsden Hospital, em Londres — 52% deles estavam recorrendo a suplementos alternativos, mas menos da metade desses pacientes se dava ao trabalho de informar os médicos e enfermeiras que os estavam atendendo.

Mesmo que um paciente não esteja tomando nenhum outro remédio, a erva-de-são-joão ainda pode provocar problemas. Um estudo realizado em 1998 associava a planta a vários tipos de reações adversas, como sintomas gastrointestinais, tonteira, confusão, cansaço, sedação e secura na boca. Entretanto, é importante enfatizar que reações adversas desse tipo são apenas uma possibilidade, e o risco pode ser considerado aceitável se um paciente obtiver benefícios suficientes com o uso dessa erva. Na realidade, em geral se admite o fato de que esse medicamento em particular tem efeitos colaterais em menor quantidade e mais suaves do que alguns remédios antidepressivos convencionais. Por isso, a erva-de-são-joão pode ser um remédio fitoterápico útil, contanto que o paciente esteja consciente dos problemas inerentes a ela, que não existam interferências sobre quaisquer remédios convencionais que estejam sendo tomados e que o médico pessoal do paciente esteja informado.

Lamentavelmente, com alguns outros medicamentos fitoterápicos, os efeitos adversos são mais sérios e certamente não compensam quando comparados a qualquer efeito benéfico. No início dos anos 1990, um médico belga chamado Jean-Louis Vanherweghem ficou perplexo com a aparência de duas jovens na sua clínica. Os rins de ambas haviam sofrido danos repentinos e inexplicáveis, uma condição conhecida como *nefropatia*. Depois de fazer algumas perguntas, ficou sabendo que as jovens tinham seguido o mesmo programa de emagrecimento, que envolvia o uso de várias ervas chinesas. A essa altura, a ligação entre as ervas e os danos aos rins não passava de um palpite. Mais tarde, contudo, a hipótese veio a ser confirmada quando registros locais mostraram que sete outras mulheres com menos de 50 anos tinham sofrido de insuficiência renal em 1991 e 1992 e todas elas haviam se submetido ao mesmo programa de emagrecimento com o uso de ervas.

Vanherweghem divulgou suas observações na *Lancet* em 1993, e um ano mais tarde publicou uma sequência da mesma pesquisa, identificando setenta casos do mal que estava ficando conhecido como nefropatia fitoterápica chinesa. Trinta desses casos tinham sido fatais. Ao fim do processo, depois de examinar e testar a mistura de ervas comum a todos os casos de insuficiência renal, ficou claro que o vilão era uma erva conhecida como aristolóquia (*aristolochia*).

Novas preocupações vieram à tona no fim dos anos 1990 quando a erva foi associada também ao câncer. Médicos belgas descobriram que 40% dos pacientes diagnosticados com a nefropatia fitoterápica chinesa também exibiam sinais de múltiplos tumores. Ainda que essa evidência já bastasse para que vários países no mundo todo proibissem a venda de produtos contendo aristolóquia, alguns fabricantes e profissionais da fitoterapia ainda sustentavam que se tratava de uma planta segura e que alguma outra coisa é que devia ter provocado a insuficiência renal e os tumores. Afinal, a aristolóquia vinha sendo usada há séculos sem que tivessem surgido anteriormente quaisquer indícios de que pudesse ser tóxica.

E, realmente, os antigos gregos e romanos, os chineses e os índios norte-americanos recorriam à aristolóquia para tratar de tudo, de mordidas de cobra a dor de cabeça. Como a forma curva da planta se assemelhava ao canal de nascimento, os herboristas europeus em particular encorajaram seu uso para facilitar o trabalho de parto e induzir a menstruação — daí seu outro nome, *birthwort* (erva do nascimento). Hoje em dia, contudo, sabemos que todos esses pacientes estavam sendo gradualmente envenenados. O motivo pelo qual os curandeiros tradicionais poderiam não ter percebido o vínculo entre a planta e a insuficiência renal é que a nefropatia só é deflagrada vários meses ou anos mais tarde.

Os perigos representados pela aristolóquia são discutidos pelo jornalista investigativo Dan Hurley em seu livro *Natural causes*, que também revela o perigo de muitas outras ervas medicinais. Um dos mais recentes exemplos em seu catálogo de horrores vem da *efedra*, remédio extraído da planta chinesa *ma huang* (*Ephedra sinica*). Há muito os cientistas já se preocupavam com os efeitos colaterais da efedra e por isso desenvolveram uma versão mais segura chamada pseudoefedrina, que atua como um descongestionante eficaz e que pode ainda ser comprado como componente de vários remédios para resfriado. No entanto, o extrato fitoterápico original continuou a ser usado por milhões de pessoas, particularmente por atletas e interessados em emagrecer, para melhorar o físico e perder peso. Contudo, já em 2005 havia evidências suficientes de que 19 mil pessoas tinham sofrido reações sérias e pelo menos 164 haviam morrido em consequência do uso da efedra. O caso mais famoso foi o de Steve Bechler, um jogador de beisebol do Baltimore Orioles, que morreu em 2003 durante o treinamento em consequência de uma hipertermia. A efedra aumenta a transpiração e a desidratação, motivo pelo qual o médico legista concluiu que ela havia desempenhado um papel importante na morte repentina de Bechler. A venda dessa planta está agora proibida na maior parte dos países, ainda que continue disponível por meio da internet.

Além dos perigosos efeitos adversos associados a vários remédios fitoterápicos, existe outro sério risco: o problema da contaminação. Em 1999, Jerry Oliveras, um inspetor de qualidade de alimentos e remédios, depôs diante de uma comissão da Administração Federal Americana de Medicamentos:

> Produtos botânicos vindos da República Popular da China apresentam desde nenhum nível detectável de metais pesados até a presença de todo tipo imaginável de metal pesado. Temos produtos ingressando neste país que consistem em sua maior parte em cinábrio. Não apenas em cinábrio, que vem a ser sulfeto de mercúrio, mas também cinábrio altamente contaminado com sal de chumbo solúvel. Eles são vendidos livremente. Vá até Chinatown, peça

umas pílulas vermelhas, tome esses remédios e saia feliz da vida, enquanto está lentamente envenenando a si mesmo.

Os remédios fitoterápicos aiurvédicos também apresentam uma tendência à contaminação por metais pesados. Em 2003, um grupo de pesquisadores de Boston visitou lojas locais nas quais eles compraram setenta medicamentos aiurvédicos diferentes. Um em cada dez continha mais arsênico do que o permitido pelos padrões de segurança em vigor, com o caso mais grave apresentando uma presença de arsênico 200 vezes maior do que o nível permitido. Um em cada dez produtos também continha mercúrio em excesso, com o pior caso contendo mil vezes mais do que o nível de segurança recomendado. Fato ainda mais preocupante, um em cada cinco produtos também continha chumbo em excesso, e o caso mais grave apresentava uma quantidade 10 mil vezes maior de chumbo do que os níveis de segurança recomendados.

Às vezes as substâncias que contaminam os medicamentos fitoterápicos não são metais tóxicos, mas sim produtos farmacêuticos convencionais, introduzidos deliberadamente para obter o efeito desejado. Em 1998, por exemplo, descobriu-se que o sedativo fitoterápico Sleeping Buddha continha o sedativo convencional *estazolam*. E cinco produtos fitoterápicos chineses testados em 2000 revelaram conter os remédios para diabetes *gliburida* e *fenformina*. Talvez a contaminação mais frequente seja a de corticosteroides, que são acrescentados a cremes fitoterápicos para eczemas, e Viagra, que é introduzido em alguns afrodisíacos fitoterápicos para obter o efeito desejado.

Pelo Quadro 2 já sabemos que faltam evidências para as alegações feitas para vários produtos fitoterápicos, o que significa que muitos deles podem ser ineficazes. Mas esconder produtos farmacêuticos no interior desses produtos fitoterápicos ineficazes coloca seus produtores e vendedores em uma situação invejável. O produto continua a ser visto como natural e ao mesmo tempo se mostra altamente eficiente. Existem, contudo, sérios problemas com essa prática enganosa e o que para eles parecia ser um sonho pode rapidamente se transformar em um pesadelo. Além dos problemas de ordem ética e legal, os pacientes não têm consciência de que estão consumindo um remédio, expondo-se assim a um risco desconhecido. O remédio pode vir a interferir com outros medicamentos que estejam sendo tomados, provocando reações adversas. Ou, ao contrário, um paciente pode ter procurado um remédio fitoterápico por ser alérgico a determinado produto farmacêutico, mas, se o remédio fitoterapêutico contiver o mesmo medicamento, então a pessoa está sendo enganada e levada a ingerir precisamente aquilo que ela está tentando evitar.

O caso mais tristemente famoso de um medicamento fitoterápico contaminado diz respeito ao PC-SPES, um remédio supostamente baseado em uma mistura de ervas chinesas. Ele era vendido como sendo indicado para a próstata em geral e especificamente como um tratamento para o câncer de próstata. O nome do remédio vem da sigla para câncer de próstata em inglês (PC) enquanto SPES é o termo latino para *esperança*. Os homens começaram a usá-lo em meados dos anos 1990 como uma alternativa aparentemente segura e natural para o tratamento hormonal. Em 2001, no entanto, ficou claro que o PC-SPES estava duplamente contaminado. A primeira substância contaminante era o dietilestilbestrol, um substituto artificial para o estrogênio que havia se tornado impopular nos anos 1970 devido a várias reações adversas, incluindo coágulos. Retrospectivamente isso explica tanto a eficácia do PC-SPES como o fato de seus usuários terem morrido de trombose.

A segunda substância contaminante era *varfarina*, um agente que tem a função de afinar o sangue, sendo usado tanto na medicina como em venenos para ratos. Esse fármaco foi introduzido supostamente para contrabalançar os efeitos adversos provocados pelo estrogênio artificial. Infelizmente a adição de varfarina causou outros problemas, mais especificamente um sangramento excessivo. Um homem de 62 anos que usou PC-SPES para combater o câncer de próstata chegou a um hospital de Seattle com um sangramento descontrolado. De acordo com o dr. R. Bruce Montgomery, um dos médicos que documentou o caso, "ele desenvolveu um sangramento espontâneo em muitos lugares diferentes. Registrava um batimento cardíaco acelerado devido ao sangramento intenso e à pressão baixa".

Até o momento nos concentramos em como a indústria dos remédios fitoterápicos pode prejudicar os seres humanos e em breve voltaremos a esse tema.

Em primeiro lugar, contudo, vale a pena observar brevemente que a indústria de remédios naturais também pode trazer prejuízos à natureza. Isso pode ser uma surpresa para alguns usuários de tratamentos à base de plantas, mas a extração de plantas silvestres para a confecção de remédios representa uma ameaça genuína à sobrevivência de certas espécies. Segundo Chen Shilin, do Instituto de Desenvolvimento de Plantas Medicinais da China, 3 mil das espécies botânicas ameaçadas no país são usadas na medicina tradicional. Esse número coincide com um estudo de Alan Hamilton do World Wildlife Fund (WWF), que estimava que cerca de 4 mil a 10 mil plantas medicinais estão ameaçadas em decorrência das coletas nas matas onde elas crescem em estado selvagem.

A planta conhecida como hidraste ou raiz-amarela (*Hydrastis canadensis*), por exemplo, já se encontrava ameaçada devido à destruição das florestas de madeira de lei que compõem seu habitat, mas sua reputação de ser útil no tratamento de uma série de problemas de saúde levou à sua coleta desenfreada e ao aumento ainda maior do risco ao qual está exposta. O absurdo aqui vem do fato de que não existem evidências sólidas de que a hidraste tenha qualquer eficácia para o combate a alguma doença. Contrastando com essa situação, a equinácea não se encontra sob ameaça de extinção porque vem sendo cultivada. Mas sua aparência apresenta certa semelhança com a da *asteraceae* roxa do Tennessee e com a da *Echinacea laevigata*, que são espécies ameaçadas e que frequentemente são coletadas por engano. Um jornalista considerou o problema como o equivalente a "danos colaterais" na fitoterapia.

Alguns curandeiros e herboristas tradicionais também oferecem remédios que contêm produtos animais, como osso de tigre ou chifre de rinoceronte, e nesses casos esse tipo de comércio ameaça colocar essas espécies à beira da extinção. É irônico que aqueles que procuram curas baseadas em produtos naturais muitas vezes façam isso movidos pelo amor à natureza, e, contudo, seu desejo de estar em sintonia com a natureza pode ajudar a destruí-la.

Antes de terminar esta seção, voltaremos à questão de como os remédios fitoterápicos podem prejudicar seres humanos, resumindo alguns dos principais temas discutidos. Ofereceremos, em especial, alguns conselhos importantes para ajudá-lo a se proteger contra perigos em potencial apresentados por esses remédios.

250 Truque ou tratamento

1   A natureza diretamente tóxica de certos remédios fitoterápicos.

2   Reações indiretas provocadas por interações com outros remédios.

3   O risco representado por substâncias contaminadoras e adulterantes.

Antes de tomar a iniciativa de se tratar com determinado medicamento fitoterápico, é crucial se certificar de que ele é realmente seguro. Para ajudá-lo a fazer isso, elaboramos o Quadro 3, mostrando os principais riscos associados aos mais populares remédios à base de plantas. Lamentavelmente, não podemos lhe oferecer um guia completo a respeito dos perigos apresentados por esses medicamentos, já que uma lista desse tipo tomaria dezenas de páginas deste livro. Além disso, literalmente a cada mês novos riscos são descobertos. Por exemplo, em 2007 o *New England Journal of Medicine* registrou os casos de três garotos que desenvolveram tecido mamário depois que as mães esfregaram lavanda ou óleo de melaleuca nos seus peitos. Ao que parece, a lavanda e aquele óleo podem mimetizar os hormônios femininos e inibir os masculinos, dando origem assim àquele problema.

Tendo examinado os Quadros 2 e 3 e outras fontes de informações confiáveis, você pode sentir que um determinado remédio fitoterápico poderia vir a ajudá-lo, já que parece relativamente seguro e razoavelmente eficaz. Contudo, ainda é preciso levar em conta se o remédio em questão é mais seguro e mais eficaz do que a opção do remédio convencional. Não faz sentido tomar um remédio fitoterápico se existe um tratamento convencional mais seguro e mais eficaz, especialmente considerando que os remédios convencionais geralmente são submetidos a testes mais criteriosos, tanto em relação à segurança quanto à sua eficiência. Se sua preferência continuar recaindo sobre o remédio fitoterápico, então aconselharíamos que tomasse as seguintes precauções antes de dar início ao seu tratamento:

1   Obtenha seu medicamento fitoterápico de uma farmácia de reputação estabelecida, onde é provável que você encontre os produtos de melhor qualidade, que devem estar livres de substâncias contaminadoras e adulterantes.

Também serão maiores as chances de você receber conselhos responsáveis em relação ao seu problema de saúde específico e ao seu tratamento.

2   Prefira tomar remédios fitoterápicos em forma de pílulas, em vez de folhas com pós, em forma de chá ou concocção obtidas de um herborista. Recorrer aos comprimidos é a melhor maneira de se ter confiança de que a dosagem recebida é a correta.

3   Não tome misturas individualizadas à base de ervas preparadas por um herborista tradicional. Elas podem estar contaminadas ou adulteradas. Além disso, quanto maior for a quantidade de ervas que estiver tomando, maiores serão as chances de surgirem efeitos indesejados. Há também o fato de que não existem evidências mostrando que remédios fitoterápicos individualizados sejam eficazes.

4   Seja particularmente cuidadoso ao usar remédios fitoterápicos caso esteja grávida ou se o tratamento for destinado a uma criança ou a idoso.

5   Se já estiver tomando um remédio convencional, então esteja consciente de que existe o risco das interações entre o seu remédio convencional e seu remédio fitoterápico.

6   Informe seu clínico geral e todos ligados à sua assistência médica sobre sua decisão de tomar um remédio fitoterápico.

7   Por último, mas não menos importante, em nenhuma circunstância abandone seu remédio convencional a não ser que tenha discutido prévia e cuidadosamente sobre o assunto com seu clínico geral.

Este último ponto é crucial. Talvez o mais perigoso aspecto das medicinas alternativas seja o fato de que muitas vezes elas substituem remédios convencionais eficientes. Se ervas ineficazes tomam o lugar do tratamento convencional eficaz, então é quase inevitável que o estado do paciente piore. Ainda mais grave, se o paciente não estiver mais sendo atendido por um especialista da medicina convencional, então pode ser que essa deterioração não tenha mais como ser revertida.

Quadro 3 – Os riscos dos remédios fitoterápicos

Este quadro diz respeito a todas as plantas no Quadro 2. Ao contrário do que ocorre com os fármacos convencionais, remédios fitoterápicos não foram adequadamente testados ou monitorados em relação à sua segurança, de modo que é impossível avaliar plenamente seus riscos. Devido à falta de testes apropriados, alguns dos riscos mencionados a seguir se baseiam em apenas um ou dois relatos de casos. Também é importante observar que muitas plantas podem desencadear reações alérgicas. Não incluímos esses casos no quadro por falta de espaço.

Alcachofra não é conhecida por provocar efeitos colaterais, exceto flatulência.

Alho pode fazer com que caiam os níveis de açúcar no sangue. Também pode exagerar os efeitos de anticoagulantes, além de interagir com outros remédios.

Aloe vera (babosa) é um sumo que pode provocar diarreia, danos aos rins ou desequilíbrio eletrolítico. Também pode interagir com medicamentos para o coração e para diabetes. O gel é aplicado externamente e não se sabe de efeitos negativos que tenha provocado.

Andrographis interage com alguns remédios sintéticos, inclusive contra diabetes e anticoagulantes. Também pode vir a provocar aborto indesejado.

Camomila pode interagir com anticoagulantes.

Cardo-mariano tem sido associado com cólicas, diarreia, vômitos e desmaios: Também interage com remédios contra diabetes e antivirais.

Castanha-da-índia pode interagir com anticoagulantes e remédios para diabetes.

Cavacava associado com problemas de pele e oitenta casos de danos ao fígado.

Cimifuga foi associada a cerca de setenta casos de danos ao fígado. Também pode interagir com medicamentos para o coração.

Crataegus pode ampliar os efeitos relacionados à pressão e a remédios para o coração.

Echinacea tem sido associada à asma e a problemas raros, como eritema nodoso.

Efedra contém efedrina, que estimula os sistemas nervoso e cardiovascular, podendo causar hipertensão, infarto do miocárdio e derrame.

Erva-de-são-joão e seus riscos foram discutidos anteriormente.

Garra-do-diabo tem sido vinculada a interações com remédios como anticoagulantes e remédios para o coração. Também tem sido associada a abortos indesejados.

Gengibre pode provocar sangramentos e interagir com remédios para pressão.

Ginkgo pode causar sangramentos e aumentar o efeito de anticoagulantes; também está vinculado a acessos epiléticos e síndrome de Stevens-Johnson.

Ginseng, tanto asiático como siberiano, pode interagir com anticoagulantes e outros remédios. O ginseng asiático também está vinculado a insônia, dores de cabeça, diarreia, hipertensão, mania e problemas cardiovasculares e endócrinos.

Hisopo pode interagir com pressão sanguínea e com remédios para o coração.

Lavanda tem causado náusea, vômito, dor de cabeça e calafrios. Em raros casos, pode haver efeitos colaterais hormonais, como surgimento de tecido mamário.

Lúpulo pode interagir com pílulas anticoncepcionais.

Maracujá pode afetar a atividade cerebral e testes de eletroencefalograma.

Melaleuca em raros casos pode provocar inchamento de tecido mamário.

Mirtilo pode fazer com que o nível de açúcar no sangue caia para índices perigosamente baixos ou potencializar remédios contra diabetes. Também pode interagir com anticoagulantes.

Oxicoco tem sido associado a um caso raro de trombocitopenia, uma condição caracterizada pelo baixo número de plaquetas, resultando em sangramento.

Palmeira-sabal pode afetar o número de plaquetas do sangue, o que pode provocar sangramentos.

Prímula pode desencadear surto epilético e também interagir com medicamentos para baixar a pressão e com remédios para o coração.

Salgueiro foi ligado a registros isolados de danos ao fígado e sangramentos.

Tanaceto pode interagir com coagulantes; pode provocar inchaço na boca.

Tomilho pode causar náusea, vômitos, diarreia, dor de cabeça e outros problemas.

Trevo-dos-prados tem sido associado a sangramentos e pode interagir com anticoagulantes, pílulas anticoncepcionais e outros remédios.

Urtiga foi associada a um problema raro chamado síndrome de Reye, podendo interagir com remédios para baixar a pressão.

Valeriana tem sido associada com casos isolados de danos ao fígado.

Videira pode interagir com anticoagulantes.

Visco-branco pode interagir com anticoagulantes e outros remédios.

Pacientes de câncer, por exemplo, frequentemente são confrontados pelos aspectos intimidadores da cirurgia, radiação e quimioterapia, às vezes estigmatizadas pelos críticos da medicina convencional como "cortar, queimar e envenenar". Daí ser tentadora a oferta por parte da medicina fitoterápica, porque costuma ser propagandeada como uma alternativa natural, a um só tempo mais segura e mais eficaz. A questão decisiva, no entanto, é saber se a alternativa fitoterápica é realmente mais segura e mais eficaz.

Um desses tratamentos naturais promovidos como um agente anticâncer é o laetrile (também conhecido como amigdalina). Trata-se de um extrato derivado de várias fontes naturais, às vezes caroços de damasco, e que vem sendo usado desde o século XIX. Os primeiros a defenderem seu uso argumentavam que o laetrile era capaz de atacar tumores penetrando nas células cancerígenas, onde se decompunha como cianureto, destruindo assim essas células. Uma outra hipótese era a de que o remédio seria uma vitamina (ainda que não o seja) e o câncer seria provocado por uma deficiência desse agente. Poucos médicos, entretanto, o levaram a sério fazendo com que ele ficasse à margem da medicina até o começo dos anos 1970, quando foi promovido por uma inteligente campanha de marketing, persuadindo muitos pacientes de câncer a vê-lo como sua única chance de sobrevivência.

O dr. Wallace Sampson, atualmente editor-chefe da *Scientific Review of Alternative Medicine*, era um especialista em câncer na Califórnia nessa época e ficou intrigado quando três dos seus pacientes de repente pararam de frequentar sua clínica. Após uma rápida investigação, ficou sabendo que haviam começado a visitar uma clínica de tratamento do câncer em Tijuana, onde vinham recebendo laetrile. Todos alegavam estar experimentando uma notável recuperação, mas, dentro de alguns poucos meses, todos acabaram morrendo. Sampson não o descartou imediatamente, preferindo entrevistar outros 33 pacientes que estavam recebendo o medicamento e compará-los com 12 de seus próprios pacientes. Depois de organizá-los por idade, sexo e tipo de câncer, ele observou que na média os pacientes morriam antes do que os que recebiam tratamento convencional.

A Sociedade Americana de Câncer rotulou o emprego do laetrile como "charlatanice" em 1974 e a terapia acabou sendo desencorajada nos EUA. No entanto, muitos pacientes ainda buscavam o remédio, viajando para clínicas no México, onde médicos como Ernesto Contreras vinham anunciando grandes sucessos e acumulando lucros ainda bem maiores. Por volta de 1979, Contreras se gabava de ter tratado 26 mil casos de câncer, mas seu desempenho pareceu murchar quando o FDA, o órgão do governo que fiscaliza alimentos e remédios nos EUA, pediu detalhes a respeito de doze de seus casos mais impressionantes. Acabou sendo revelado que seis pacientes tinham morrido de câncer e um ainda sofria com a doença; dois haviam se voltado para um tratamento convencional e três não puderam ser localizados. Apesar disso, pacientes continuaram em sua peregrinação rumo ao México, incluindo o ator Steve McQueen, que morreu em 1980, cinco meses depois de adotar o laetrile.

Finalmente, em 1982, o *New England Journal of Medicine* publicou um estudo no qual afirmava de forma conclusiva que o laetrile era ineficaz. Quatro importantes clínicas de tratamento de câncer monitoraram 178 pacientes que o vinham recebendo e observaram que seu estado geral havia deteriorado do modo que seria de se esperar se não estivessem recebendo tratamento algum. Pior ainda, os pesquisadores suspeitavam de que os pacientes podiam ter sido envenenados pelo laetrile: "Pacientes expostos a esse agente deveriam ser informados sobre o perigo de envenenamento por cianureto, e os níveis de cianureto em seu sangue deveriam ser cuidadosamente monitorados. A amigdalina (laetrile) é um remédio tóxico que não é eficaz no tratamento do câncer." Um editorial publicado com o estudo afirmava: "O laetrile foi levado a julgamento. As evidências, para além de qualquer dúvida razoável, mostram que ele não é benéfico para os pacientes que sofrem de formas avançadas de câncer, e não existem motivos para acreditar que seria mais eficaz nos estágios iniciais da doença [...]. É hora de dar o caso por encerrado."

Apesar de todas as evidências, um número ainda grande de pacientes continua a desdenhar dos tratamentos convencionais para dar preferência ao laetrile e a outros remédios baseados em plantas. Em última análise, a consequência final dessa opção é simplesmente uma taxa de sobrevivência bem mais baixa. Se estudos acadêmicos não bastam para demonstrar isso, talvez o caso dramático de Joseph Hofbauer possa servir como uma advertência. Com oito anos de idade e sofrendo do linfoma de Hodgkin, Joseph foi retirado do tratamento convencional, passando a receber laetrile. As autoridades do estado de Nova York tentaram impedir que os pais de Joseph optassem por essa decisão, mas um juiz de uma vara de família decidiu contra o Estado. A quimioterapia teria oferecido a Joseph uma chance de 95% de sobreviver durante cinco anos e de chegar a ser um adolescente. O tratamento com laetrile, contudo, implicou a sua morte em um período de dois anos.

Caso igualmente trágico, dessa vez relacionado à erva-de-são-joão, também demonstra o que pode dar errado quando pacientes seguem o caminho da medicina fitoterápica e ignoram os benefícios da medicina convencional. O paciente em questão era Charlene Dorcy, uma canadense vítima de grave depressão e que havia tentado suicídio várias vezes desde a idade de 13 anos. Já adulta, foi diagnosticada como um caso de esquizofrenia paranoide. Em meados dos anos 1990, contudo, ela parecia ter superado seus problemas graças a um remédio chamado Tegretol, capaz de estabilizar suas emoções. Efetivamente, Charlene passou a ser descrita como um caso bem-sucedido ao ser entrevistada pelo jornal *Columbian*, de Vancouver, como personagem de uma reportagem sobre o estigma associado às vítimas de doenças mentais.

Ainda que se saiba que Tegretol apresenta o risco de vários efeitos colaterais, esses são bem conhecidos, e no caso de Charlene em particular não havia sinais de problemas relevantes nesse sentido. Contudo, ela acabou se convencendo de que uma alternativa natural seria preferível ao Tegretol e o substituiu pela erva-de-são-joão logo depois de conceder a entrevista ao jornal. Já sabemos que essa planta pode provocar efeitos colaterais e interagir com outros remédios, mas um risco adicional vem se somar a isso quando ela é administrada em um caso inadequado. E o estado de Charlene era totalmente impróprio para o tratamento por meio da erva-de-são-joão.

A planta pode ser eficaz para depressões leves ou moderadas, mas não parece ajudar aqueles que sofrem de modalidades graves de depressão ou de outras formas de doença mental. Fato preocupante, Charlene não estava adotando uma atitude atípica ao usar a erva-de-são-joão de modo inadequado, pois uma sondagem entre 30 mil americanos publicada em 2007 revelou que a maioria das pessoas que toma por conta própria remédios fitoterápicos faz isso contradizendo todas as evidências.

O ato de Charlene de trocar de remédio teve a dupla consequência de privá-la dos benefícios do Tegretol e de expô-la aos efeitos negativos da erva-de-são-joão, que tem sido associada ao agravamento de psicose e esquizofrenia. Logo depois seu estado se agravou e ela passou a demonstrar instabilidade, intolerância, instabilidade em seu estado de ânimo e repetidas tentativas de suicídio.

A 12 de junho de 2004, após semanas de um comportamento errático e de novas tentativas de suicídio, Charlene Dorcy pôs suas duas filhas em um carro, levando-as até uma pedreira abandonada. Fez com que Brittney, de 2 anos, e Jessica, de 4, sentassem no chão e então as matou com um rifle calibre 22. Depois dirigiu de volta até Vancouver, ligou para a polícia e então levou os detetives de volta à pedreira, onde eles encontraram os corpos das crianças.

Por que pessoas inteligentes acreditam em coisas estranhas?

Consultamos os resultados de centenas de estudos científicos para examinar os quatro ramos mais importantes da medicina alternativa: acupuntura, homeopatia, quiropraxia e fitoterapia. Ainda que existam algumas evidências não inteiramente consolidadas de que a acupuntura possa ser eficaz para o alívio de algumas formas de dor e de náusea, ela não conseguiu provar qualquer efeito benéfico no tratamento de nenhuma outra condição, e os conceitos nos quais se baseia não têm sentido algum. Em relação à homeopatia, a evidência aponta no sentido de uma indústria enganosa que oferece aos pacientes nada além do que uma fantasia. Quiropráticos, por outro lado, podem competir com fisioterapeutas quanto ao tratamento de alguns problemas de coluna, mas todas as suas outras alegações não são dignas de crédito e podem implicar uma série de riscos significativos. As ervas medicinais oferecem inegavelmente alguns remédios interessantes, mas esses são em número bem menor do que aqueles remédios fitoterápicos disponíveis no mercado sem eficiência comprovada, cujos efeitos foram desmentidos ou ainda os que são pura e simplesmente perigosos.

De um modo geral, o negócio global e multibilionário da medicina alternativa não consegue concretizar os benefícios médicos que alega ser capaz de proporcionar. Milhões de pacientes, portanto, vêm desperdiçando seu dinheiro e arriscando sua saúde ao se voltarem para uma indústria enganosa. É preciso também ter em mente que neste livro nos concentramos na face mais respeitável da medicina alternativa. É chocante pensar que existem dezenas de terapias alternativas ainda mais duvidosas fazendo alegações ainda mais extravagantes para arrancar ainda mais dinheiro dos seus pacientes.

Essas terapias falaciosas estão entre aquelas incluídas no apêndice, no qual dedicamos uma seção a cada uma das trinta formas de tratamento. Examinamos a história de cada terapia, sua prática, aquilo que diz oferecer e seus perigos. Algumas poucas, como a ioga, parecem realmente oferecer efeitos benéficos genuínos para a saúde, mas a maioria tem suas alegações ou desmentidas ou não comprovadas.

A terapia magnética, por exemplo, se encontra na extremidade mais negativa desse espectro. Através dos séculos, curandeiros têm defendido os poderes curativos do magnetismo. Cleópatra supostamente usava um ímã para preservar sua juventude; o médico suíço do século XVI Paracelso declarou que "todas as inflamações e muitas doenças podem ser curadas pelo magnetismo" e, em 1866, o catálogo do dr. C. J. Thacher oferecia uma vestimenta que vinha com 700 ímãs, que proporcionavam "total e completa proteção de todos os órgãos vitais do corpo". Hoje em dia o mercado global para magnetos terapêuticos gira em torno de 1 bilhão de dólares, o que inclui braceletes magnéticos, palmilhas de sapato, colares e até travesseiros. Os fabricantes alegam que ímãs colocados junto ao corpo podem auxiliar no combate a várias doenças, ajudar a curar ossos, melhorar a circulação e aliviar a dor. Infelizmente, pesquisas rigorosas não encontraram nenhum indício que dê sustentação a essa crença. A terapia magnética não seria um assunto muito sério se lidássemos com pacientes de artrite que gastassem 15 dólares em um bracelete magnético inútil, mas o problema se estende a produtos que custam até 3.700 dólares, incluindo colchões que supostamente podem ser usados no tratamento de câncer.

Uma rápida busca na internet revela curandeiros que trabalham com cristais, reflexologistas, limpadores de aura e todo tipo de profissionais que fazem alegações ambiciosas sem contar com nenhuma evidência científica que os sustente. Ao pesquisar por meio do Google, por exemplo, o primeiro link nos levou a uma clínica que oferecia *terapia táquion*, que aparentemente seria capaz de curar ossos quebrados e ligamentos rompidos. Táquions são partículas que podem viajar mais rápido do que a velocidade da luz e que foram concebidas a partir de uma hipótese formulada por físicos há meio século. Tendo em mente que ninguém até agora comprovou sua existência, é surpreendente saber que alguém foi capaz de explorá-las para fins médicos! Além disso, essa clínica oferece uma terapia ainda mais sensacional e bizarra: "Cirurgia multidimensional de DNA é uma técnica para limpar padrões disfuncionais ao nível do DNA, substituindo-os por qualidades divinas."

Muitos desses sites utilizam um jargão pretensioso, com palavras como energia, ondas e ressonância. Esses termos certamente têm um significado científico quando usados de maneira apropriada, mas perdem a maior parte de seu sentido quando empregados no contexto da medicina alternativa. Toque terapêutico, por exemplo, é uma forma de medicina alternativa que supostamente funciona pela manipulação dos "campos de energia" do paciente para tratar de uma série de problemas, inclusive alívio para dor, tratamento de feridas e de câncer. Aquele que aplica a terapia não precisa sequer tocar no paciente, motivo pelo qual o tratamento também é conhecido como "toque terapêutico sem contato" ou "cura à distância". O toque terapêutico tem mui-to em comum com a *terapia reiki*, na medida em que os campos de energia são supostamente manipulados, muitas vezes sem necessidade de se tocar no paciente. Apesar de terapeutas cobrarem até 150 dólares por uma única sessão de terapia do toque ou reiki, vale a pena observar que ninguém jamais definiu de maneira satisfatória o que se entende por esses campos de energia humana, nem foi demonstrado que existam realmente ou comprovado que possam vir a ser manipulados para melhorar a saúde.

Na realidade, há evidências de sobra atestando que esses campos de energia humana não passam de um mito. Em 1996 uma cientista no Colorado (EUA) decidiu investigar o toque terapêutico pondo à prova a capacidade de 21 profissionais que o aplicavam. Emily Rosa simplesmente pediu a cada um deles que colocasse ambas as mãos através de buracos em uma tela. Ela então atirava uma moeda para cima para decidir no cara ou coroa se colocaria sua própria mão perto da mão direita ou da mão esquerda da pessoa que oferecia o tratamento. O curandeiro então tinha de sentir o campo de energia de Emily Rosa para decidir onde ela havia colocado sua mão. Os 21 curandeiros tiveram a oportunidade de fazer 280 tentativas e anteriormente haviam se mostrado confiantes de que seriam capazes de saber com segurança a localização da mão da cientista. O mero acaso indicaria uma taxa de 50% de sucesso, mas na realidade eles só foram capazes de acertar em 44% das vezes. A experiência mostrou que o campo de energia provavelmente nada mais era do que uma fábula na imaginação dos curandeiros.

A essa altura, seria interessante observar que Emily tinha só nove anos quando realizou essa experiência. Na realidade, tratava-se apenas de seu projeto para a feira de ciências da sua escola. Contudo, dois anos mais tarde ela escreveu seu estudo com ajuda da mãe, uma enfermeira, e o texto veio a ser publicado no altamente respeitado *Journal of the American Medical Association*, transformando Emily na pessoa mais jovem (de que temos notícia) a ter uma pesquisa divulgada em uma publicação médica que conta com revisão por seus pares. Não surpreende que alguns críticos não tenham se deixado impressionar pelo estudo de Emily, que era intitulado "Um exame cuidadoso do toque terapêutico". Dolores Krieger, que formulou os princípios da terapia, acusou a pesquisa de deixar a desejar "tanto na concepção como na metodologia". Na verdade, os princípios que guiaram o procedimento concebido por Emily eram simples e claros. Além disso, ninguém até agora apareceu com um experimento que subvertesse suas descobertas.

De acordo com a pesquisa de Emily e com outros ensaios no mesmo sentido, o toque terapêutico, reiki e muitas outras terapias similares têm como base apenas o desejo de acertar por parte dos próprios envolvidos. Qualquer benefício que elas possam vir a proporcionar pode ser atribuído inteiramente ao efeito placebo. No entanto, essas terapias são parte de uma indústria global e de peso — segundo o estudo de Emily, existem 100 mil terapeutas do toque em atividade em todo o mundo tratando supostamente de milhões de pacientes e ganhando muito mais de 150 milhões de dólares a cada ano. Os típicos pacientes que procuram essas terapias que trabalham com energias e outras terapias alternativas igualmente inócuas não são nem estúpidos nem ingênuos. Isso levanta uma questão interessante — por que uma criança de nove anos foi capaz de testar e desmentir as alegações do toque terapêutico, enquanto adultos já maduros se deixam enganar completamente por esses curandeiros?

Nesta seção discutiremos por que motivo pessoas inteligentes acreditam na medicina alternativa, quando estivemos demonstrando que em uma enorme medida ela tem se mostrado ineficaz. As razões devem ser persuasivas para convencer milhões de pessoas a gastarem bilhões de dólares em uma tentativa equivocada de proteger seu bem mais precioso — a sua saúde.

Os motivos iniciais pelos quais as pessoas consideram a medicina alternativa atraente geralmente estão relacionados aos três princípios mais importantes subjacentes a tantas terapias — elas alegam se basear em uma abordagem mais *natural, tradicional* e *holística* da assistência médica. Os defensores da medicina alternativa mencionam repetidamente esses princípios como as razões mais fortes para se adotar a medicina alternativa; porém, na realidade, é fácil mostrar que não passam de inteligentes e enganosos artifícios de marketing. Na realidade, os três princípios da medicina alternativa são falaciosos:

1 **A falácia "natural"**

Só porque algo é natural não significa necessariamente que seja bom; só porque algo não é natural não significa necessariamente que seja ruim. Arsênico, veneno de cobra, radiação nuclear, terremotos e o vírus Ebola

— todos podem ser encontrados na natureza, enquanto vacinas, óculos e quadris artificiais foram feitos pelo homem. Ou, como o *Medical Monitor* afirmou: "A natureza não tem nenhum viés e pode ser vista em ação com clareza, e, tão inexoravelmente, na disseminação de uma epidemia quanto no nascimento de uma criança saudável."

2 A falácia "tradicional"

A noção de que aquilo que é tradicional é de boa qualidade ajuda muitos terapeutas alternativos porque significa que o efeito placebo é reforçado por uma dose de nostalgia. Contudo, seria um erro partir do pressuposto de que terapias tradicionais são intrinsecamente boas. A sangria foi um procedimento tradicional durante séculos e ao longo de todo esse tempo prejudicou muito mais pessoas do que curou. Nossa tarefa no século XXI é testar o que nossos ancestrais nos legaram. Desse modo podemos continuar com as boas tradições, adaptar as tradições que apresentem um potencial e abandonar aquelas que são delirantes, ruins ou perigosas.

3 A falácia "holística"

Terapeutas alternativos usam o termo holístico para dar a entender que a abordagem adotada por eles é superior à da medicina convencional, mas essa atitude "eu sou mais holístico do que vocês" não se justifica. No campo da medicina, o termo *holístico* significa simplesmente encarar a pessoa por inteiro e médicos convencionais também tratarão seus pacientes holisticamente. Um clínico geral considera o estilo de vida de um paciente, sua dieta, idade, histórico familiar, histórico médico, informação genética e os resultados de toda uma série de testes. Por esse critério, a medicina convencional assume um enfoque mais holístico do que a medicina alternativa. Isso foi demonstrado no Capítulo 3, quando comparamos o atendimento convencional à assistência médica homeopática no caso de uma estudante em busca de conselhos a respeito da prevenção contra a malária. A clínica convencional oferecia uma consulta demorada, abrangendo não apenas as opções de remédios, como o uso de repelentes, roupas apropriadas e levava em consideração o histórico médico da estudante. Contrastando com isso, a maior parte dos homeopatas ofereceram uma consulta muito rápida e não lhe deram conselhos sobre noções básicas de prevenção de picadas de insetos.

Além de promover seus próprios princípios básicos enganosos — ainda que superficialmente atraentes — a indústria do saúde alternativa também se esforça para recrutar pacientes condenando os cientistas da medicina convencional. Os terapeutas alternativos, é claro, têm consciência de que os cientistas, em sua grande maioria, se mostram críticos em relação aos tratamentos alternativos, de modo que procuram minar as críticas científicas pondo em questão a credibilidade da própria ciência. Os ataques à ciência abrangem três áreas, mas novamente podemos ver que os terapeutas alternativos baseiam sua propaganda em falácias:

1   **A falácia "A ciência não pode testar a medicina alternativa"**
Como estivemos mostrando ao longo deste livro, a ciência é mais do que capaz de testar a medicina alternativa. Na realidade, esse é exatamente o motivo pelo qual os cientistas se mostram céticos a respeito das muitas e variadas alegações sobre seu poder. Todas essas terapias alternativas dizem exercer verdadeiros e significativos impactos fisiológicos, indo do alívio para a dor à cura do câncer, e a ciência médica desenvolveu técnicas para medir todas essas performances clínicas. Se a ciência não pode detectar os supostos benefícios da medicina alternativa, então isso ocorre ou porque eles não existem ou porque são inexpressivos demais para que sejam mencionados.

2   **A falácia "A ciência não compreende a ciência alternativa"**
Isso é verdadeiro, porém irrelevante. Não conseguir entender como determinada terapia funciona nunca foi um impedimento para aceitar que ela realmente é eficaz. Na verdade, a história da medicina está cheia de tratamentos revolucionários que eram claramente eficazes e ainda assim

inicialmente não foram compreendidos. Por exemplo, quando James Lind descobriu que os limões serviam para a prevenção do escorbuto no século XVIII, ele não compreendeu exatamente como os limões agiam. Contudo, seu tratamento se espalhou pelo mundo. Foi só por volta de 1930 que cientistas isolaram a vitamina C e compreenderam por que os limões eram uma salvaguarda contra o escorbuto. Se amanhã um determinado tratamento alternativo provar sua eficácia, então cientistas o aceitarão, passando imediatamente tanto a aplicá-lo quanto a procurar compreender o mecanismo nele implícito.

3   **A falácia "A ciência tem preconceito contra ideias alternativas"**
Esta é ainda mais absurda do que as duas falácias anteriores. Pessoas que têm ideias alternativas são dissidentes, e o conjunto da ciência moderna foi construído sobre a obra de pessoas de pensamento independente, de Galileu até a última leva de prêmios Nobel. Na verdade, seria fácil argumentar que todos os grandes cientistas em alguma medida são dissidentes. Infelizmente, o contrário não é verdade — nem todos os dissidentes são necessariamente grandes cientistas. Tendo trazido à luz uma ideia radical, o desafio para qualquer dissidente é provar ao resto do mundo que sua ideia está certa, mas é aqui que empacaram a maioria dos pioneiros da medicina alternativa.

Vale a pena nos determos mais um pouco sobre a última falácia, já que a ciência é muitas vezes retratada como uma entidade fechada, quando na realidade a comunidade científica recebe calorosamente aqueles dissidentes que são capazes de encontrar bases sólidas para suas proposições. Em 1980, por exemplo, os pesquisadores australianos Barry Marshall e Robin Warren sugeriram que a maior parte das úlceras pépticas era causada por bactérias. A visão convencional era a de que ácido em excesso, uma dieta errada e um estresse exagerado vinham a ser os fatores mais importantes para dar origem ao problema, sendo esse o motivo de ninguém, a princípio, ter levado a sério a ideia revolucionária de Marshall e Warren. Contudo, em um célebre e corajoso

A VERDADE SOBRE A FITOTERAPIA   265

experimento, Marshall teve sucesso ao identificar a bactéria desconhecida, preparar uma cultura dela, engoli-la e desenvolver a úlcera, provando, portanto, que úlceras tinham uma origem bacteriana. Obviamente que outros cientistas da área da medicina então se convenceram da nova teoria e concederam a Marshall e Warren o prêmio Nobel em 2005. Mais importante ainda, uma terapia foi desenvolvida com o uso de um remédio capaz de evitar a bactéria e curar aqueles que já sofriam com úlceras — essa terapia à base do medicamento é mais eficaz, mais barata e mais rápida do que os tratamentos anteriores, de modo que milhões de pessoas em todo o mundo têm se beneficiado de uma ideia vista originalmente como uma dissidência.

Não importa quem sejam os dissidentes, ou como, quando e onde eles tenham feito sua descoberta. Mesmo descobertas realizadas por acaso são prontamente reconhecidas pelo *establishment*, caso possam ser comprovadas. O Viagra, uma das descobertas mais bem-sucedidas dos últimos tempos no campo dos remédios, foi desenvolvido originalmente para tratar angina, mas um estudo piloto mostrou que o remédio fazia muito pouco para amenizar essa doença. Contudo, quando os pesquisadores decidiram parar o ensaio no começo e recolher as pílulas não usadas, ficaram perplexos com a relutância demonstrada pelos voluntários, que resistiam em devolvê-las. Entrevistas feitas a seguir revelaram que o Viagra tinha um inesperado e bem-vindo efeito colateral. Experiências posteriores e testes de segurança resultaram no emprego do Viagra no tratamento da impotência. Nenhuma terapia homeopática, à base de ervas ou de acupuntura mostrou exercer um impacto dessa magnitude no tratamento da disfunção erétil.

Curiosamente, enquanto a medicina alternativa se apressa a criticar a ciência por um lado, por outro se mostra igualmente ansiosa para usar a ciência em sua própria vantagem sempre que isso lhe é conveniente. Porém, uma vez mais, terapeutas alternativos vêm recorrendo a argumentos equivocados e noções erradas para promover suas ideias. As falácias recaem em três categorias amplas:

1   A falácia da "explicação científica"

Alguns terapeutas alternativos empregam explicações científicas para obter crédito para os seus tratamentos, mas apenas porque a explicação parece convincente não significa que ela corresponda à verdade. Os adeptos da terapia magnética, por exemplo, às vezes argumentam que os ímãs agem sobre o componente de ferro existente em nosso sangue de modo a restaurar o equilíbrio eletromagnético, mas isso não faz o menor sentido do ponto de vista científico. A hemoglobina em nosso sangue contém efetivamente ferro, mas não em uma forma que reaja ao magnetismo — isso pode ser testado de maneira simples colocando um ímã forte junto a uma gota de sangue. Às vezes as explicações na medicina alternativa incluem um jargão pseudocientífico, como a clínica situada em Londres que usa expressões como *a circuiticidade eletromagnética do cliente* e *desfragmentar o corpo*. Esse jargão pode impressionar o leigo, mas do ponto de vista científico é totalmente sem sentido. Nós, os autores deste livro, temos doutorado em medicina e dois PhDs (física de partículas e reologia do sangue), e ainda assim esse palavreado nos deixa perplexos.

2   A falácia do "equipamento científico"

Só porque alguns terapeutas alternativos empregam equipamentos que parecem impressionantes, isso não significa necessariamente que eles funcionem. O Aqua Detox, por exemplo, é um aparelho elétrico de escalda-pés que supostamente extrai toxinas do corpo. A água efetivamente fica marrom durante o processo, o que sugere uma evidência de que o corpo está sendo limpo. Uma clínica alternativa com sede em Londres alega que esse tratamento "tem ajudado pessoas de todas as idades, dos bebês (por meio de uma unidade adaptada ao seu banho) até os mais idosos, e tem aliviado problemas como complicações digestivas, doenças de pele, cansaço crônico e enxaqueca, para citar apenas alguns [...]. Tem sido usado por pacientes com câncer para extrair radioatividade do seu corpo depois da quimioterapia". Lamentavelmente, a água no aparelho de Aqua Detox só fica marrom por causa de uma simples reação eletroquímica que enferruja o ferro nas laterais do aparelho. Em outras palavras, a água não está ficando saturada de toxinas, está simplesmente cheia de ferrugem.

O jornalista especializado em assuntos médicos Ben Goldacre analisou uma amostra de água antes e depois de uma sessão de Aqua Detox. É claro que a presença do ferro na água se multiplicou por cinquenta e, contudo, não havia nem sinal das toxinas mais óbvias. Em um outro teste, Goldacre mergulhou uma boneca Barbie no aparelho e mais uma vez a água ficou marrom, o que só reforça a visão de que a aparência da água se deve apenas ao próprio funcionamento da máquina.

3 A falácia do "ensaio clínico científico"

Temos enfatizado o papel vital dos ensaios clínicos para determinar a verdade a respeito de um tratamento, mas, só porque um terapeuta alternativo cita um ensaio clínico em apoio a determinada terapia, isso não significa que ela seja eficiente. O problema aqui é que um único ensaio não basta para demonstrar que uma terapia funciona, porque esse ensaio em particular pode apresentar falhas, chegar a um resultado por mero acaso ou até mesmo ser fraudado. É por esse motivo que neste livro não baseamos nossas conclusões em exemplos isolados de pesquisa, mas, ao contrário, examinamos um amplo espectro extraído da totalidade das evidências disponíveis. Recorremos, em especial, às metanálises e às revisões sistemáticas, nas quais uma equipe de cientistas se propõe à tarefa de examinar todas as pesquisas para alcançar uma conclusão abrangente.

A importância da terceira falácia pode ser ilustrada ao examinarmos a pesquisa que avalia se orações podem ajudar os pacientes. Cientistas já admitem que pacientes que sabem que seus parentes estão orando por eles podem ter uma chance ligeiramente maior de recuperação. Isso pode ser explicado pelos óbvios efeitos psicológicos, como a probabilidade de que as orações transmitam ao paciente um sentimento de amor, esperança e apoio em um momento de crise. Portanto, não há nenhuma necessidade de se recorrer a uma explicação paranormal para o benefício obtido por pacientes que tenham consciência das orações feitas por sua família. No entanto, cientistas têm especulado sobre o que acontece com pacientes que têm sido objeto de orações, mas que não tenham conhecimento dessa intervenção espiritual. Qualquer benefício resultante disso não poderia ser atribuído a fatores psicológicos, já que o paciente está "cego" em relação às preces. Portanto, se esses pacientes se beneficiassem dessas orações secretas, então isso indicaria algum nível de intervenção divina.

Um dos estudos mais famosos a respeito do poder das orações foi publicado em 2001 por três autores, incluindo um cientista que trabalha na prestigiosa Universidade de Columbia, em Nova York. A pesquisa examinava a questão de saber se orações podiam ajudar pacientes recebendo tratamento para estimular a fertilidade. O ensaio envolveu 199 mulheres na Coreia do Sul, 100 das quais receberam tratamento IVF e tiveram suas fotos enviadas para grupos de orações no Canadá e na Austrália, e as outras 99 receberam simplesmente o tratamento IVF. Fato crucial, as mulheres não sabiam se estavam ou não incluídas no grupo que era objeto de orações, mas ainda assim as mulheres para as quais as preces eram feitas obtiveram uma taxa de gravidez duas vezes maior do que a do grupo de controle — um resultado notavelmente significativo.

A pesquisa foi publicada no respeitado *Journal of Reproductive Medicine*, sendo então divulgada por todo o mundo com manchetes declarando que cientistas haviam provado que orações podem ajudar os pacientes. Enquanto isso, outros pesquisadores acharam que poderia ser prematuro tirar essa conclusão. Apesar de ser evidentemente uma pesquisa interessante, era com certeza um estudo que se baseava em uma única pesquisa, e a comunidade científica se mostra relutante em aceitar conclusões extraídas de uma evidência apenas, e em especial quando sua conclusão era tão extraordinária. A única maneira de as conclusões extraídas dessa pesquisa serem levadas a sério seria se uma sequência de outros ensaios clínicos apontasse para a mesma conclusão. E, ao contrário, se uma sequência de estudos não mostrasse efeito nenhum, então seria seguro afirmar que a pesquisa inicial era falha em algum de seus aspectos e que poderia ser descartada com segurança.

Na realidade, já havia uma pesquisa semelhante em andamento no ano de 2001. Essa envolvia 799 pacientes em uma unidade de tratamento coronário nos EUA. Metade deles, sem ter conhecimento disso, recebeu "orações de súplica" por parte de grupos de curandeiros durante 26 semanas, e a outra metade não foi objeto de oração alguma. O número de mortes, de infartos e de outras complicações sérias foi similar nos dois grupos, o que significava que as preces não surtiam efeito.

Em outro estudo, realizado em 2005, 329 pacientes que se submetiam a angiografias ou a outros procedimentos cardíacos não foram objeto de preces, enquanto 371 pacientes tiveram orações feitas em seu favor da parte de grupos de preces cristãos, islâmicos, judeus e budistas. Infelizmente as preces não exerceram qualquer efeito digno de ser registrado sobre graves episódios cardiovasculares, readmissões pelo hospital ou morte. E, em 2006, os resultados de um estudo realizado ao longo de dez anos a um custo de 2,5 milhões de dólares foram publicados por pesquisadores que avaliavam o efeito da prece sobre mil pacientes submetidos a cirurgias de marca-passo em seis centros médicos americanos, incluindo Harvard e a Clínica Mayo. Grupos cristãos oraram pela metade dos pacientes durante vários anos, enquanto a outra metade não foi objeto de orações. Mais uma vez, a média do resultado foi a mesma para os dois grupos, levando à conclusão de que as orações não tiveram qualquer efeito.

Atualmente, pesados os prós e os contras, as evidências se inclinam claramente contra a possibilidade de uma cura divina por meio das orações. Isso significa que a pesquisa original a respeito do poder da prece, que apontou resultados espetacularmente positivos, provavelmente continha sérios erros no modo pelo qual foi conduzida. Na verdade, existem várias razões dignas de suspeita nesse experimento em particular.

Em primeiro lugar, depois que a pesquisa foi publicada, ficou claro que ela foi conduzida sem o consentimento informado. Para ser mais específico, as mulheres envolvidas não tinham ideia de que suas fotos estavam sendo enviadas para grupos de orações. Tendo em mente que a fertilidade é um tema de natureza pessoal e delicada, isso representa uma importante quebra de protocolo. O dr. Bruce Flamm, que investigou o estudo, observou:

Além disso, como todo o estudo foi conduzido na Coreia, onde a maior parte da população é budista, xamanista ou não religiosa, muitas pacientes envolvidas na pesquisa podem ter feito objeção a preces cristãs como indesejáveis, blasfemas ou antiéticas em relação às suas próprias crenças pessoais. Mas, como o estudo foi realizado sem seu consentimento ou permissão, os envolvidos no estudo não tiveram como expressar suas objeções ou como optar por não fazer parte da pesquisa.

Esse fato por si só não invalida os resultados do ensaio, mas levou um dos três pesquisadores a revelar outra questão preocupante. Rogerio Lobo, que emprestou credibilidade à pesquisa devido à sua posição de chefe de um departamento na Universidade de Columbia, admitiu que não tinha se envolvido na parte prática da pesquisa, limitando-se meramente a ajudar a editar e publicar o estudo que dela resultou. O dr. Lobo acabou por retirar seu nome do estudo, dando a entender que não o julga mais como uma pesquisa respeitável, preferindo se dissociar do projeto.

Daniel Wirth, que era o segundo autor do estudo, ainda parece acreditar na credibilidade da pesquisa, mas sua própria integridade tem sido questionada desde que, em 2004, ele foi condenado por fraude criminosa e por usar várias identidades falsas para cometer delitos graves. Ele foi sentenciado a uma pena de cinco anos em uma prisão federal. O terceiro autor do estudo sobre a relação preces/infertilidade era o dr. Kwang Cha — ele é o único do grupo na dupla condição de permanecer fiel à conclusão da pesquisa e não ter sido condenado por crimes graves.

Existe claramente o risco de que pacientes possam tomar conhecimento desse estudo em particular sobre as orações, sem saber de suas origens duvidosas ou da existência de outras pesquisas que contradizem sua conclusão. Isso, por sua vez, poderia deixar pacientes com uma injustificada confiança no poder das preces, ficando, por isso, mais propensos a pagar e confiar em curandeiros espirituais.

Esse rápido histórico do episódio da pesquisa prece/fertilidade ilustra uma questão mais geral a respeito da medicina alternativa. Antes de decidir se desejam investir tempo, dinheiro e esperança em um tratamento alternativo, é importante que os pacientes conheçam as conclusões gerais alcançadas a respeito daquele tratamento em particular. Foi por esse motivo que dedicamos quatro capítulos ao exame das evidências relativas às quatro principais terapias alternativas. No nosso apêndice, aplicamos o mesmo enfoque ao analisarmos cerca de trinta outras terapias alternativas — nossas conclusões são bem mais concisas, mas são igualmente rigorosas.

Como já devem ter se dado conta a essa altura, com algumas importantes exceções, de que nossas conclusões sobre a medicina alternativa são em sua ampla maioria negativas. A cada uma delas nos vemos forçados a empregar palavras como *desmentida, não comprovada* ou mesmo *perigosa*. Isso é o que nos revela o saldo das evidências acumuladas, e nos esforçamos ao máximo para explicar de que forma chegamos às nossas conclusões e por que você deveria levá-las a sério. Ainda existe, contudo, uma razão pela qual você ainda pode relutar em aceitar nossas conclusões e pela qual ainda pode se mostrar disposto a conceder à medicina alternativa o benefício da dúvida. Discutiremos essa razão, que é tão persuasiva quanto enganosa, na parte final deste capítulo.

Ver para crer

Para muitos pacientes, evidências científicas não são um fator decisivo na hora de resolver adotar ou não uma determinada terapia. Mesmo que estejam conscientes de que a conclusão geral baseada no conjunto das pesquisas seja negativa, é provável que eles ainda desejem optar por uma terapia se tiverem testemunhado com seus próprios olhos os benefícios que ela proporciona. Afinal, o que conta é ver para crer. Essa reação é bastante natural e perfeitamente compreensível; contudo, expõe os pacientes ao risco de tratamentos ineficazes e possivelmente perigosos.

Se tomarmos a homeopatia como um exemplo, então milhões de pessoas estão convencidas da sua eficácia por causa da própria experiência pessoal —

elas sofrem de várias doenças, consomem remédios homeopáticos e se sentem melhor, de modo que é perfeitamente natural supor que o remédio homeopático seja o responsável pela sua recuperação. O fato de que as evidências científicas indiquem que a homeopatia é totalmente ineficaz, como discutido no Capítulo 3, pesa muito pouco para uma pessoa nesse tipo de situação.

Como resolvemos esse conflito entre experiência pessoal e pesquisa científica? Há pouca probabilidade de pesquisas realizadas ao longo de duzentos anos estarem erradas, então partamos do princípio (pelo menos até o momento) de que a homeopatia não seja eficiente. Isso significaria que nossa experiência pessoal de algum modo está nos induzindo a um equívoco — mas como?

O problema central aqui é que sentimos a tentação de supor que dois eventos sucessivos devem estar relacionados. Se a melhora se dá depois de tomar algumas pílulas homeopáticas, então não é óbvio que os comprimidos homeopáticos causaram a recuperação? Se existe uma relação entre dois eventos, o senso comum não nos leva a supor que um provocou o outro? A resposta é "Não".

Podemos ver por que a correlação não deveria ser confundida com a causa, se considerarmos um exemplo claro inventado por Bobby Henderson, autor de *The gospel of the flying spaghetti monster* [O evangelho do monstro do espaguete voador]. Ele percebeu uma correlação muito interessante entre o aumento da temperatura global ao longo dos últimos dois séculos e o declínio no número de piratas. Se a correlação é sinônimo de causa e efeito, ele especulou que o declínio do número de piratas está causando o aquecimento global. Henderson sugeriu, portanto, que líderes políticos deveriam encorajar um número maior de piratas a partir pelos mares em um esforço para combater o aquecimento global. Isso pode parecer ridículo, mas Henderson baseou seu vínculo causal entre piratas e aquecimento global em outras evidências. Por exemplo, muitas pessoas se vestem de piratas no Halloween e os meses que se seguem ao dia 31 de outubro são mais frescos do que aqueles que o precedem.

O absurdo exemplo piratas/clima formulado por Henderson deveria bastar para mostrar que o fato de dois eventos acontecerem ao mesmo tempo não quer dizer necessariamente que estejam ligados. Por isso, é certamente concebível que os remédios homeopáticos não sejam a causa da recuperação com a qual são associados. Isso, no entanto, suscita um novo problema — como e por que os pacientes estão se sentindo melhor? Só podemos rejeitar a homeopatia como agente causal se encontrarmos explicações mais razoáveis para pacientes informarem sobre melhoras logo depois de tomarem pílulas homeopáticas. Ocorre que encontrar uma explicação para isso é relativamente fácil.

Por exemplo, o paciente pode estar tomando remédios convencionais que coincidentemente fizeram efeito no mesmo período em que ele recorreu às pílulas homeopáticas. Ainda que o comprimido convencional contenha o elemento ativo, o paciente pode dar o crédito à pílula homeopática. Outra explicação é que o paciente pode estar se beneficiando de outras recomendações do seu homeopata, como conselhos sobre relaxamento, dieta ou exercícios. Essas mudanças no estilo de vida podem influenciar de modo positivo uma série de condições de saúde, e os benefícios podem facilmente ser atribuídos equivocadamente às pílulas homeopáticas tomadas na mesma época. Também temos de considerar a possibilidade de que o remédio homeopático esteja contaminado, talvez com esteroides ou outros fármacos convencionais. Em cada um desses casos, não é a pílula homeopática que está ajudando o paciente, mas sim o elemento contaminador, os conselhos do homeopata ou o tratamento convencional feito paralelamente.

Outras explicações para o fato de a homeopatia parecer funcionar estão nas mudanças em curso no próprio corpo do paciente. É, por exemplo, bastante natural que os sintomas oscilem, e pode ser que o ato de tomar uma pílula homeopática coincida com uma melhoria na condição do paciente. E efetivamente, quando um paciente se sente particularmente mal, talvez, por exemplo, sob o efeito de uma gripe forte, então pode ser tentador voltar-se para a homeopatia, mas a essa altura a doença só tenderá a declinar. Isso é conhecido como *regressão para a condição mediana*: um paciente que está se sentindo particularmente doente provavelmente chegou ao fundo do poço e tem grande probabilidade de voltar à sua condição mediana.

Também é importante ter em mente que muitas condições e enfermidades apresentam uma duração natural limitada, o que significa que, dispondo de certo tempo, o corpo cura a si mesmo. Uma dor na base da coluna não explicada melhorará de maneira significativa dentro de seis semanas para cerca de 90% dos pacientes que não receberem tratamento algum, de modo que qualquer homeopata que retiver um paciente por alguns poucos meses terá grande probabilidade de registrar algum tipo de melhoria durante esse período. Essa recuperação natural terá grande chance de ser reivindicada — impropriamente — como um sucesso para a medicina alternativa.

Algumas dessas explicações se baseiam em grande medida em coincidências. Coincidências notáveis são raras, como aquela descoberta pelo especialista em enigmas Cory Calhoun, que percebeu que as letras da famosa citação de Shakespeare em inglês extraída de *Hamlet* (*"To be or not to be: that is the question; wether 'tis nobler in the mind to suffer the slings and arrows of outrageous fortune..."* [Ser ou não ser: eis a questão; será mais nobre para o espírito sofrer os golpes e as flechas de um destino infame...]) podem ser rearranjadas na frase altamente apropriada: *"In one of the Bard's best-thought-of tragedies our insistent hero, Hamlet, queries on two fronts about how life turns rotten."* [Em uma das tragédias do bardo mais cuidadosamente concebidas, nosso insistente herói, Hamlet, se interroga em duas frentes a respeito da vida, quando nela tudo dá errado.] Por outro lado, coincidências mais banais ocorrem com maior frequência. Com milhões de pessoas pegando resfriados e tantas delas optando por remédios alternativos, é inevitável que um número significativo experimente coincidentemente uma melhoria na sua condição depois de tomar o medicamento.

Felizmente para os terapeutas alternativos, eles se encontram em uma posição ideal para explorar os caprichos do acaso, reivindicando assim injustamente o crédito pelos poderes curativos do próprio corpo. Muitas vezes eles tratam de pacientes em condições crônicas, que apresentam sintomas flutuantes, contando com várias oportunidades para que ocorra uma coincidência com um momento de melhoria. Dor nas costas, cansaço, dores de cabeça, insônia, asma, ansiedade e síndrome do cólon irritável são todas condições que atravessam ciclos imprevisíveis de melhoras e pioras. Uma pílula homeopática ou fitoterápica tomada quando o paciente enfrenta seu pior momento, ou uma sessão de acupuntura quando o paciente já estava mesmo começando a melhorar, serão todas percebidas como agentes da mudança.

Mesmo que o início do tratamento coincida com o declínio no estado do paciente, isso pode ser explicado pela chamada "crise de cura" ou "agravamento", já discutida no Capítulo 4. Alega-se que isso é inerente a muitas terapias alternativas, nas quais quase que se espera que o paciente piore antes de melhorar, supostamente porque as toxinas estão sendo ejetadas. Na realidade, essa manobra apenas compra mais tempo para o terapeuta. Mais adiante, quando a terapia realmente começa, seja por que razão, o terapeuta ainda se encontra em posição de reivindicar o crédito.

Muitas das coincidências descritas até agora tendem a impressionar em especial os pacientes que já nutrem uma forte crença na medicina alternativa. Isso se dá porque os crentes são vulneráveis ao viés da *confirmação*, que vem a ser a tendência a interpretar acontecimentos de um jeito que confirme os seus preconceitos. Em outras palavras, aqueles que acreditam concentrarão sua atenção na informação que coincida com suas crenças prévias e tratarão de ignorar as informações que contradigam essas convicções. Terapeutas apresentam uma forte inclinação a adotar esse viés de confirmação, porque têm seu capital já investido, tanto emocional como financeiro, e precisam ver a terapia funcionar. Esse tipo de viés de confirmação às vezes é chamado de síndrome de Tolstoi, depois da observação feita pelo escritor russo:

> Sei que a maior parte dos homens, inclusive aqueles habituados a lidar com problemas de alta complexidade, raramente são capazes de aceitar as verdades mais simples e óbvias se essas o obrigarem a admitir a falsidade das conclusões que eles, orgulhosamente, ensinaram aos outros, e que eles teceram, fio por fio, trançando-as no tecido da própria vida.

Existe ainda mais uma razão para explicar por que tantas pessoas vivenciam alguma forma de recuperação logo depois de se submeterem a um tratamento alternativo, mesmo quando as evidências científicas sugerem que o tratamento é inteiramente ineficaz. Trata-se de uma explicação pela qual você já deve estar esperando, porquanto discutida extensamente no Capítulo 2 — trata-se do efeito placebo. Lembre-se de que esse é o fenômeno pelo qual um paciente reage positivamente a um tratamento simplesmente por causa da crença sincera na sua eficácia. O efeito placebo é um fenômeno bastante real, a ponto de os médicos provavelmente terem consciência dele desde a Antiguidade, e já vem sendo estudado cientificamente há meio século. Ele é potencialmente muito poderoso, proporcionando tudo, de alívio para a dor até o sistema imune do paciente.

As evidências enumeradas até agora neste livro sugerem que a maior parte das terapias alternativas na maioria dos casos pouco tem a oferecer além do efeito placebo. Em consequência disso, seria tentador condenar todas essas terapias como inúteis — mas essa seria uma atitude muito simplista, já que ignora o genuíno alívio que pode surgir como resultado do efeito placebo, o que reacende uma discussão mencionada sucintamente no fim do Capítulo 2 e que vem a ser uma das mais importantes e controvertidas questões relacionadas à medicina alternativa. Mesmo que a medicina se apoie em grande parte no efeito placebo, por que terapeutas alternativos não deveriam explorar esse efeito para ajudar os doentes, principalmente quando pode ser tão poderoso? No capítulo final deste livro apresentaremos nossa resposta a essa pergunta.

6. A verdade tem alguma importância?

"Avaliar as terapias complementares e alternativas é uma questão de bom-senso. E por uma razão muito simples: já que gastamos com elas a cada ano uma quantia estimada em 1,6 bilhão de libras, então queremos que o dinheiro seja bem empregado."

Sua Alteza Real, o Príncipe de Gales

SE VOCÊ TEM SIDO ATÉ AGORA UM LEITOR PARTICULARMENTE ATENTO, então deve ter notado que lá no início dedicamos este livro a Sua Alteza Real, o Príncipe de Gales. Tomamos essa decisão porque o príncipe vem demonstrando há muito tempo interesse pela medicina alternativa. Na realidade, já em 1993 ele criou a Fundação para a Saúde Integrada, que existe para "estimular uma maior colaboração entre a medicina convencional e os profissionais de terapias complementares, de modo a facilitar o desenvolvimento de uma assistência médica integrada".

O príncipe de Gales tem se manifestado com simpatia a propósito da medicina alternativa em várias ocasiões, seja visitando hospitais ou em discursos dirigidos a clínicos gerais ou na Organização Mundial da Saúde (OMS). Também tem publicado muitos artigos sobre o tema da medicina alternativa, inclusive um escrito em resposta a um relatório da Comissão Especial da Câmara dos Lordes sobre Ciência e Tecnologia no ano de 2000. A comissão concluiu que muitas formas de medicina alternativa são pouco compreendidas porque não foram testadas adequadamente, nem em termos de eficácia, nem quanto à segurança.

Ao escrever no *The Times* respondendo a essa afirmação, o príncipe Charles admitiu que isso era verdade, porém fez questão de enfatizar outro ponto do relatório daquela comissão, ou seja, a necessidade de serem feitas mais pesquisas no campo da medicina alternativa para lidar com os aspectos da segurança e eficácia.

Sob o título "A medicina alternativa precisa — e merece — mais verbas para pesquisas", o príncipe de Gales observou que já há algum tempo ele vem defendendo uma abordagem da medicina alternativa baseada nas evidências científicas:

Serão essas terapias tão boas quanto a medicina ortodoxa — ou mesmo, em alguns casos, melhores? Se isso for verdade, quais terapias e para quais doenças? Em 1997, a Fundação para a Saúde Integrada, da qual sou presidente e fundador, identificou pesquisa e desenvolvimento baseados em rigorosas evidências científicas, como um dos pontos mais importantes para que o *establishment* médico venha a aceitar as abordagens não convencionais.

Ainda que o tom do artigo escrito pelo príncipe Charles fosse extremamente otimista, dando a entender que uma avaliação mais intensa fosse levar a uma maior aceitação das terapias alternativas, muitos pesquisadores médicos se mostraram mais céticos. De qualquer modo, existia um consenso em torno do fato de que novas pesquisas representavam um passo adiante.

Desde o ano 2000, foram realizados cerca de 4 mil estudos sobre medicina alternativa que tiveram seus resultados publicados em todo o mundo e, em uma grande medida, este livro foi escrito para responder às questões levantadas pelo príncipe, o qual desejava que mais pesquisas fossem realizadas para descobrirmos quais terapias funcionam e quais não trazem resultados: agora que as pesquisas estão à disposição, encontramos-nos em posição de identificar quais terapias efetivamente ajudam os pacientes, quais não passam de charlatanice e as que, de alguma forma, se situam a meio caminho entre essas situações.

Os capítulos anteriores examinaram as quatro principais terapias alternativas, e suas conclusões revelam que esses tratamentos oferecem um nível de eficácia decepcionante. Na ponta mais positiva desse espectro, a fitoterapia pode alegar a seu favor alguns poucos sucessos, mas a maioria das ervas medicinais parecem ser superestimadas. A terapia quiroprática pode vir a oferecer alguns benefícios de menor importância, mas apenas em relação a dores na coluna — todas as suas alegações em outros aspectos são infundadas. De modo semelhante, os acupunturistas podem vir a oferecer algum benefício menor em termos de aliviar certos tipos de dor e náusea, mas o efeito é tão próximo a zero que existe também a possibilidade de a acupuntura ser inócua. E é certo que os acupunturistas são culpados de oferecer tratamentos não comprovados para uma série de problemas de saúde, incluindo diabetes, doenças cardíacas

282 TRUQUE OU TRATAMENTO

e infertilidade. A homeopatia é a pior terapia encontrada até agora — trata-se de uma terapia implausível, que não conseguiu comprovar seus princípios depois de dois séculos e cerca de duzentos estudos clínicos.

O balanço final é o de que nenhum dos tratamentos mencionados acima tem apoio no tipo de evidência que consideraríamos impressionante pelos padrões atuais de pesquisa médica. Os benefícios que poderiam existir são simplesmente insignificantes demais, inconsistentes demais e controvertidos demais. Além disso, nenhum desses tratamentos alternativos (com exceção de algumas ervas medicinais) sai ganhando na comparação com as opções convencionais para os mesmos problemas de saúde. Esse lamentável padrão se repete no apêndice, no qual examinamos muitas outras terapias alternativas.

Se você achou os parágrafos anteriores um tanto duros e agressivos, lembre-se, por favor, de que foram baseados em uma análise das informações científicas disponíveis, o que vem a ser exatamente o que a Câmara dos Lordes e o príncipe de Gales defendiam. Como já dito em linhas gerais no Capítulo 1 (e na verdade reiterado ao longo deste livro), é claro que testes científicos, observações e experiências são a melhor maneira — e a mais justa — de estabelecer a verdade na medicina, de modo que nossas conclusões não podem ser descartadas apressadamente.

À luz desses resultados decepcionantes, parece estranho que tratamentos alternativos sejam propagandeados como se oferecessem benefícios maravilhosos. Na realidade, esses tratamentos não apenas até agora deixaram de ter seus méritos comprovados, como verificamos repetidamente que essa medicina alternativa também é potencialmente perigosa. Lembrem-se, quiropráticos que manipulem o pescoço podem provocar um derrame, o que pode ser fatal. Da mesma forma, algumas ervas podem provocar reações adversas ou podem interferir na ação de remédios convencionais, resultando dessa forma em sérios problemas. A acupuntura quando praticada por um especialista provavelmente não apresenta perigo, mas pequenos sangramentos são frequentes em muitos pacientes e problemas mais sérios incluem infecção a partir de agulhas reutilizadas e a perfuração de órgãos importantes. Mesmo os remédios homeopáticos que, é claro, não contêm nenhum ingrediente ativo, podem ser perigosos se vierem a adiar ou substituir um tratamento mais ortodoxo. Na realidade, qualquer tratamento alternativo ineficaz prejudica a saúde de um paciente se toma o lugar de um tratamento convencional. Esse problema veio à luz de forma clara na trágica morte de uma comediante holandesa chamada Sylvia Millecam.

Millecam viveu uma ascensão meteórica rumo à fama na Holanda ao estrelar seu próprio programa de TV nos anos 1990. No ano de 1999, contudo, seu clínico geral percebeu um pequeno caroço em seu seio. Ele recorreu a um radiologista para obter mais exames, mas seus resultados não foram conclusivos. Então, em vez de consultar um médico para investigar mais detalhadamente o problema, ela se submeteu a sessões de eletroacupuntura. Mesmo depois de ficar absolutamente claro que ela sofria de câncer no seio, Millecam rejeitou a medicina convencional e visitou um total de 28 terapeutas alternativos ao longo de dois anos. Os tratamentos inúteis aos quais se submeteu incluíam homeopatia, suplementos alimentares, tratamento específico para células de câncer, terapia do sal e cura psíquica, e os diagnósticos que obtinha eram resultados de técnicas bizarras como eletromagnetismo e vega test. O câncer gradualmente se espalhou e Millecam foi admitida em um hospital em agosto de 2001, mas a essa altura já era tarde demais. Ela morreu quatro dias depois, aos 45 anos. Isso é terrível: se o câncer de Millecam tivesse sido tratado com rapidez, então ela provavelmente estaria viva. Um comitê especializado formado por médicos examinou o caso de Sylvia Millecam e concluiu que ela tinha sido submetida a "métodos de tratamento sem fundamento" e que seus terapeutas alternativos lhe haviam negado "uma chance razoável de recuperação" e causado "sofrimento desnecessário".

E terapeutas alternativos não apenas nos oferecem tratamentos ineficazes e às vezes perigosos, eles também nos cobram regiamente por esses serviços e produtos. O tema *dinheiro* se apresenta de forma problemática em todos os níveis. Pais com recursos limitados podem desperdiçar recursos com medicina alternativa em uma tentativa equivocada de melhorar a saúde dos filhos. Por outro lado, as verbas dos governos de certos países somam orçamentos muito maiores, mas esses recursos também são limitados e implicam, na mesma medida, um risco de desperdiçar dinheiro com medicina alternativa em um esforço igualmente equivocado para melhorar a saúde das populações.

Sessões de acupuntura, manipulações quiropráticas e consultas homeopáticas, tudo isso pode custar até 75 dólares e muitas vezes chega ao dobro desse preço. Outros terapeutas alternativos, como curandeiros espirituais, cobram quantias semelhantes por uma sessão, e um tratamento alternativo completo para um indivíduo pode chegar a custar centenas ou milhares de dólares. No início deste capítulo, a citação do príncipe de Gales menciona um gasto anual no Reino Unido equivalente a 2,5 bilhões de dólares no ano de 2000, mas mesmo essa cifra pode estar sendo subestimada. Sondagens a respeito do dinheiro gasto com medicina alternativa podem produzir resultados contraditórios, mas a tendência geral tem sido inegavelmente a de um gasto ascendente, e uma recente estimativa apontou que os britânicos gastariam efetivamente 7,5 bilhões de dólares com tratamentos alternativos — 6,7 bilhões de dólares gastos por particulares e os restantes 800 milhões de dólares gastos pelo serviço de saúde pública. E, é importante lembrar, o gasto global anual com medicina alternativa é estimado em 52 bilhões de dólares.

Poderíamos argumentar que cada indivíduo tem o direito de gastar seu dinheiro de acordo com sua própria vontade, mas, se terapeutas alternativos vêm fazendo alegações exageradas, sem comprovação ou mesmo desmentidas, e se seus tratamentos implicam riscos, então estamos sendo enganados à custa da nossa própria boa saúde.

No que diz respeito aos gastos feitos pelo governo britânico, o lobby que defende as medicinas alternativas pode afirmar que 750 milhões de dólares representam menos de 1% do orçamento do Serviço Nacional de Saúde, mas 750 milhões de dólares gastos com terapias não comprovadas ou desmascaradas seriam suficientes para pagar 20 mil enfermeiras. Outra maneira de avaliar o impacto dos gastos governamentais com terapias alternativas seria considerar a recente reforma nas instalações do Royal Homoeopathic Hospital em Londres, a um custo de 30 milhões de dólares. O hospital é parte da University College London Hospitals Foundation Trust e ligado ao Serviço Nacional de Saúde, que precisou anunciar um déficit de 26 milhões de dólares no fim de 2005. Em outras palavras, o déficit poderia ter sido facilmente evitado se todo aquele dinheiro não tivesse sido empregado para reformar um hospital que pratica e promove uma forma enganosa de medicina.

O professor David Colqhuoun, um farmacologista no University College, foi um dos críticos mais enfáticos do investimento feito no Royal Homoeopathic Hospital:

> Chama a atenção o fato de que o déficit pareça comparável aos custos do Royal London Homoeopathic Hospital. É verdade que o total gasto pelo Serviço Nacional de Saúde com a medicina complementar não é grande se comparado ao total do seu orçamento, mas é um grande erro gastar qualquer coisa parecida enquanto, ao mesmo tempo, em diferentes setores do sistema, enfermeiras vêm sendo demitidas.

Apesar do fato de muitos cientistas considerarem grande parte da medicina alternativa como desperdício de dinheiro, o príncipe de Gales conserva seu entusiasmo sobre o potencial do papel que ela pode desempenhar no interior do sistema público de saúde. Para dar maior consistência às suas opiniões, Sua Alteza Real encomendou um relatório "que examinasse as evidências relacionadas em primeiro lugar à eficácia e em segundo aos custos associados das principais terapias complementares". As principais terapias complementares foram identificadas como sendo a acupuntura, a homeopatia, a fitoterapia, a terapia quiroprática e a osteopatia, e o relatório foi preparado pelo economista Christopher Smallwood. Ao ser publicado em 2005, uma das principais conclusões do Relatório Smallwood surpreendeu os especialistas médicos:

> A despeito da natureza fragmentária dos indícios, parece haver boas razões para acreditar que vários tratamentos propostos pelas Medicinas Complementares e Alternativas (MCA) oferecem a possibilidade de gerar economias significativas no custo direto da assistência médica, enquanto outras, talvez tão caras quanto suas contrapartidas convencionais, podem, contudo, proporcionar benefícios adicionais aos pacientes em uma relação custo-benefício

interessante. Além disso, os benefícios para a economia propiciados por uma aplicação mais ampla de terapias complementares bem-sucedidas nas áreas mais importantes poderiam subir a centenas de milhões de libras.

Levando em conta todas as evidências negativas contidas em nosso livro, a conclusão de Smallwood parece simplesmente absurda; então, como pôde um respeitado economista chegar a uma visão tão rósea e distorcida da medicina alternativa? O próprio Smallwood reconheceu que ele e sua equipe não contavam com nenhum especialista em economia da assistência médica, e eles também se mostraram um tanto ingênuos a respeito das informações disponíveis sobre a medicina alternativa. Isso resultou em um relatório que continha muitos erros fundamentais. Smallwood sustentava, por exemplo, que a homeopatia era um tratamento eficaz e de custo interessante para o combate à asma, mesmo que as revisões Cochrane indiquem que sua eficácia não ficou determinada. Por essa razão, não é assim tão surpreendente que afirme equivocadamente que cerca de 295 milhões de dólares seriam economizados se 4% dos clínicos gerais britânicos oferecessem homeopatia como um elemento de destaque no seu tratamento.

As conclusões do Relatório Smallwood não apenas eram incorretas, como também altamente perigosas. Por exemplo, se a homeopatia fosse usada contra a asma, então as consequências poderiam ser desastrosas, como observado por Richard Horton, editor da *Lancet*:

Cerca de 1.400 pessoas morrem de asma a cada ano no Reino Unido. É uma doença que implica risco de morte e que pode ser controlada de modo efetivo com ajuda de remédios. A ideia de que a homeopatia pode substituir o tratamento convencional, como sugere o relatório do príncipe, é absolutamente errada. Não há o mais remoto indício que dê sustentação a essa alegação inacreditavelmente equivocada.

Talvez mais do que qualquer outro integrante da família real, o príncipe de Gales tem se manifestado publicamente sobre uma série de assuntos, da arquitetura às oportunidades para os jovens, do meio ambiente à — é claro — medicina alternativa. Em muitos casos, ele tem desempenhado o papel de uma força para o bem, chamando atenção para causas importantes e as trazendo à atenção do público. Em outros casos, como no da medicina alternativa, ele tem desviado o debate para um terreno estéril e feito declarações que desafiam as opiniões dos melhores especialistas. Ao falar na conferência sobre saúde de 2004, o príncipe deu seu aval à terapia Gerson, que tem como base uma dieta rigorosa e enemas de café. O príncipe afirmou:

> Conheço uma paciente que se voltou para a terapia Gerson depois de ser informada de que sofria de um câncer terminal e que não sobreviveria a mais uma série de sessões de quimioterapia. Felizmente, sete anos depois, ela está viva e passando bem. Então é vital que, em vez de descartar experiências como essas, investiguemos a natureza benéfica desses tratamentos.

O príncipe estava, portanto, promovendo uma terapia que foi desacreditada e que é conhecida por ser potencialmente perigosa. A terapia Gerson submete à fome pacientes já desnutridos, privando-os de nutrientes vitais. Além disso, adotar a terapia Gerson significa muitas vezes que o paciente abandona seu tratamento convencional, prejudicando assim sua principal esperança de uma recuperação. Ainda que a terapia Gerson conte com um escritório na Califórnia, sua principal clínica fica em Tijuana, México, onde alegam que é capaz de curar o câncer — esse deslocamento geográfico é necessário porque os EUA proíbem que médicos pratiquem a terapia Gerson.

Na melhor das hipóteses, a atitude do príncipe se deveu a ter sido mal orientado; na pior, consistiu em um gesto irresponsável o fato de ele sugerir publicamente que a terapia Gerson é capaz de tratar o câncer, quando as evidências de que dispomos dizem o contrário. Poderíamos argumentar que é um ato impensado da sua parte continuar a promover a medicina alternativa em geral, quando demonstramos neste livro que pouquíssimos benefícios são proporcionados por terapias como a acupuntura, a homeopatia, a terapia quiroprática e a medicina fitoterápica.

Em síntese, o príncipe de Gales deveria começar a ouvir os cientistas em vez de se deixar guiar pelos próprios preconceitos. Ou, como disse o professor Michael Baum, um especialista em câncer da University College, de Londres: "A força da minha autoridade vem de um conhecimento construído ao longo de quarenta anos de estudo e 25 anos de envolvimento ativo nas pesquisas sobre câncer. O seu poder e sua autoridade repousam apenas no acaso de um berço."

Placebos — pequenas mentiras inocentes ou falsidades fraudulentas?

Demonstramos que a maioria dos tratamentos alternativos são totalmente ou em grande medida ineficazes para lidar com os principais problemas de saúde. O termo "ineficazes", contudo, não significa que remédios como esses não beneficiem os pacientes, porque sempre existe o efeito placebo, que sabemos ser capaz de oferecer vários níveis de alívio. Então, deveriam os médicos encorajar o uso de tratamentos alternativos que tenham tido sua eficácia desmentida e que por um lado são apenas falsos remédios, mas que por outro lado podem ajudar aqueles pacientes que tenham suficiente fé neles? Será que grandes setores da indústria da medicina alternativa podem justificar sua existência oferecendo alívio por meio da crença?

É claro que pacientes sofrendo de males que põem a vida em risco não podem contar com o efeito placebo para salvá-los, mas, quanto aos pacientes em condições menos graves, as questões em jogo são mais complicadas. Em vista dessa complexidade, vamos explorar a utilidade dos placebos centrando nosso foco na homeopatia, mas tudo que veremos a seguir pode ser aplicado ao efeito placebo no contexto das outras terapias alternativas.

Homeopatas argumentarão que seus remédios são genuinamente eficazes, mas sabemos que as melhores evidências científicas levam à conclusão de que remédios homeopáticos são ficções e se apoiam plenamente no efeito placebo para beneficiar seus pacientes. Por exemplo, passar arnica homeopática em um machucado funciona apenas em um nível psicológico, de modo que o paciente meramente sente que um machucado está sarando de modo mais rápido e que a dor está diminuindo. Ou o fato de que uma pessoa que sofra de pressão alta ao tomar um remédio homeopático, graças ao sentimento de otimismo resultante, possa ver sua pressão sanguínea se normalizar. De modo semelhante, um paciente que recorra à homeopatia para cuidar da sua rinite alérgica terá a expectativa de que o remédio será de grande ajuda, daí o fato de o efeito placebo poder efetivamente vir a reduzir os sintomas da rinite, ou talvez o paciente tolere os mesmos sintomas com maior resistência — de qualquer modo, o paciente estará mais feliz. Alguns pacientes tomam remédios homeopáticos para problemas de saúde que restringem sua atuação, como os resfriados, que acabarão passando de qualquer modo cerca de uma semana mais tarde. Nesses tipos de caso, o efeito placebo faz com que o paciente se sinta melhor porque ele está sob a ilusão de deter algum controle sobre a doença. Para alguns problemas, como dor na coluna, a medicina convencional luta para oferecer alguma solução razoavelmente boa, o que significa que um remédio homeopático pode ser tão bom quanto qualquer outra coisa. Afinal, fará com que o paciente acumule quaisquer forças psicológicas que puder reunir.

Diante de todos esses benefícios inquestionáveis, pode parecer que o uso da homeopatia como um placebo seja obviamente algo positivo, porque proporciona aos pacientes esperança e alívio. Muitas pessoas até argumentam que isso por si só já justificaria que a homeopatia viesse a ser adotada pelos médicos convencionais.

No entanto, nós assumimos uma posição diferente. A despeito da atração exercida pelo efeito placebo, que muitas vezes (mas nem sempre) é uma opção barata, segura e útil para os pacientes, acreditamos enfaticamente que seria um erro que médicos e outros profissionais da assistência à saúde usassem pílulas homeopáticas desse modo. Baseamos nossa posição em vários argumentos.

Uma das quatro razões para desencorajar o uso da medicina alternativa baseada no placebo é a conveniência da honestidade na relação entre médico e paciente. Durante as últimas décadas, o consenso no interior da medicina veio se deslocando claramente no sentido de estimular uma relação médico-paciente baseada na transparência e em um consentimento plenamente informado. Isso implicou o fato de os médicos usarem os princípios da medicina baseada em evidências para oferecer aos pacientes aqueles tratamentos que detêm a maior probabilidade de sucesso. Qualquer confiança depositada em tratamentos placebo viria a minar todas essas metas.

Médicos que estudassem as pesquisas a respeito, digamos, da homeopatia, logo compreenderiam que ela não tem efeito e que qualquer benefício que o paciente desfrute dela se deve ao efeito placebo. Se um médico, entretanto, viesse a se decidir por receitar homeopatia, então ele seria forçado a mentir para o seu paciente para que o placebo fosse eficaz. Resumindo, o médico teria de reforçar a fé equivocada do paciente no poder extraordinário da homeopatia ou talvez mesmo estimular essa falsa crença. A questão é simples — queremos que nosso sistema de assistência médica consista em tratamentos honestos, baseados em evidências, ou queremos construí-la tendo como fundamento mentiras e engodos?

Na verdade, a melhor maneira de explorar o efeito placebo é mentir excessivamente para fazer o tratamento parecer algo superespecial. Um médico poderia empregar afirmações como "este remédio foi importado de Timbuktu", "você está recebendo as últimas remessas", "o remédio obteve uma taxa de 100% de sucesso até agora neste ano", "este remédio neutraliza a mais terrível antimatéria em cada uma de suas células". Afirmações como essas aumentarão as expectativas do paciente, levando desse modo a aumentar a probabilidade e a extensão da reação placebo. Em síntese, para otimizar a força da homeopatia, o médico precisaria contar as maiores mentiras imagináveis.

No passado, os médicos costumavam explorar sistematicamente o efeito placebo, pois tinham pouco mais do que isso para oferecer aos pacientes, mas a medicina moderna hoje em dia dispõe de tratamentos efetivos já testados e que demonstraram sua eficiência. Estamos firmemente convencidos de que não deveria haver um retrocesso a uma medicina que se apoia em placebos — uma opinião compartilhada pelo médico e jornalista Ben Goldacre:

Se médicos convencionais fossem questionados se aceitariam voltar aos velhos tempos e adotar os truques da medicina alternativa para maximizar o efeito placebo, essa seria uma pergunta fácil de responder: Não, obrigado. O manto da disposição didática, paternalista, imbuída de autoridade e mistificadora foi transmitido à figura do terapeuta alternativo, e para usá-lo é preciso algo com que a maior parte dos médicos se sente desconfortável, a desonestidade.

Nossa posição — a de que o uso rotineiro de placebos é inaceitável porque médicos jamais deveriam mentir para os pacientes — pode parecer excessivamente rigorosa. E, realmente, aqueles que se opõem à nossa opinião poderiam argumentar que os benefícios proporcionados pela mentira compensam nossos argumentos éticos de quem se recolheu a uma torre de marfim. Nossos oponentes achariam que mentiras menores são aceitáveis se vierem a melhorar a saúde dos pacientes. A isso responderíamos que espalhar mentiras sistematicamente a respeito de placebos nos levaria à disseminação de uma cultura do engodo na medicina, o que por sua vez acarretaria uma série de consequências corrosivas para a profissão médica. Imagine como ficariam nossos sistemas de assistência médica se os médicos receitassem rotineiramente tratamentos baseados em placebos, como a homeopatia:

1   Médicos teriam de estabelecer uma conspiração do silêncio e concordar em não revelar a natureza enganosa da homeopatia. Nenhum deles poderia revelar a verdade a respeito da Nova Roupa do Imperador, já que isso minaria o efeito placebo da homeopatia.

2   Pesquisadores médicos não iriam subscrever esse pacto, já que sua missão é compreender a doença, suas causas e suas curas. Em nome do progresso, teriam um compromisso de honra de observar que as pesquisas existentes até o momento não avalizam a homeopatia. Isso faria com que cientistas e médicos emitissem mensagens conflitantes.

3   Receitas prescrevendo remédios homeopáticos funcionariam como porta de entrada a outros medicamentos, encorajando pacientes a experimen-

tarem outros tratamentos irracionais. O professor David Colquhoun resumiu claramente os perigos traiçoeiros dos remédios homeopáticos: "Suas pílulas açucaradas não contêm nada e não envenenarão seu corpo. O perigo maior é elas envenenarem sua mente."

4   Pais podem vir a ignorar cientistas que promovem intervenções com o poder de salvar vidas, como vacinação e, em vez disso, podem dar ouvidos a homeopatas divulgando métodos alternativos (e ineficazes) de proteger crianças. Depois de dois séculos de progresso desde o início da Era das Luzes, uma decisão de nos desviarmos da medicina baseada em evidências poderia nos conduzir a uma Nova Era das Trevas.

5   Companhias farmacêuticas teriam bons motivos para argumentar que também elas teriam direito de promover remédios placebos. Por que deveriam se dar ao trabalho de investir nos dispendiosos processos para desenvolver remédios adequados quando poderiam obter maiores lucros anunciando e vendendo pílulas-fantasia placebo como se fossem uma panaceia?

Finalmente, existe ainda outro motivo pelo qual tratamentos placebo deveriam ser evitados. Na realidade, esse motivo em especial é tão forte que logo se tornará óbvio que é completamente desnecessário e injustificável usar rotineiramente placebos para tratar pacientes. Todos concordam que o efeito placebo pode ser muito benéfico, mas a verdade é que não precisamos de um placebo para evocarmos um efeito placebo. Ainda que isso a princípio pareça paradoxal, faz perfeitamente sentido se explicarmos detalhadamente o que queremos dizer com isso.

Sempre que um médico prescreve um determinado tratamento, então é de esperar que o paciente experimente um benefício bioquímico e fisiológico. Contudo, é importante lembrar que o impacto de um tratamento comprovado é sempre reforçado pelo efeito placebo. O tratamento não apenas proporcionará um benefício padrão, como também acrescentará a isso um benefício extra, pois o paciente tem a expectativa de que o tratamento será eficaz. Em outras palavras, pacientes submetidos a um tratamento testado já recebem o efeito placebo como um bônus gratuito. Então por que diabos um paciente deveria tomar um placebo puro e simples que oferece apenas o efeito placebo? Isso seria simplesmente um mau negócio do ponto de vista do paciente.

Médicos estão conscientes de que todos os seus tratamentos vêm com um efeito placebo, mas a extensão em que ele ocorre depende de toda uma série de fatores. Esses incluem a roupa, a confiança e a atitude geral do médico. Os melhores médicos exploram plenamente o impacto do placebo, enquanto os piores apenas acrescentam um reforço mínimo do efeito placebo aos seus tratamentos, o que explica por que o neurologista J. N. Blau sugeriu: "O médico que não consegue exercer um efeito placebo sobre seus pacientes deveria se tornar um patologista."

Enumeramos anteriormente uma lista de condições que homeopatas poderiam tratar e que poderiam registrar melhoras devido ao efeito placebo. Voltando a esses mesmos problemas de saúde, podemos ver que médicos convencionais geralmente aconselharão um tratamento mais confiável que irá não apenas beneficiar diretamente o paciente, como também oferecer um benefício indireto por meio do efeito placebo. Assim, em vez de recomendar a Arnica homeopática para um ferimento sério, um médico deveria sugerir uma compressa gelada no primeiro dia do machucado e em seguida, a partir daí, um pano quente úmido. Em vez de indicar homeopatia para pressão alta, um médico pode sugerir uma mudança na dieta ou uma diminuição no consumo de álcool ou menos cigarros e, se isso não adiantar, o problema também pode ser tratado com remédios eficazes. Da mesma forma, para pacientes com rinite alérgica, um anti-histamínico que não provoque sonolência de eficácia já comprovada, somado ao seu inevitável efeito placebo, seria uma opção muito melhor do que um placebo homeopático puro e simples. A ciência ainda está à procura de uma cura para um resfriado comum, de modo que a medicina convencional só pode tratar desse problema lidando com os sintomas que a acompanham, mas mesmo isso é mais do que a homeopatia pode oferecer. Os benefícios comprovados dos comprimidos para resfriados acrescidos de seu efeito placebo são, novamente, mais do que o efeito do placebo puro e simples proporcionado pelos comprimidos homeopáticos.

Para os problemas mais difíceis, como dores na coluna, os médicos contam com um arsenal limitado de opções verdadeiramente efetivas, mas mesmo essas ainda são mais poderosas do que qualquer coisa que a homeopatia ou qualquer outra terapia alternativa baseada no placebo tenha a oferecer. Em 2006, B. W. Koes e seus colegas holandeses publicaram no *British Medical Journal* uma revisão crítica intitulada "Diagnose e tratamento da dor na base da coluna":

> São muito fortes as evidências de que remédios anti-inflamatórios não esteroidais aliviam a dor de forma mais eficiente do que um placebo. A recomendação para permanecerem ativos acelera a recuperação e reduz a incapacidade crônica. Relaxantes musculares aliviam a dor mais do que o placebo: é o que também indicam fortes evidências, mas podem ocorrer efeitos colaterais, como sonolência. Inversamente, fortes evidências indicam que repouso na cama e exercícios específicos para as costas (fortalecimento, flexibilidade, alongamento, flexões e exercícios de extensão) não são eficazes.

À medida que nos aproximamos do fim deste livro, vai ficando cada vez mais claro que grande parte da medicina alternativa é ineficaz e que não deveria ser encorajada, mesmo na condição de um placebo inofensivo. De muitas maneiras, a medicina alternativa é a versão moderna dos elixires milagrosos à base de óleos de cobra que faziam tanto sucesso nos EUA há cerca de um século, como o Tex Bailey's Rattlesnake Oil e o Monster Brand Snake Oil. Eles não ofereciam nenhum benefício médico a seus pacientes, mas rendiam enormes lucros aos camelôs espertalhões que os vendiam. Um dos mais famosos vendedores desses óleos de cobra foi Clark Stanley, que promovia seu produto como "um unguento que penetra nos músculos, membranas e tecidos até os ossos, expulsando a dor com uma força que vem deixando assombrada a classe médica". É claro que o elixir não proporcionava nada disso e ao ser testado em 1916 e se descobriu que era destituído de qualquer óleo de cobra.

A VERDADE TEM ALGUMA IMPORTÂNCIA? 295

Consistia, em vez disso, "principalmente em um óleo mineral leve misturado com 1% de gordura, provavelmente bovina, capsicum e possivelmente um vestígio de cânfora e aguarrás".

Tanto os óleos de cobra quanto os ultradiluídos remédios homeopáticos não contêm nenhum ingrediente ativo e não têm nada a oferecer a não ser o efeito placebo. Contudo, enquanto os primeiros são agora alvo de deboches, sendo vistos apenas em filmes de caubóis de Hollywood, os segundos ainda são vendidos em muitas farmácias. Pode-se dizer que a homeopatia é ainda mais absurda do que o óleo de cobra, como demonstrado por um homeopata que escreveu uma carta descrevendo um remédio homeopático particularmente bizarro: "Esta paciente continua a apresentar múltiplos sintomas, como caroços no couro cabeludo e uma doença semelhante a uma gripe. De um modo geral, seu estado melhorou; contudo, receitei para ela uma dose de Carcinosin Nosode 30C ao longo do dia, seguida de Berlin Wall 30C, uma vez por dia pela manhã." Uma resposta no *Medical Monitor* enfatizava a natureza ridícula de se usarem fragmentos do Muro de Berlim como remédio homeopático: "Que vantagens terapêuticas o Muro de Berlim tem a oferecer em comparação com um muro normal de jardim ou o concreto de um emaranhado de viadutos? E será que os homeopatas escoceses usam microdoses de uma histórica beberragem à base do Muro de Adriano? Acho que deveriam nos contar a respeito."

Então como chegamos a uma situação na qual a cada ano gastamos 60 bilhões de dólares em todo o mundo com terapias alternativas, a maioria das quais tão sem sentido quanto à homeopatia, e muitas das quais são bem mais perigosas? Na penúltima seção deste livro examinaremos dez grupos de pessoas que vêm a ter grande responsabilidade pelo aumento de nosso entusiasmo pela medicina alternativa. Em cada caso explicaremos o papel exercido pelo grupo para conceder à medicina alternativa uma credibilidade imerecida e vamos sugerir, além disso, como cada grupo pode corrigir a visão assumida anteriormente, uma visão abertamente otimista, acrítica e equivocada a respeito da medicina alternativa. O que se segue é uma análise do que saiu errado ao longo dos últimos 25 anos, acrescida de um manifesto pelo restabelecimento do papel da medicina baseada em evidências.

Os dez principais vilões na promoção de medicina não comprovada e desmascarada

1 Celebridades

Esta lista não foi compilada em nenhuma ordem predeterminada, de modo que as celebridades não são necessariamente os piores entre os culpados pela promoção da medicina alternativa ineficaz, mas certamente desempenharam um importante papel nas últimas décadas. Quando o professor Ernst e seu colega Max H. Pittler fizeram uma busca nos artigos publicados em 2005 e 2006 envolvendo pessoas conhecidas que recorriam à medicina alternativa, descobriram dezenas de personagens famosos que mantinham vínculos com várias terapias não comprovadas. Os nomes famosos iam de fãs da homeopatia, como Pamela Anderson, Cindy Crawford e Cher, até devotos da medicina aiurvédica, como Goldie Hawn e Christy Turlington. Essas personalidades famosas deram à medicina alternativa um nível maior de credibilidade entre o público, porque eram claramente pessoas com possibilidade de pagar o melhor tratamento médico disponível. Em outras palavras, esses tratamentos podem ser percebidos como superiores aos tratamentos convencionais porque são pagos regiamente pelos ricos e famosos.

Além de cantores e atores, muitos esportistas também têm optado pela medicina alternativa, como Boris Becker e Martina Navratilova. Essas celebridades do mundo esportivo conferem uma credibilidade extra, já que são também modelos de referência em termos de comportamento. Partimos do princípio de que são pessoas que tomam um cuidado especial com sua saúde e que contam com excelentes conselheiros. A verdade é que esportistas ricos e seus técnicos podem se dar ao luxo de desperdiçar dinheiro com placebos extravagantes, enquanto gastam grandes somas com o melhor que a medicina convencional tem a oferecer.

O homeopata americano Dana Ullman acredita claramente que celebridades ajudam a vender terapias alternativas ao público, porque seu livro mais recente, *The homeopathic revolution* [A revolução homeopática], tem como subtítulo *Why famous people and cultural heroes choose homeopathy* [Por que pessoas famosas e heróis culturais escolhem a homeopatia]. Ele tenta convencer os leitores de que a homeopatia deve funcionar, já que vem sendo usada por alguns dos mais famosos personagens da história, incluindo onze presidentes norte-americanos, sete papas, Beethoven, Goethe e Tennyson, assim como Axl Rose, o vocalista do Guns N'Roses.

Todas essas celebridades mal informadas ou desinformadas fariam um grande serviço ao público se parassem de avalizar terapias inúteis. Melhor ainda, elas deveriam se munir das melhores evidências disponíveis e condenar tratamentos infundados e perigosos baseados em modismos. A cantora Kylie Minogue fez exatamente isso em 2005 ao emitir uma declaração desmentindo rumores de que estaria recorrendo a terapias alternativas para tratar do próprio câncer: "Ela pediu aos fãs que, por favor, não acreditassem em histórias sobre perdas radicais de peso e buscas desesperadas por terapias alternativas. Kylie deixou claro que não deseja que outras pessoas vítimas da mesma doença se deixem iludir por falsas teorias em relação ao seu estado e a sua escolha de médicos."

De modo ainda mais impressionante, o ator Richard E. Grant expôs um esquema fraudulento envolvendo a venda de soro de cabra como um tratamento para HIV/AIDS capaz de salvar vidas. Tendo sido criado na Suazilândia, Grant foi convidado a avaliar o soro de cabra na África, mas sua reação não foi a do tipo que os vendedores de soro estivessem procurando: "Pessoas mortas voltando à vida como se fossem Lázaro — Bobagem!" Grant agiu de forma responsável, informando aos jornalistas que trabalhavam no programa *Newsnight*, da BBC, que tornaram público o fato de que o tal soro não passava de uma beberragem enganosa.

2 Pesquisadores médicos

Esta categoria pode surpreender muitos de nossos leitores. Afinal, ao longo deste livro temos nos baseado em pesquisadores médicos para investigar a medicina alternativa. Foi graças aos seus esforços que veio à luz a ineficiência de tantas dessas terapias. Eles não apenas realizaram pesquisas sobre medicina alternativa, como também deram o melhor de si para divulgar a verdade decepcionante a respeito de várias terapias. Contudo, a maior parte dos pesquisadores não investiga a medicina alternativa, preferindo concentrar sua atenção em tratamentos convencionais que vêm sendo desenvolvidos — nossa crítica é dirigida a eles.

Tem existido uma tendência geral entre os pesquisadores a centrarem o foco na sua própria especialidade, talvez desenvolvendo novos antibióticos, vacinas ou técnicas cirúrgicas, enquanto ignoram o fato de que os terapeutas alternativos muitas vezes estão minando seu trabalho ao espalharem histórias assustadoras sobre a medicina convencional e ao mesmo tempo divulgarem ilusões sobre seus próprios tratamentos alternativos. Em outras palavras, um grande número de pesquisadores médicos tem se colocado à parte e assistido em silêncio à ascensão da medicina alternativa e das teorias excêntricas que estão por trás delas.

Existem apenas alguns poucos e louváveis exemplos de estudiosos que deixaram de lado suas ocupações para chamar a atenção para as contradições, alegações descabidas e falsidades no bojo de grande parte da medicina alternativa, porém em muitos casos as consequências têm sido notáveis. Em 2006, uma coalizão informal integrada por cientistas com ideias afins escreveu uma carta aberta aos principais administradores do Serviço Nacional de Saúde (SNS) britânico, que vêm a ser, em última análise, os principais responsáveis pela alocação de verbas no campo da assistência médica. Os signatários, entre os quais havia apenas um pesquisador especializado em medicinas alternativas (Edzard Ernst), argumentaram simplesmente que a homeopatia e muitas outras terapias alternativas não tinham sua eficácia comprovada e que o SNS deveria reservar seus recursos para tratamentos que tivessem atestado sua eficiência: "Num momento em que o SNS sofre intensa pressão, pacientes, o público e o SNS terão seus interesses atendidos se os fundos disponíveis forem empregados para tratamentos baseados em evidências sólidas."

A VERDADE TEM ALGUMA IMPORTÂNCIA?

A carta gerou uma manchete de primeira página no jornal *The Times*, o que por sua vez motivou a cobertura do tema pela TV e pelo rádio. Pela primeira vez, grande parte do público estava sendo informada das falsas alegações de homeopatas e tomando conhecimento de que seus impostos estavam sendo gastos com aqueles remédios. Além disso, os principais diretores do SNS pareceram dar alguma atenção à carta e reviram sua política em relação à homeopatia — em 2007, 21 dos fundos da entidade continuavam concedendo verbas à homeopatia e 40 deles deixaram de revelar seus gastos com homeopatia, mas 86 deles tinham parado de enviar pacientes para os quatro hospitais homeopáticos ou estavam introduzindo medidas para limitar estritamente essas indicações. Hilary Pickles, diretor de saúde pública no Hillingdon Primary Care Trust, explicou sua posição a respeito da concessão de verbas para a homeopatia no *The Times*:

> Não é apenas a questão de não existirem evidências em favor da homeopatia; trata-se também de uma questão de prioridade dos gastos. Cada vez que decidimos gastar dinheiro do SNS com uma determinada coisa, algum outro setor está ficando sem dinheiro. É totalmente inadequado gastar dinheiro com homeopatia — que não tem comprovação —, já que isso significa menos verba para outros tratamentos conhecidos pela sua eficácia.

Um grupo de veterinários deflagrou uma campanha satírica contra o uso de homeopatia ao formar a Sociedade Veterinária Britânica Vodu em 2005. Eles ficaram revoltados quando a Congregação Real de Veterinários decidiu publicar uma lista de veterinários que praticavam a homeopatia, um gesto que na prática implicava promovê-la e endossá-la. Esses veterinários anti-homeopatia, cuja preocupação principal era garantir que os animais recebessem os melhores tratamentos disponíveis, argumentavam que a homeopatia era equivalente ao vodu em termos de evidências e eficácia. Sua campanha tem ajudado a persuadir sociedades veterinárias a se comportarem de modo mais responsável, e a Federação de Veterinários da Europa (FVE) agora exorta seus membros a "só trabalharem com métodos cientificamente comprovados e que tenham as evidências como base, mantendo-se distantes dos métodos não baseados em evidências".

Uma atitude de engajamento por parte dos pesquisadores médicos pode se mostrar relevante. Por essa razão é preciso que um número maior deles se manifeste e ajude a fazer a diferença. Contudo, é necessário fazer um alerta, já que aqueles que ousam questionar o valor da medicina alternativa podem facilmente se tornar alvos de ataques à sua reputação e integridade. Frequentemente eles são acusados de estar a soldo de grandes multinacionais farmacêuticas. A única defesa contra críticas como essa é chamar a atenção para o fato de que pesquisadores médicos costumam ser motivados pelo desejo de curar doenças e aumentar tanto a qualidade como a duração da vida humana.

O professor Michael Baum, por exemplo, que é especialista em câncer de mama e signatário da carta de 2006 condenando a inclusão de terapias não comprovadas no Serviço Nacional de Saúde, adotou o seguinte enfoque ao fazer palestras sobre o tema da medicina baseada em evidências: "Muitas vezes me apresento como filho, marido, irmão, pai de duas filhas e tio de sete sobrinhas. Minha mãe morreu tragicamente de câncer de mama e minha irmã é uma sobrevivente, já com uma sobrevida significativa." Em outras palavras, o professor Baum tem um interesse tanto profissional quanto pessoal em identificar os melhores tratamentos para câncer de mama, e a morte de sua própria mãe em particular acabou por inspirá-lo em seu esforço para salvar vidas.

3 Universidades

Diplomas em disciplinas científicas sempre foram um bem cobiçado. Estudantes que conseguiram concluir com sucesso um curso de graduação em Ciência demonstraram ter compreendido os princípios gerais e os fundamentos de uma determinada disciplina, estando prontos para passar a estudar em um nível superior. Ao obter um diploma na área de ciência, eles mostravam ter apreendido o conhecimento derivado dos experimentos realizados anteriormente, estando agora prestes a conduzir suas próprias pesquisas. Ou pelo menos era isso que esses diplomas costumavam representar. Hoje algumas universidades decidiram rebaixar o significado de um diploma nessa área ao amesquinharem a tradição da ciência e prostituírem a integridade dos estudos acadêmicos.

Universidades em todo o mundo agora vêm oferecendo diplomas em várias modalidades de medicina alternativa, o que coloca em questão tudo pelo qual uma universidade deveria batalhar. Como uma universidade pode oferecer um diploma científico em medicina alternativa ensinando os princípios do Ch'i, potencialização e subluxações (conceitos básicos respectivamente da acupuntura, da homeopatia e da terapia quiroprática), quando eles não fazem absolutamente sentido algum? Diplomas como esses prestam um desserviço aos estudantes, que ficam com a falsa impressão de que estão aprendendo uma ciência associada a um sistema de assistência médica. Ao mesmo tempo, pacientes também podem ser iludidos porque, ao ouvirem que a medicina alternativa está sendo ensinada na universidade, irão supor então que ela deve ser eficaz. Em síntese, as universidades conferem à medicina alternativa um nível de credibilidade imerecido.

O caráter completamente insatisfatório dos diplomas na área de medicina alternativa pode ser facilmente demonstrado por uma questão apresentada no ano de 2005 a estudantes em um exame do curso Matéria Médica Homeopática 2 A, na Universidade de Westminster, em Londres: "Psorinum e Sulphur são remédios Psóricos. Discuta as maneiras pelas quais os sintomas desses remédios se refletem em sua natureza miasmática." Essa questão representa um retrocesso rumo à Era das Trevas na medicina, quando se acreditava que as doenças eram causadas por *miasmas*, que vinham a ser vapores venenosos — essa noção se tornou obsoleta em fins do século XIX, quando os cientistas desenvolveram a teoria dos germes, mais precisa e útil, para explicar a origem das doenças.

O professor David Colquhoun fez uma avaliação da situação nessa área na Grã-Bretanha em 2007 e descobriu que existem 61 cursos de nível universitário sobre medicinas alternativas sendo oferecidos atualmente, e 45 deles contam com o status de diplomas na área de ciência, distribuídos por 16 universidades. Cinco desses diplomas científicos são de especializações em homeopatia — isso significa que estudantes gastam três anos estudando um tema que demolimos neste livro em um único capítulo.

O pior desempenho nessa questão parece ser o da Universidade de Westminster, que oferece quarenta diplomas em medicina alternativa. Essa universidade dispõe de muitos cursos em disciplinas respeitáveis e sua equipe em outros departamentos de um modo geral goza de boa reputação. Então, por que começou a oferecer diplomas irrelevantes em temas discutíveis? De acordo com Colquhoun, o problema é que essas universidades que oferecem esses cursos em terapias não comprovadas têm priorizado os lucros em detrimento da integridade.

> Isso é o equivalente a ensinar uma medicina baseada em feitiços. Se você detém um diploma em uma disciplina científica, então deve ser algo que possa ser vagamente descrito como ciência [...] Gostaria de ver reitores voltando a assumir uma postura de honestidade. Eles perderam o rumo e se mostram satisfeitos em ensinar não importa o quê, contanto que mantenha os traseiros dos estudantes em seus assentos. Pensam que qualquer coisa que gere dinheiro é Ok. Sabemos que esses cursos vêm experimentando um crescimento maior do que qualquer outro tema, enquanto matemática e outras disciplinas estão em declínio.

É hora de os que ocupam cargos de responsabilidade nas universidades mudarem suas prioridades. Padrões acadêmicos não devem ser sacrificados em nome de considerações de ordem financeira. Uma estratégia que vise principalmente ao lucro não investe em uma visão de longo prazo. Pode ser recompensadora em termos imediatos, mas acabará por solapar a integridade de nossas instituições de ensino superior.

4 Gurus alternativos

É estranho viver em uma época em que terapeutas alternativos são mais famosos do que médicos convencionais. O guru de saúde Deepak Chopra é um entusiasta mundialmente famoso da medicina aiurvédica e outras terapias alternativas, e não existe médico convencional que possa rivalizar com ele em sua condição de celebridade global.

Chopra e seus colegas gurus vêm pregando o evangelho da medicina alternativa já há cerca de uma década, obtendo grande cobertura por parte da imprensa, aparecendo nos mais populares programas de TV e fazendo palestras para grandes plateias. Seu carisma inegável, somado ao profissionalismo de um homem de negócios, fez com que exercesse um grande impacto na percepção do público em relação à medicina alternativa. Em geral, ele e seus colegas vêm simplesmente renovando e aumentando as alegações exageradas e enganosas em torno dessas terapias.

O dr. Andrew Weil, por exemplo, é um dos mais bem-sucedidos divulgadores da medicina alternativa nos EUA, tendo sido tema de duas capas da revista *Time* e aparecido regularmente em programas como *Oprah* e *Larry King Live*. Ele se intitula como "Seu consultor confiável para assuntos de saúde". E conta realmente com uma formação em medicina, de modo que alguns de seus conselhos revelam bom-senso, como incentivar as pessoas a fazerem mais exercícios e fumarem menos. Contudo, grande parte de suas orientações não fazem sentido. E o problema para a imensa legião de seus seguidores é que podem não ser capazes de distinguir entre seus conselhos sensatos e os absurdos. Em *Natural health, natural medicine* [Saúde natural, medicina natural], publicado em 2004, ele desencoraja enfaticamente seus leitores a usarem remédios receitados para artrite reumatoide, apesar do fato de que alguns desses remédios podem indiscutivelmente alterar o curso da doença e oferecer ao paciente a chance de evitar deformidades capazes de provocar invalidez.

Enquanto difama recursos da medicina convencional que efetivamente funcionam, Weil parece encorajar terapias alternativas que não funcionam, como a homeopatia. Ele até sugere aos seus pacientes que experimentem um leque variado de terapias alternativas para descobrir aquela que funciona no seu caso, conselho que deixou particularmente preocupada a médica aposentada Harriet Hall, que escreveu a resenha do livro de Weil para a revista

Skeptical inquirer: "O problema com essa abordagem é que muitos problemas de saúde se desenvolvem dentro de possibilidades limitadas enquanto outras têm desdobramentos variáveis. Quando seus sintomas se tornam menos acentuados, podemos atribuir equivocadamente o sucesso a qualquer remédio que estivermos tomando na época." Em vez de encorajar os pacientes a experimentarem por conta própria e acabarem chegando a conclusões não confiáveis, seria melhor se Weil divulgasse de maneira precisa as conclusões de ensaios clínicos conduzidos de maneira rigorosa e segura.

A filosofia do experimente-para-ver-o-que-acontece do dr. Weil é compartilhada por muitos outros autores no campo da medicina alternativa. Eles se mostram prontos a atirar qualquer tratamento alternativo imaginável para cima de seus leitores, como demonstrado pelo professor Ernst e seus colaboradores, que analisaram sete dos principais livros sobre medicina alternativa. Em conjunto esses livros ofereceram 47 tratamentos diferentes para diabetes, dos quais apenas 12 apareciam em mais de um livro. Cinco desses tratamentos (hipnoterapia, massagem, meditação, relaxamento e ioga) podem estimular o bem-estar geral do paciente, mas nenhum dos outros tratamentos para diabetes tem o respaldo de qualquer evidência. Há um nível semelhante de conselhos conflitantes e enganosos em relação ao câncer — os sete livros sugerem um total de 133 diferentes tratamentos alternativos.

Kevin Trudeau é outro conhecido guru — seu livro *Natural cures they don't want you to know about* [Curas naturais sobre as quais eles não querem que você saiba] vendeu 5 milhões de exemplares, chegando ao topo da lista de best-sellers do *The New York Times*. Esse sucesso é mais do que surpreendente, já que Trudeau não dispõe de nenhuma credencial na área médica. Ao contrário, o verbete dedicado a ele pela Wikipedia o descreve como "um autor americano, promotor de jogos de sinuca (Fundador da International Pool Tour), criminoso condenado, vendedor e entusiasta da medicina alternativa". Depois de cumprir dois anos em uma penitenciária federal por fraude com cartão de crédito, trabalhou como sócio de uma empresa chamada Nutrition for Life. Logo voltou a se encrencar com a Justiça, sendo processado por basicamente operar um esquema tipo pirâmide. Em sua terceira encarnação,

Trudeau começou a usar comerciais na TV para vender produtos, mas se viu acusado repetidas vezes de fazer alegações falsas e sem fundamento, de modo que em 2004 a Comissão Federal para o Comércio o multou em 2 milhões de dólares, proibindo-o permanentemente de "aparecer, produzir, divulgar futuros comerciais que façam propaganda de qualquer tipo de produto, serviço ou programa vendido ao público".

Ainda que não possa mais promover produtos na TV, as leis que garantem a liberdade de opinião permitem que ele continue aparecendo na televisão para divulgar seus livros, às vezes superando em muito em apenas uma semana o resultado das aparições em comerciais. Seu best-seller contém tolices como "O sol não causa câncer. Foi comprovado que protetores solares é que causam câncer" e "Todos os remédios à venda, comprados com ou sem receita médica, causam doenças e enfermidades". Em 2005, o Conselho de Proteção ao Consumidor do Estado de Nova York emitiu um alerta afirmando que "o livro de Trudeau não contém 'curas naturais' para o câncer e outras doenças, conforme o autor vem prometendo". O Conselho também alertou o público para o fato de que "Trudeau não apenas está apresentando de maneira enganosa o conteúdo do livro que ele mesmo publicou, está também usando informações falsas para incentivar consumidores a comprarem o livro".

Lamentavelmente, Trudeau parece ser uma força incapaz de ser detida, e continua a vender seus produtos alternativos de saúde por meio do seu site. O jornalista de Nova York Christopher Dreher percebe uma estratégia clara nos ambiciosos negócios de Trudeau: "Em resumo, os comerciais vendem o livro, que vende o seu site — que rende a Trudeau toneladas de dinheiro." Gurus alternativos quase sempre promovem produtos de saúde dos quais eles se beneficiam financeiramente, de maneira direta ou indireta. Mesmo o dr. Weil, com seus modos afáveis e aparência de um tio simpático, não deixa de adotar uma visão corporativa de seu papel como guru da saúde, como demonstrado pela sua marca de terapias alternativas, vendidas sob o rótulo "Seleção do dr. Weil". Como se não bastasse tudo isso, em 2003/4 ele recebeu 3,9 milhões de dólares em royalties, tendo assinado um contrato com a empresa Drugstore.com.

De modo semelhante, o apresentador de programas de rádio nos EUA, Gary Null, autoproclamado visionário da saúde, faz propaganda de produtos por meio de seu site. Parte de sua política de marketing consiste em atacar a medicina convencional para promover a alternativa, mas isso leva a algumas afirmativas particularmente irresponsáveis e perigosas. No seu livro *AIDS: a second opinion* [AIDS: uma segunda opinião], Nulls afirma: "A AIDS dos anos 1990 transformou-se em uma doença iatrogênica provocada ou agravada pelos medicamentos imunossupressores." Em outras palavras, Null argumenta que a medicina convencional, em vez de ajudar, agrava o estado dos pacientes com HIV/AIDS. Peter Kurth, um jornalista infectado com HIV, escreveu uma resenha do livro de Null e não usou de meias-palavras:

> A atitude leviana de Null de menosprezar as evidências parece menos limitada do que criminosa [...]. e, quando o falecido Michael Callen é citado como se ainda estivesse vivo, isso quase me deixou de cabelos em pé. (Callen, famoso no passado como um sobrevivente da AIDS e ferrenho oponente ao uso do AZT, morreu em 1993.)

Outro guru da saúde que nutre opiniões estranhas a respeito do HIV é Patrick Holford, nutricionista alternativo britânico e autor de 24 livros, traduzidos para 17 línguas. Em 2007, seu livro mais recente foi acusado de divulgar posições perigosas a respeito do tratamento para HIV. Quando esteve na África do Sul, ele chegou a repetir as afirmações para a imprensa: "O que eu disse na última edição de meu livro, a *New optimum nutrition bible* [Nova bíblia para uma perfeita nutrição] [...], é que 'o AZT, o primeiro remédio anti-HIV a ser receitado, é potencialmente perigoso e provou ser menos eficaz do que a vitamina C'."

Ao longo dos anos, as opiniões de Holford têm enfurecido tantos cientistas que ele chegou mesmo a inspirar a criação de um site intitulado Holford Watch (www.holfordwatch.info), que procura corrigir e chamar a atenção para seus erros. Contudo, a Universidade de Teesside considerou Holford com credenciais suficientes para nomeá-lo professor visitante. Isso nos leva de volta aos problemas que destacamos nas duas seções anteriores deste capítulo. Primeiro: algumas universidades vêm agindo de uma maneira peculiarmente desonesta ao lidarem com a medicina alternativa. E segundo: pesquisadores médicos que deveriam estar denunciando essas coisas não têm se pronunciado em defesa dos padrões acadêmicos de suas instituições.

5 A mídia

Os jornais, o rádio e a televisão exercem, é claro, enorme influência em qualquer debate. No entanto, o desejo de atrair leitores, ouvintes e telespectadores faz com que a mídia se veja pressionada a adotar uma abordagem sensacionalista. Isso às vezes significa que os fatos ficam em segundo lugar quando se tem uma "boa história".

Isso foi demonstrado por uma sondagem sobre a mídia impressa canadense realizada pelo Departamento de Ciências da Saúde Comunitária da Universidade de Calgary. Três pesquisadores rastrearam nove publicações em busca de artigos que apareceram entre 1990 e 2005 vinculando medicina alternativa e complementar a tratamentos contra o câncer. Eles encontraram um total de 915 artigos, dos quais 361 consideravam como seu tema central tratamentos alternativos para o câncer. Os principais resultados confirmaram levantamentos semelhantes feitos anteriormente:

> Terapias complementares e alternativas são descritas na maioria das vezes sob uma luz positiva, e seu uso é considerado frequentemente (63%) como uma cura potencial para o câncer. A maior parte dos artigos não apresenta informações sobre riscos, benefícios e custos desses tratamentos e poucas reportagens aconselhavam a consulta de um profissional da área de saúde antes de se decidir pelo uso dessas terapias.

Em síntese, a mídia impressa no Canadá (e em qualquer outra parte do mundo) tende a apresentar uma visão positiva e simplista da medicina alternativa. A maneira como a medicina alternativa é apresentada nos jornais na maioria das vezes despreza pura e simplesmente todas as evidências que depõem contra ela.

Se nos voltarmos para a televisão, parece que os programas matutinos e vespertinos estão sempre dispostos a convidar um terapeuta alternativo para sentar-se em seus sofás. *The Wright Stuff*, por exemplo, é um programa matinal no Canal 5 da TV britânica que goza de certa reputação, mas que costuma oferecer regularmente ao seu público *flashes* sobre terapeutas alternativos.

Jayney Goddard, presidente da Associação de Medicina Complementar (AMC), aparece com frequência no programa, geralmente promovendo a homeopatia. O Capítulo 3 explicou que a homeopatia nada mais é do que um placebo, mas espectadores ingênuos do *The Wright Stuff* geralmente ficam com a impressão de que se trata de uma poderosa modalidade de medicina.

É interessante observar que o site da AMC afirma o seguinte: "Milhares de pessoas contataram a AMC e o programa *The Wright Stuff* sobre alguns dos produtos mencionados por Jayney Goddard nas últimas semanas." Isso representa um conflito de interesse, já que Goddard reconhece que ajudou a selecionar o sortimento de suplementos promovidos no programa e que são vendidos no site da AMC. Esses conflitos de interesse acabam se revelando como a regra, não a exceção. Os produtores do programa provavelmente sentem que estão meramente preenchendo 15 minutos no ar com um inofensivo bate-papo sobre saúde, mas na verdade estão estimulando um mercado para tratamentos de eficácia não comprovada. Além disso, *The Wright Stuff* promove indiretamente algumas posições bastante peculiares, já que Goddard é autora do livro *The survivor's guide to bird flu: the complementary medical approach* [Guia de sobrevivência da gripe aviária: a visão da medicina complementar], o qual alega oferecer "informações sobre um tratamento específico para os sintomas do H5N1". Simplesmente não existe uma cura alternativa para a gripe aviária, e afirmar o contrário é uma atitude de extrema irresponsabilidade.

Programas que enchem as manhãs e tardes na TV mostram uma tendência especial para, no amplo espectro da medicina alternativa, destacar os exemplos mais gritantes de charlatanice, como os curandeiros que prometem milagres e alegam ter superpoderes. Nos EUA, Adam Dreamhealer tem sido um desses milagreiros desde que um grande pássaro negro lhe transmitiu todos os segredos do universo. Sua presença maciça na mídia seria cômica não fosse pelo fato de um grande número de pacientes depositar sua fé nas supostas habilidades curativas do sr. Dreamhealer. De acordo com o seu site, "Adam utiliza sua energia curativa de uma maneira peculiar para fazer fundir as auras de todos os participantes com intenções curativas. Então ele usa vistas holográficas para atuar energeticamente através das intenções das pessoas presentes".

O equivalente europeu de Dreamhealer é Natasha Demkina, que alega ser capaz de diagnosticar doenças graças à sua visão de raios X, que ela diz utilizar desde os dez anos de idade: "Eu estava em casa com minha mãe quando de repente tive uma visão. Podia ver o interior do corpo da minha mãe e comecei a lhe falar sobre os órgãos que conseguia enxergar. Agora preciso ficar alternando entre minha visão comum e o que chamo de minha visão médica. Por uma fração de segundo, vi uma imagem colorida dentro de uma pessoa e então comecei a analisá-la." No entanto, submetida em 2004 a um teste científico, ela não conseguiu provar que tinha o poder de ver em raios X.

No mesmo ano, Demkina apareceu em um programa da TV britânica chamado *This Morning*. Ela examinou o especialista médico do programa, dr. Chris Steele, enxergando problemas na sua vesícula biliar, fígado e pâncreas, além de ver pedras nos rins. Como foi registrado por Andrew Skolnickin no *Skeptical Inquirer*: "O médico se apressou a fazer uma bateria de testes caros e invasivos — que nada de errado encontraram nele. Além de ser exposto desnecessariamente à radiação para a formulação de um diagnóstico, ele fez uma colonoscopia, procedimento que não deixa de apresentar riscos." Estudos mostram que 1 em cada 500 pacientes submetidos à colonoscopia sofre perfuração do intestino. Espectadores que assistiram à participação de Demkina no programa provavelmente ficaram impressionados com suas afirmações. Mesmo que uma emissão posterior tenha desmascarado seus diagnósticos como alarmistas e potencialmente perigosos, apenas uma fração dos que assistiram ao programa inicial tomou conhecimento do fiasco de Demkina.

Não nos surpreende que programas de TV matutinos e vespertinos, tabloides sensacionalistas e revistas de grande circulação estejam apresentando curandeiros e terapias furadas, mas é decepcionante quando as emissoras de TV mais respeitadas do mundo deixam seu nível desabar até padrões igualmente rasteiros. No Capítulo 2 discutimos como a BBC mostrou uma gravação enganosa sugerindo que a acupuntura seria capaz de agir como um poderoso anestésico em uma cirurgia do coração feita com o peito aberto. O trecho era parte de um documentário supostamente respeitável mostrando evidências que avalizariam a acupuntura. A BBC fez por merecer a reputação de alta qualidade de seus programas, mas às vezes parece afrouxar seus critérios quando o assunto é medicina alternativa.

O tema de um noticiário da BBC de 2005, por exemplo, foi a *máquina de biorressonância* supostamente capaz de curar a dependência em relação aos cigarros. Mas o equipamento não passava de uma falcatrua tecnológica. John Agapiou, um neurofisiologista da University College, de Londres, se queixou à BBC:

O objeto foi apresentado como um tratamento no qual "o padrão de onda da nicotina" é supostamente gravado e invertido, anulando o efeito da nicotina no corpo [...]. Em síntese, a reportagem inteira não passa de uma propaganda crédula e acrítica deste tratamento [...]. A biorressonância não funciona. Não há nenhuma comprovação experimental ou validade teórica que endosse essa bobagem. Não é necessário nenhum conhecimento científico para se dar conta disso, apenas um pouco de postura crítica ou mesmo uma rápida pesquisa no Google [...]. Foi dito no programa que a biorressonância pode ser usada para tratar doenças. Na realidade seus defensores alegam que é uma técnica efetiva no tratamento do câncer! Não é. Tenho certeza de que uma reportagem acrítica como essa conspira para colocar as pessoas em posição vulnerável e o seu dinheiro nas mãos de charlatães. É também responsável por qualquer dano causado à sua saúde se esse esquema vier a adiar ou a impedir seu acesso a uma assistência médica efetiva.

Outro bom exemplo de má cobertura por parte da televisão, citado por Dan Hurley em seu livro *Natural causes* [Causas naturais], vem da CBS, nos EUA. Seu programa de maior destaque, *60 Minutes*, dedicado ao jornalismo investigativo, simplesmente criou um mercado inteiro para um dos tratamentos mais questionáveis da medicina alternativa nos últimos anos. Em 1993, o programa apresentou uma reportagem intitulada "Tubarões não têm câncer", baseada no conteúdo de um livro com o mesmo nome. Escrito por um homem de negócios da Flórida chamado Bill Lane, o livro argumentava que a cartilagem de tubarão podia ser usada para tratar tumores. As evidências utilizadas por Lane para sustentar essas alegações vinham de pesquisas muito preliminares e da constatação de que tubarões raramente têm câncer. Na realidade, o "Registro de tumores de animais inferiores" enumera 42 variedades de câncer (incluindo formas de câncer na cartilagem) que foram encontradas em tubarões e espécies semelhantes.

Já existia um pequeno mercado de cartilagem de tubarão como um recurso no tratamento do câncer, mas a sensação gerada pelo *60 Minutes* desencadeou uma corrida por remédios que tinham como base o tubarão. Segundo Lane, apenas duas semanas depois de o programa ir ao ar, já existiam trinta novos produtos à base de cartilagem de tubarão nas prateleiras, e dois anos mais tarde esses produtos estavam gerando cerca de 30 milhões de dólares por ano.

Contudo, a pesquisa preliminar não demonstrou com qualquer confiança que a cartilagem de tubarão era realmente eficaz no tratamento do câncer. Se estivéssemos lidando com um produto farmacêutico, então ele teria sido forçado a se sujeitar a anos de pesquisas para provar que realmente era seguro e eficaz, e só então passaria a estar disponível mediante receita médica. Mas, como se trata de um produto alternativo natural, não são exigidos nem uma regulamentação desse tipo, nem testes prévios. Em vez disso, a cartilagem de tubarão passou a ser distribuída em lojas de produtos naturais por todos os EUA, e pacientes de câncer se puseram a implorar por ela.

Esse fenômeno, aliás, impôs um preço terrível à população de tubarões. A Holland & Barrett, por exemplo, a maior rede de lojas de alimentos e produtos naturais da Grã-Bretanha, reconheceu que obteve parte do seu estoque de cartilagem de tubarão extraindo-a das espécies *Squalus acanthias* e do tubarão-azul (*Prionace glauca*), ambas classificadas como "vulneráveis", ou seja, que estão sob alto risco de extinção. Em uma carta ao Shark Trust, organização que se propõe a estudar e proteger os tubarões, a empresa afirmou: "A Holland & Barrett continuará a vender cartilagem de tubarão devido à demanda por parte de seus clientes até que as espécies venham a ser classificadas como espécies ameaçadas." A classificação 'ameaçada' significa um *risco muito alto* de extinção, em comparação com um mero *alto risco*.

No fim dos anos 1990, preocupados com o fato de o público estar sendo enganado, cientistas começaram a submeter a cartilagem de tubarão ao tipo de ensaio clínico rigoroso ao qual deveria ter sido exposta antes de ser amplamente promovida. Um a um, os testes concluíram que cartilagem de tubarão não apresentava nenhum valor medicinal. Hoje podemos avaliar em que medida o programa *60 Minutes* promoveu em termos nacionais um tratamento que na realidade não oferecia benefício algum, levando milhares de pessoas a desperdiçarem milhões de dólares.

Pior ainda, parece que alguns dos pacientes de câncer foram prejudicados ao se verem tragados por esse modismo. Em 1997, o *New England Journal of Medicine* registrou o caso de uma menina canadense de nove anos que tinha sido submetida a uma cirurgia para extração de um tumor no cérebro. Os médicos haviam recomendado radiação e quimioterapia como um tratamento complementar, o que teria proporcionado à criança 50% de chance de sobreviver. Seus pais, no entanto, ficaram impressionados com a publicidade em torno da cartilagem de tubarão e decidiram deixar de lado o tratamento convencional para adotar a opção alternativa. Essa decisão, de acordo com os médicos, privou a menina de qualquer chance de sobrevivência: "Quatro meses depois, foi registrada uma acentuada progressão do tumor, e a paciente veio a morrer [...]. Achamos difícil de compreender como tratamentos convencionais para câncer em crianças podem ser repudiados em troca de abordagens alternativas que não encontram base em qualquer evidência."

6 A mídia (de novo)

Os meios de comunicação de massa exercem uma influência poderosa sobre o público, merecendo por esse motivo duas menções na nossa lista dos dez principais vilões. Na seção anterior, explicamos como a mídia exagera os benefícios da medicina alternativa, mas nesta centraremos nosso foco em como os jornais e a TV também abordam de modo sensacionalista os riscos apresentados pela medicina convencional.

Um levantamento de jornais britânicos realizado em 1999 pelo professor Edzard Ernst tomou como amostra quatro jornais em oito dias separados da semana e descobriu 176 artigos relacionados à medicina. Vinte e seis deles diziam respeito à medicina alternativa e eram unanimemente positivos — parece que a medicina alternativa se encontra quase além de qualquer possibilidade de crítica. Os artigos restantes, ao contrário, eram em quase 60% críticos ou negativos em relação à medicina convencional.

É fora de dúvida que certos aspectos da medicina convencional merecem ser criticados, mas o problema aqui é que os jornais e emissoras de TV e rádio costumam ser precipitados. Não conseguem resistir a transformar problemas menores em motivos para pânico e a apresentar descobertas ainda em estágio preliminar como sérias ameaças à saúde da nação. Tem havido, por exemplo, inúmeras reportagens alarmantes ao longo dos anos alegando que obturações preenchidas com mercúrio são tóxicas. Entre essas estava uma reportagem de 1994 intitulada "O veneno está na sua boca", como parte de um programa jornalístico da BBC da série *Panorama*. Não existia, contudo, nenhuma evidência sólida que desse base a essas preocupações.

Na verdade, um estudo realizado em 2006 confirmou várias investigações prévias mostrando que temores em relação a obturações com mercúrio não têm fundamento. Pesquisadores monitoraram a saúde de mil crianças que tinham recebido ou obturações com mercúrio ou sem mercúrio. Ao longo de vários anos, não surgiu nenhuma diferença significativa entre os dois grupos em termos de funcionamento dos rins, memória, coordenação, QI e outras qualidades. Apesar de esse ter sido o mais importante estudo sobre o assunto já publicado, o jornalista e clínico geral Ben Goldacare fez uma observação reveladora:

> Até onde sei, não existe nenhum documentário da série *Panorama* sendo preparado para apresentar as importantíssimas informações que vieram à luz com esta pesquisa sugerindo que, afinal de contas, o mercúrio nas obturações pode não ser nocivo. Na Grã-Bretanha não existe um único jornal que tenha registrado o assunto. Nem uma única palavra sobre esse estudo que é um verdadeiro divisor de águas nessa questão e que foi publicado no respeitado *Journal of the American Medical Association.*

Nesse caso específico, a mídia simplesmente assustou o público, afugentando-o das obturações com mercúrio na direção de opções mais caras e menos confiáveis, que passam a exigir novas visitas ao dentista. Em outros episódios de histeria por parte da mídia, as consequências são bem mais sérias. As reportagens, por exemplo, a respeito da vacina tríplice contra sarampo, rubéola e caxumba (MMR) têm posto efetivamente em perigo a vida de milhares de crianças. Existem relatos que tendem a exagerar o significado de pesquisas preliminares ou parciais que questionam a segurança da MMR, enquanto são ignoradas pesquisas de alta qualidade que demonstram que a vacina tríplice é a opção mais segura para crianças.

A maneira irresponsável como a mídia cobriu o tema provocou uma queda significativa no número de pais dispostos a vacinar suas crianças, o que por sua vez provocou vários surtos de sarampo — a ameaça de uma epidemia ainda persiste. Talvez a mídia assuma uma atitude tão arrogante por ter esquecido o estrago causado pelo sarampo. Enquanto para a maior parte das famílias o sarampo não passa de uma inconveniência sem grande relevância, ele é capaz de provocar infecção no ouvido em uma em cada vinte crianças, problemas respiratórios em uma em 25, convulsões em uma em cada 200, meningite ou encefalite em uma em cada mil e morte de uma em cada 5 mil crianças. Em 2006 uma criança morreu na Grã-Bretanha depois de contrair sarampo, a primeira morte desse tipo em 14 anos.

Na realidade, a baixa qualidade das informações fornecidas pela mídia começou a desfazer o trabalho de gerações de pesquisadores que dedicaram suas carreiras à luta contra a doença. Maurice Hilleman, por exemplo, nasceu em uma família pobre de Montana em 1919, vivendo com uma refeição por dia e dormindo em uma cama cheia de percevejos. Ele testemunhou como as doenças infantis dizimaram sua comunidade, fato que mais tarde o inspirou a desenvolver oito das 14 vacinas que hoje aplicamos rotineiramente em crianças, inclusive a MMR. Ele viveu o suficiente para acompanhar a controvérsia sobre sua vacina, responsável por salvar muitas vidas. Seu colega Adel Mahmoud ainda se lembra da reação de Hilleman:

> Aquilo o deixou triste, saber como o conhecimento era distorcido de maneira a ser manipulado pelo movimento antivacinação e a obscurecer o verdadeiro significado das vacinas. Estas têm a ver com a proteção do indivíduo, mas também com a proteção da sociedade, de modo que possamos alcançar a imunidade enquanto comunidade. Maurice acreditava nisso e era doloroso para ele ver o que estava acontecendo na Grã-Bretanha.

Os meios de comunicação de massa precisam decidir se querem cobrir de maneira responsável os temas ligados à medicina para manter o público informado ou se desejam optar por um enfoque sensacionalista para conseguir manchetes escandalosas. Infelizmente a mídia persegue o lucro e carece de disciplina, de modo que a segunda opção provavelmente continuará a ser tentadora demais, em especial diante de quão fácil é adotar uma atitude destinada a assustar o público. Isso foi demonstrado em um artigo intitulado "Substância química mata misteriosamente", publicado em 2005, que chamava a atenção para o perigo representado pelo monóxido de di-hidrogênio, às vezes chamado de DHMO.

> Ele é encontrado em muitos tipos diferentes de câncer, mas não existe nenhum vínculo causal comprovado associando sua presença com os cânceres nos quais se oculta — até agora. Os números são espantosos — foi encontrado DHMO em cerca de 95% de todos os cânceres cervicais e em cerca de 85% de todos

os cânceres coletados em pacientes terminais com câncer. Apesar disso, ele continua a ser usado como solvente industrial e como uma substância para resfriamento, como um elemento que retarda e suprime o fogo, na manufatura de armas químicas e biológicas, em usinas nucleares — e, de modo surpreendente, por atletas de elite em alguns esportes e provas de resistência. Contudo, os atletas depois descobrem que a retirada do DHMO pode ser difícil e, às vezes, fatal. Em termos médicos, quase sempre essa substância está envolvida com doenças que têm transpiração, vômitos e diarreia entre seus sintomas. Uma razão para DHMO ser tão perigoso é sua habilidade camaleônica para não apenas se fundir com o ambiente onde se encontra, como também mudar de estado. Na condição de sólido, pode provocar graves queimaduras de tecido, enquanto em seu estado gasoso mata centenas de pessoas a cada ano. Milhares morrem todos os anos ao aspirarem pequenas quantidades de DHMO líquido para o interior de seus pulmões.

Na realidade, DHMO é apenas um nome complicado para a água pura e simplesmente (H_2O) e o artigo foi escrito pelo jornalista australiano especializado em assuntos científicos Karl Kruszelnicki para mostrar quão fácil é assustar o público. Ele foi em frente e comentou: "É possível transmitir às pessoas essa informação absolutamente precisa (porém carregada de emoção e sensacionalismo) a respeito da água. Se fizer uma sondagem entre as pessoas, cerca de três quartos delas se disporão a participar de um abaixo-assinado pedindo sua proibição."

7 Os médicos

Os médicos deveriam atuar como embaixadores da medicina baseada em evidências, combinando a melhor informação obtida em pesquisas com sua própria experiência e conhecimento a respeito de um determinado paciente para oferecer as melhores opções de tratamento. Isso deveria significar que desencorajassem a adesão a tratamentos alternativos, os quais geralmente se enquadram nas categorias não comprovados, desmentidos, perigosos ou caros.

Lamentavelmente, muitos clínicos parecem adotar uma postura completamente diferente. Os números variam de país para país, mas em uma estimativa aproximada cerca de metade dos clínicos gerais encaminha seus pacientes a terapeutas alternativos, e muitos outros reagem positivamente à ideia de que seus pacientes estão experimentando remédios da seção de medicina alternativa de sua farmácia local ou da loja de alimentos naturais. Isso levanta a seguinte questão: por que tantos clínicos gerais toleram, promovem ou até usam tratamentos falsos?

Uma explicação poderia ser a ignorância. Muitos médicos podem não ter consciência de que a maior parte dos remédios homeopáticos não contém vestígio algum de um componente ativo. Eles podem não se dar conta de que os mais recentes testes aos quais a acupuntura foi submetida mostram que ela oferece um alívio mínimo ou inexistente para a dor além do efeito placebo. Podem ignorar os riscos associados à manipulação da coluna e podem estar mal informados em relação às evidências altamente variáveis sobre as ervas medicinais. Portanto, os médicos podem estar concedendo o benefício da dúvida a tratamentos que na verdade deveriam ser evitados.

Outro fator, talvez mais importante, é o fato de que os médicos estão constantemente lidando com pacientes que têm tosses, resfriados, dores nas costas e outros problemas que são ou difíceis ou impossíveis de serem tratados. Muitas dessas indisposições desaparecerão ao longo de alguns poucos dias ou semanas, de modo que os médicos aconselharão repouso, um dia de folga, alguns comprimidos de paracetamol ou simplesmente seguir levando sua vida normal. Certos pacientes, no entanto, ficam decepcionados com esse tipo de sugestão e podem insistir junto aos seus médicos por algo mais claramente medicinal. Daí poder ser conveniente para alguns médicos recomendar algo que satisfaça ao paciente e que também possa vir a ajudar a combater os sintomas por meio do efeito placebo. Isso significa encorajar um paciente a tentar um remédio fitoterápico ou homeopático comprado em uma loja de alimentos naturais ou em farmácia, mesmo que o médico saiba que não existem evidências corroborando um ou outro.

Essa abordagem em relação aos pacientes — tentar enganá-los com place-bos — já foi discutida neste capítulo. Trata-se de uma atitude paternalista e que envolve uma postura enganosa. Também tem consequências negativas, como tratar medicamente indisposições menores que deveriam simplesmente desaparecer por si mesmas passado algum tempo, avalizar remédios-fantasia e empurrar pacientes na direção de acupunturistas, homeopatas, quiropráticos e fitoterapeutas.

Há também o fato de que, ao apresentar o paciente à medicina alternativa devido a uma indisposição menor, isso pode servir como uma ponte para fazê-lo confiar em terapeutas alternativos em bases regulares e por longos períodos, o que por sua vez talvez conduza a tratamentos que são a um só tempo ineficazes e caros — e possivelmente até perigosos. Além disso, existe a probabilidade de que terapeutas alternativos venham a aconselhá-los contra intervenções convencionais de eficácia comprovada, como vacinação, ou venham a interferir no uso de remédios receitados pelo médico, acabando por minar o papel exercido pelos médicos e ameaçando a saúde dos pacientes.

Uma solução para os médicos consistiria em ser mais honesto com os pacientes ("Em poucos dias você estará se sentindo melhor"). Outra solução, que seria uma espécie de solução de compromisso, seria oferecer ao paciente o chamado *placebo impuro*, mais ético do que a administração do puro e simples placebo. A homeopatia é um bom exemplo de um placebo puro e simples, já que seu único impacto se dá pelo efeito placebo, e não existe nenhuma justificativa para seu uso com base em evidências científicas. O magnésio, ao contrário, quando usado no tratamento da ansiedade é um bom exemplo de um placebo impuro. Isso porque o magnésio pode não servir diretamente para o tratamento da ansiedade, mas é capaz, contudo, de tratar com sucesso algumas condições muito raras com sintomas semelhantes aos da ansiedade. Por esse motivo, um médico que trate com magnésio de um paciente que se queixe de ansiedade pode muito bem estar administrando o remédio perfeito, pois o paciente pode sofrer de uma dessas condições raras. Na realidade, entretanto, é muito mais provável que o magnésio venha apenas a diminuir a ansiedade do paciente por meio do efeito placebo. Essa forma de placebo impuro é muito mais aceitável do que um puro e simples placebo, porque estamos evitando incorrer em uma completa mentira. Por outro lado, ainda estamos lidando com meias verdades, não com a verdade na sua forma integral.

Até agora vimos dois tipos problemáticos de médicos. Primeiro, o médico ignorante que aconselha a medicina alternativa, mas que não tem consciência de que ela na verdade não funciona. Em segundo lugar, temos o médico preguiçoso, que recomenda a medicina alternativa para satisfazer o paciente que sofre de problemas para os quais não existe um remédio adequado. Ambos os tipos desviam seus pacientes na direção da medicina alternativa; mas há um terceiro tipo — o médico insensível — que inadvertidamente frustra os pacientes, fazendo com que eles procurem consolo em terapias alternativas.

Sondagens vindas de várias partes do mundo mostram que usuários de medicina alternativa são motivados — em parte — pela sua decepção com médicos convencionais. Doutores podem realizar um bom trabalho fazendo um diagnóstico correto e apontando o tratamento adequado, mas muitos pacientes sentem falta de outras qualidades, igualmente cruciais, que completam o perfil do que entendem como "um bom médico". Sentem que seu clínico não dispõe de muito tempo, demonstrando pouca simpatia ou empatia em relação a eles, enquanto uma pesquisa confirma que pacientes de terapeutas alternativos apreciam particularmente o tempo e a compreensão que lhes são dedicados. Em um certo sentido, parece que alguns médicos delegam aos terapeutas alternativos a tarefa de desenvolver algum tipo de empatia.

Acreditamos que existe uma importante mensagem nesses dados: a medicina alternativa não diz respeito tanto aos tratamentos discutidos neste livro, mas sim à relação terapêutica. Muitos terapeutas alternativos desenvolvem um excelente relacionamento com seus pacientes, o que ajuda a otimizar o efeito placebo de um tratamento que, sob todos os outros aspectos, é inócuo.

A mensagem para a medicina convencional é clara: os médicos precisam dedicar mais tempo aos seus pacientes para desenvolver um melhor relacionamento com eles. O tempo médio de uma consulta em alguns países chega a ser de apenas sete minutos e, mesmo nos países com números mais generosos, é com dificuldade que esse tempo chega a 15 minutos. É claro que é mais fácil falar do que pôr em prática a meta de aumentar o tempo de consulta. Terapeutas alternativos ficam felizes em dedicar meia hora a cada paciente porque costumam cobrar muito mais pelo seu tempo. Estender a extensão da consulta pelos clínicos gerais exigiria um maior investimento por parte dos governos.

Finalmente, também vale a pena mencionar um problema bem mais raro, porém mais sério. Existem alguns poucos médicos genuinamente convencidos dos poderes da medicina alternativa, apesar da falta de qualquer evidência nesse sentido. Nos exemplos mais extremos, colocarão em prática tratamentos de eficácia não comprovada nos casos mais inadequados, pondo em risco, portanto, a saúde dos pacientes. Há exemplos terríveis disso pelo mundo afora, inclusive o caso de Sylvia Millecam, já discutido anteriormente neste capítulo. Três dos terapeutas alternativos que trataram dela antes da sua morte tinham diplomas de medicina e tiveram por isso seus casos levados ao Tribunal Médico Disciplinar de Amsterdã depois da sua morte. Isso resultou na cassação de um deles, enquanto os outros dois foram suspensos. De modo semelhante, o Conselho Geral de Medicina da Grã-Bretanha julgou o comportamento da Dra. Marisa Viegas, que havia se tornado uma médica homeopata em sua própria clínica particular. A Dra. Viegas tinha aconselhado uma paciente a substituir seu remédio para o coração por medicamentos homeopáticos, e ela veio a morrer pouco tempo depois. O Conselho Geral de Medicina declarou que a paciente havia morrido "de insuficiência cardíaca aguda devido à interrupção de medicação", tendo, por essa razão, decidido suspender a Dra. Viegas.

8 Sociedades de Medicina Alternativa

Um número aparentemente infinito de sociedades em todo o mundo alega representar os que praticam as várias modalidades de terapias alternativas. Só na Grã-Bretanha existem cerca de cem! Elas poderiam desempenhar o papel de uma poderosa força a serviço do bem, ajudando a estabelecer padrões elevados, promovendo práticas recomendáveis e garantindo princípios éticos. Poderiam também estimular a aplicação de novos testes às terapias alternativas, tanto em relação à segurança quanto à eficácia. Em vez disso, um enorme número delas faz alegações descabidas a respeito de suas respectivas terapias e permite que seus filiados incorram em todo tipo de intervenções impróprias.

Todos esses problemas existem, por exemplo, entre sociedades que representam quiropráticos em várias partes do mundo. As sociedades quiropráticas até agora não conseguiram criar sistemas que registrem os efeitos adversos da manipulação da coluna, o que iria pelo menos ajudar a avaliar de maneira apropriada os riscos associados à prática da quiropraxia. Além disso, como já mencionado no Capítulo 4, uma pesquisa realizada na Grã-Bretanha mostra ser intoleravelmente alta a porcentagem de quiropráticos que violam o princípio ético e legal do consentimento informado. No entanto, o Conselho Geral de Quiropraxia não parece tomar nenhuma atitude. E o mesmo conselho continua a promover a terapia quiroprática para vários problemas de saúde em relação aos quais ela se mostra totalmente inadequada, apesar de não haver nenhuma evidência que avalize essa postura. O site da entidade afirma que a quiropraxia pode proporcionar melhoras em alguns tipos de asma, dores de cabeça, inclusive enxaqueca e cólicas infantis — o que simplesmente não é verdade.

A Academia Americana de Acupuntura Medicinal incorre em alegações ainda mais exageradas, citando uma longa lista de problemas de saúde que "revelaram reagir de modo efetivo à Acupuntura Medicinal". Entre elas, estariam insônia, anorexia, sinusite alérgica, soluços persistentes, prisão de ventre, diarreia, incontinência urinária, flatulência e hipertermia grave. Mais uma vez, é claro, não existem evidências consistentes que deem base ao emprego da acupuntura para nenhuma dessas condições.

Também vale a pena observar que muitas dessas sociedades têm se mostrado fracas (possivelmente negligentes) em termos de expor casos de práticas condenáveis em suas áreas. Pior ainda, quando a Sociedade de Homeopatas, com sede na Grã-Bretanha, foi criticada por não assumir uma posição firme contra o uso indevido da homeopatia, ela decidiu suprimir as críticas em vez de lidar com o problema em questão. Andy Lewis mantém um site dedicado a, de forma bem-humorada, promover o ceticismo (www. quackometer.net). Quando ele escreveu a respeito da Sociedade e a questão do tratamento contra malária, a entidade pediu à empresa que hospeda seu site que retirasse do ar a página julgada ofensiva. Em nossa opinião, a Sociedade precisa se aprimorar em três aspectos. Primeiro, deveria acompanhar mais de perto a atuação de seus associados. Segundo, deveria agir pública e prontamente quando ocorrem reclamações. Terceiro, deveria ouvir seus críticos em vez de silenciá-los.

A comunidade científica, por outro lado, incentiva as críticas e os debates no interior das suas fileiras. Por exemplo, a Cochrane Collaboration criou no ano de 2007 o Prêmio Bill Silverman para "reconhecer explicitamente a utilidade da crítica na Cochrane Collaboration, com o objetivo de ajudar a aprimorar seu trabalho, cumprindo dessa forma com seu objetivo de ajudar as pessoas a tomarem decisões bem fundamentadas a respeito da assistência médica, proporcionando a elas as melhores evidências possíveis sobre os efeitos das intervenções nesse campo". Em um contraste gritante com a comunidade dos terapeutas alternativos, aqui está uma organização que oferece um prêmio para aqueles que criticam seu trabalho. Bill Silverman, como vocês devem se lembrar, foi o pediatra que questionou as próprias teorias a respeito dos cuidados concedidos aos bebês prematuros e que acabou provando que sua hipótese inicial estava errada.

Além de, na nossa opinião, fiscalizar de modo inadequado seus próprios associados, a Sociedade dos Homeopatas parece encorajar práticas condenáveis. Transmite a impressão de promover noções enganosas, imprecisas e potencialmente perigosas. Em 2007, no Dia Mundial da AIDS, a Sociedade organizou um simpósio sobre HIV/AIDS em Londres. Um porta-voz da Sociedade afirmou que o tema da conferência era o esforço para aliviar os sintomas da AIDS. Na realidade, não existe o mais remoto indício de que a homeopatia possa amenizar os sintomas da AIDS. Pior ainda, a conferência discutiu alegações ainda mais ambiciosas. Os palestrantes eram Hilary Faircloch, uma homeopata que já trabalha com pacientes de HIV em Botsuana; Jonathan Stallick, autor do livro intitulado *AIDS: The homeopathic challenge*

[AIDS: o desafio homeopático]; e Harry van der Zee, o qual acredita que "a epidemia de AIDS pode ser detida, e os homeopatas são aqueles que podem conseguir isso". A última coisa de que precisam os que sofrem devido à HIV/ AIDS é de falsas esperanças e remédios excêntricos.

9 Governos e órgãos reguladores

Em seu livro *Bad medicine* [Medicina ruim], o historiador David Wootton escreve: "Durante 2.400 anos, pacientes acreditaram que os médicos estavam fazendo algo pelo bem deles; durante 2.300 anos, eles estiveram enganados." Em outras palavras, durante a maior parte de nossa história, a maioria dos tratamentos médicos fracassaram ao tentar lidar de uma maneira eficaz com as nossas doenças. Na realidade, a maioria dos médicos dos séculos anteriores fez mais mal do que bem aos nossos ancestrais.

A reviravolta nessa situação se deu com o advento do pensamento científico, dos ensaios clínicos e com a regulamentação do Estado para proteger pacientes vulneráveis contra eventuais danos — tanto físicos quanto financeiros. Os vendedores de beberragens milagrosas foram sendo gradualmente empurrados para fora do mercado, e a medicina convencional foi forçada a mostrar que seus tratamentos eram tão seguros quanto eficazes antes que pudessem vir a ser usados.

Em alguns casos, fatos trágicos tiveram de acontecer para que viessem a ser adotadas regulamentações. Ou, como afirmou Michael R. Harris, historiador de farmácia no Smithsonian Institution, "a história da regulamentação dos remédios foi construída com lápides de túmulos". Em 1937, por exemplo, uma empresa farmacêutica sediada no Tennessee chamada S. E. Massengill Co. usou dietileno glicol como um solvente na produção de um novo antibiótico chamado Elixir Sulfanilamide. Não existia regulamentação que exigisse a realização de testes antes da liberação dos remédios para a venda, de modo que a companhia só ficou sabendo que o solvente era tóxico quando pacientes começaram a relatar efeitos colaterais sérios. Crianças costumavam tomar o elixir para infecções na garganta e passavam a sofrer de insuficiência renal, entrando em convulsão. O erro provocou cerca de 100 mortes, incluindo a do químico da empresa, Harold Watkins, que cometeu suicídio quando o escândalo veio à tona. No ano seguinte, os parlamentares americanos aprovaram a criação da lei federal que regulava a produção e venda de alimentos, remédios e cosméticos, permitindo que a Agência Reguladora de Alimentos e Remédios (conhecida pela sigla em inglês FDA) exigisse que os fabricantes comprovassem que os novos remédios eram seguros antes de colocá-los à venda. A regulamentação ainda era inadequada em muitas partes do mundo, mas a tragédia da Talidomida nos anos 1960 forçou muitos outros governos a aprovarem legislação nesse sentido. A Lei dos Medicamentos de 1968 na Grã-Bretanha, por exemplo, foi uma consequência direta do desastre da Talidomida.

A medicina alternativa, contudo, parece ter contornado essas regulamentações. Palavras mágicas como "natural" e "tradicional" permitiram que ela passe em grande medida ao largo de regulamentações, em um universo paralelo que ignora questões de segurança. Na maior parte dos países, por exemplo, remédios fitoterápicos e outros suplementos podem ser vendidos sem serem submetidos a qualquer teste rigoroso relativo à segurança. O ônus da prova se apresenta de modo invertido: não é o fabricante que precisa provar que seu produto é inofensivo, mas é o órgão regulador que precisa demonstrar que o produto é nocivo — só então ele pode ser retirado do mercado. É óbvio que esse procedimento representa um risco. Como é muito grande o número de produtos, os responsáveis pela regulamentação só reagem quando problemas vêm à tona. É uma situação parecida com a da regulamentação dos remédios antes da Talidomida: um desastre (ou vários) à espera de acontecer.

De modo semelhante, os terapeutas alternativos tendem a não ser regulados ou a serem regulados de maneira insatisfatória. Existem, é claro, diferenças consideráveis de país para país, mas em geral não se exige dos terapeutas alternativos nenhum treinamento médico profundo ou grande experiência. Na realidade, qualquer um — literalmente — que esteja lendo este texto na Grã-Bretanha poderia se intitular homeopata, naturopata, fitoterapeuta, aromaterapeuta, acupunturista, reflexologista ou iridologista. Mesmo que você não tenha passado por treinamento algum, seja na medicina convencional,

A VERDADE TEM ALGUMA IMPORTÂNCIA?   325

seja na alternativa, ninguém pode impedi-lo de pregar uma placa na porta da sua sala de atendimento ou de publicar um anúncio no jornal local oferecendo seus serviços. Nem precisamos enfatizar o quão insatisfatória é essa situação. Diagnósticos sérios podem estar errados, tratamentos nocivos ou ineficazes podem ser postos em prática, conselhos equivocados ou perigosos podem ser transmitidos, e pacientes podem ser depenados — e tudo isso sem qualquer controle ou possibilidade de recurso.

Ao adotarem uma atitude tão negligente em relação à medicina alternativa, os governos têm exposto o público a remédios e tratamentos que muitas vezes são ineficientes e ocasionalmente perigosos. E também permitem que terapeutas alternativos, muitas vezes iludidos e às vezes mal intencionados, pratiquem seus negócios sem que sejam submetidos a qualquer tipo de controle. Parece óbvio que os governos deveriam estar exercendo um papel mais ativo, proibindo terapias perigosas ou inúteis e regulando de forma adequada aquelas que são inofensivas ou benéficas. Contudo, a maior parte dos governos têm se esquivado de assumir essa postura. Por algum motivo eles parecem ter medo de enfrentar a indústria multibilionária da medicina alternativa. Ou talvez estejam preocupados com os milhões de eleitores que atualmente recorrem à medicina alternativa e podem se sentir ofendidos se o seu homeopata ou fitoterapeuta se vir forçado a fechar seu negócio.

Há vários exemplos que demonstram a necessidade de os governos intervirem, seja proibindo certos produtos, seja submetendo-os a uma regulamentação mais rigorosa. Ainda é possível, por exemplo, comprar kits homeopáticos para proteção contra malária pela internet ou na loja de produtos naturais mais perto da sua casa. Um produto que alega ser "uma alternativa confiável e altamente eficaz ao tratamento convencional contra a malária [...]. Um spray diário sob a língua é uma dose adequada tanto para o adulto mais robusto quanto para o menor bebê: e é até gostoso". A um preço de apenas 48 dólares parece até ser uma pechincha, a não ser pelo fato de que não funciona! Ninguém parece estar fiscalizando nenhum tipo de critério em relação à propaganda ou à comercialização, e ninguém parece estar preocupado sobre uma questão de saúde pública que está em jogo.

Os governos deveriam agir rapidamente no sentido de regulamentar a atuação de terapeutas e a venda desses produtos para proteger os pacientes, mas há pouquíssimos indícios de que isso vá acontecer em um futuro próximo. Na verdade, existem claros sinais de que as autoridades britânicas estejam se movendo na direção oposta, já que parecem ansiosas para incentivar o uso de medicamentos e tratamentos em grande medida não testados. Dois exemplos bastam para demonstrar a disposição de funcionários do governo britânico para voltar à Era das Trevas.

Em primeiro lugar, o Ministério da Saúde britânico ajudou a financiar um folheto de 56 páginas escrito pela Fundação para a Saúde Integrada, do príncipe de Gales. Intitulado *Complementary Health Care: A Guide for Patients* [Assistência médica complementar: um guia para pacientes], trata-se do documento mais influente já divulgado a respeito das medicinas alternativas, porque se propõe a ser uma fonte confiável de informações para pacientes, e também veio a ser distribuído para cada clínico geral da Grã-Bretanha. Entretanto, o folheto parte do princípio de que a medicina alternativa é eficaz no combate a uma série de problemas de saúde, quando sabemos que esse simplesmente não é o caso ou, no mínimo, sabemos que as evidências nesse sentido são frágeis.

O livreto, por exemplo, afirma: "A homeopatia é usada na maior parte dos casos para tratar de condições crônicas, como asma; eczema; artrite; condições relacionadas à fadiga, como encefalomielite miálgica; dor de cabeça e enxaqueca; problemas ligados à menstruação e à menopausa; síndrome do cólon irritável; doença de Crohn; alergias; infecções frequentes de ouvido, nariz, garganta e peito ou então urinárias; depressão e ansiedade." Observem que o folheto não diz que a homeopatia é eficaz ao tratar desses problemas, mas a frase "usada na maior parte dos casos para" certamente sugere que os pacientes deveriam considerar o recurso à homeopatia em todas essas situações. Essa propaganda subsidiada pelo governo se revela igualmente enganosa para a quiropraxia, fitoterapia, acupuntura e outras formas de medicina alternativa.

O Ministério da Saúde procurou defender a falta de rigor do folheto, declarando que nunca pretendeu incluir nenhuma evidência científica a respeito de eficácia, mas essa não foi uma atitude totalmente honesta. O professor Ernst a princípio havia sido solicitado a contribuir com uma seção inteira a respeito das evidências científicas, mas essa parte foi descartada antes da publicação, pois aquelas informações supostamente colocariam em questão as ambições do folheto. Além disso, a correspondência trocada entre o Ministério da Saúde e a Fundação para a Saúde Integrada (obtida por Les Rose graças à Lei de Liberdade de Informação) mostra claramente que o guia foi planejado originalmente para incluir informações confiáveis sobre a questão da eficácia. Em todo caso, se um guia para pacientes não contém informações desse tipo, para que diabos pode servir?

Num segundo exemplo de desinformação britânica, a Agência Reguladora de Medicamentos e Produtos de Saúde (MHRA, na sigla em inglês) no ano de 2006 tomou a decisão chocante de permitir que remédios homeopáticos fizessem alegações em seus rótulos baseadas nas suas próprias teorias a respeito de testes, conhecidos como *provings*. Como já discutido no Capítulo 3, esses testes não são capazes de demonstrar a eficiência clínica; apesar disso, consumidores encontrarão rótulos baseados em *provings* e avalizados pela MHRA. Isso levará os consumidores a acreditar — de maneira equivocada — que os produtos homeopáticos são eficazes. A MHRA, que vem a ser uma agência no interior do Ministério da Saúde, afirma alto e bom som: "Trabalhamos pelo aprimoramento e pela salvaguarda da saúde pública ao garantirmos que remédios e equipamentos médicos funcionem e atendam a padrões satisfatórios de segurança." E ainda assim, pela primeira vez desde a vigência da Lei dos Medicamentos, eles abriram mão de sua integridade.

É difícil compreender as razões dessa vergonhosa irresponsabilidade por parte da MHRA, mas o professor David Colquhoun sente claramente que o príncipe de Gales foi um personagem que exerceu forte influência neste aval lamentável que acabou sendo concedido:

> A MHRA recebeu cartas do príncipe de Gales e sabemos que um membro desse órgão encontrou-se com ele em Clarence House pelo menos uma vez. Mas todos os conteúdos desses contatos são mantidos em segredo para o

público. Tanto o presidente do conselho da MHRA, professor Alasdair Breckenridge, como o presidente do comitê de remédios fitoterápicos, professor Philip Routledge, admitiram ter recebido essas cartas do príncipe de Gales, mas nenhum dos dois se dispõe a oferecer quaisquer detalhes, apesar de terem sido condenados pela sua própria entidade profissional, a Sociedade Farmacológica Britânica.

A MHRA argumenta que, por razões de segurança, é melhor regulamentar e permitir a venda de remédios homeopáticos, mas mesmo se isso fosse uma boa ideia (e não achamos que necessariamente seja assim), não haveria necessidade de oferecer indicações enganosas em relação à eficácia desses medicamentos. O professor Michael Baum comentou que "é como conceder uma licença para uma poção de bruxa contanto que as asas de morcego estejam esterilizadas". O jornalista e apresentador Nick Ross foi igualmente mordaz: "Às vezes a política acaba se impondo à ciência. Afinal, Galileu capitulou diante da Inquisição. Mas que instrumentos de tortura ameaçaram os integrantes da MHRA — ou seria simplesmente um caso de covardia intelectual?"

10 A Organização Mundial da Saúde

Esta lista de pessoas, organizações e entidades responsáveis pelo crescimento injustificado de terapias alternativas ineficazes e às vezes perigosas não foi estabelecida em qualquer ordem hierárquica, contudo a Organização Mundial da Saúde (OMS) foi escolhida propositalmente para fechar a lista, pois ocupa uma posição peculiar.

Nenhuma organização fez mais para melhorar a saúde em todo o mundo, como demonstrado, por exemplo, no esforço pela erradicação da varíola; contudo, a OMS tem assumido uma postura vergonhosa em suas atitudes e medidas em relação à medicina alternativa. Seria de esperar que a entidade proporcionasse orientações claras e precisas sobre a utilidade de cada terapia popular alternativa; entretanto (como afirmamos no Capítulo 2), em 2003;

a OMS turvou essas águas ao publicar documento altamente enganoso a respeito da validade da acupuntura. Intitulado *Acupuntura: revisão e análise de relatórios sobre ensaios clínicos controlados*, a comunicação baseava suas conclusões em vários ensaios clínicos não confiáveis, avalizando desse modo a acupuntura como um tratamento aconselhável para mais de cem problemas de saúde. É claro que as evidências extraídas de ensaios clínicos de alta qualidade traçam um quadro muito diferente. Na verdade, a acupuntura poderia possivelmente (ainda que isso pareça menos provável a cada ano que passa) ser eficaz para tratar alguns tipos de dor e náusea, mas não oferece nenhum benefício comprovado para nenhum dos outros problemas.

Naturalmente, desde a sua publicação os acupunturistas vêm citando o relatório da OMS como sendo a avaliação mais respeitada da sua modalidade de tratamento. E não é de surpreender que pacientes em busca de uma orientação tenham se deixado persuadir de que a acupuntura deve ser eficaz para toda uma série de condições, porque, afinal, conta com a bênção da OMS. Entretanto, o relatório da entidade foi um trabalho de qualidade inferior, não tendo sido jamais examinado com rigor e que por isso nunca deveria ter sido tornado público.

A OMS poderia reparar os danos causados à sua reputação se o documento tivesse sido preparado para refletir as evidências dos mais recentes e confiáveis ensaios clínicos. Desse modo poderia vir a fazer uma grande contribuição para o esclarecimento do público a respeito do que a acupuntura pode — e mais frequentemente — não pode tratar. Lamentavelmente, não existe indício algum de que isso esteja para acontecer.

Pior ainda, parece que a história está prestes a se repetir e que a OMS está destinada a fracassar e se meter novamente em apuros. De acordo com um relato publicado na *Lancet*, a OMS está planejando publicar um relatório sobre homeopatia que teria muito em comum com o documento irresponsável divulgado sobre a acupuntura. Em outras palavras, traçará um quadro idealizado da situação, elaborado sem qualquer rigor.

Mais uma vez terapeutas usarão o relatório para ajudar a endossar tratamentos ineficientes. E uma vez mais pacientes serão convencidos de que vale

330 Truque ou tratamento

a pena gastar seu dinheiro e arriscar sua saúde em tratamentos enganosos. Por exemplo, aqueles que viram uma versão preliminar do documento dizem que a OMS vê a homeopatia como uma forma válida de tratamento para a diarreia. Em termos globais, cerca de 1 milhão de crianças morrem a cada ano de doenças associadas à diarreia, e um aumento do emprego da homeopatia só serviria para piorar essa situação. A Missão Rural Nacional de Saúde da Índia já está emitindo sinais de que aconselhará o uso da homeopatia no tratamento da diarreia e o relatório da OMS serviria apenas para dar credibilidade a essa política imprudente.

O futuro da medicina alternativa

O escocês Thomas Dewar, um destilador de uísque, disse certa vez: "Mentes são como paraquedas. Só funcionam quando se abrem." O editor do *The New York Times*, Arthur Hays Sulzberger, por outro lado, afirmou: "Acredito em mentes abertas, mas não a ponto de deixar o cérebro cair para fora."

É claro que tanto Dewar como Sulzberger têm sua razão e as opiniões dos dois foram fundidas em uma conferência em Pasadena (EUA), em 1987, quando o grande físico americano Carl Sagan explicou como a ciência trata novas ideias:

> A mim parece que aquilo que é exigido é um equilíbrio delicado entre duas necessidades conflitantes: o exame mais cético de todas as hipóteses a nós apresentadas e ao mesmo tempo uma grande abertura em relação a novas ideias. Se formos apenas céticos, então nenhuma ideia nova conseguirá chegar até nós. Nunca aprenderemos nada de novo. Acabaremos por nos tornar velhos ranzinzas, convencidos de que nada faz sentido no mundo (Não faltam, é claro, indícios para corroborar essa hipótese). Por outro lado, se mantivermos a mente aberta a ponto de nos tornarmos ingênuos e não tivermos um grama de ceticismo dentro de nós, então não conseguiremos fazer a distinção entre as ideias úteis e as inúteis. Se todas as ideias são igualmente válidas, então nos vemos perdidos porque, ao que me parece, nenhuma ideia terá qualquer validade.

Ao longo deste livro, tentamos chegar a um equilíbrio entre uma abertura em relação a todas as formas de medicina alternativa e suas respectivas alegações, submetendo ao mesmo tempo cada uma delas à prova representada pelos testes. De um modo geral, o fator decisivo tem sido o ensaio clínico. Concebido de forma pioneira há cerca de 250 anos por James Lind e em seguida aprimorado ao longo do século seguinte por Alexander Hamilton, Pierre Louis e muitos outros, o ensaio clínico continua a ser um mecanismo maravilhosamente simples, se bem que poderoso, para se alcançar a verdade. De fato, a descrição do ensaio clínico feita por Pierre Louis ainda se sustenta nos dias de hoje:

> Vamos supor, por exemplo, que em determinada epidemia quinhentos dos doentes, escolhidos aleatoriamente, sejam submetidos a um tipo de tratamento, e quinhentos outros, também escolhidos ao acaso, sejam tratados de modo diferente. Se o índice de mortalidade for mais alto entre os primeiros do que entre os segundos, não deveremos concluir que o tratamento foi menos adequado ou menos eficaz no primeiro grupo do que no segundo?

Tendo nos esforçado para, ao mesmo tempo, manter a mente aberta e sermos céticos, e tendo nos apoiado nas melhores evidências disponíveis, nossa conclusão de um modo geral pode ser expressa de uma forma bastante direta. A maioria das modalidades de medicina alternativa em relação à maior parte dos problemas de saúde ou permanece sem ter sido comprovada ou já teve sua ineficácia atestada de maneira convincente, e várias dessas terapias expõem os pacientes a riscos.

Sempre haverá novas pesquisas sendo realizadas que acabarão por aumentar nosso conhecimento e é possível que terapias alternativas que hoje parecem ineficazes venham a provar que são capazes de oferecer benefícios significativos. No entanto, enquanto escrevíamos este livro ao longo do ano de 2007, novos e importantes estudos foram divulgados que serviram apenas para minar a credibilidade da medicina alternativa. Um dos mais importantes foi publicado no *British Medical Journal* sob o título de "A acupuntura enquanto complemento para fisioterapia baseada em exercícios no tratamento da osteoartrite do joelho: ensaio controlado randomizado". Os pesquisadores forneceram orientações e exercícios a 352 pacientes, e então um terço deles não contou com mais nenhum recurso, um terço recebeu acupuntura verdadeira e o outro terço acupuntura-fantasia com o recurso da agulha "telescópica" descrita no Capítulo 2. Os pesquisadores concluíram: "Nosso ensaio não demonstrou que a acupuntura é um complemento útil ao longo de uma fisioterapia individualizada baseada em exercícios para adultos idosos com osteoartrite no joelho." Essa conclusão foi reforçada pela análise de Eric Mannheimer dos dados mais recentes, também publicada em 2007. Essas conclusões também representaram um sério golpe para os acupunturistas, que têm argumentado que a acupuntura para a osteoartrite no joelho oferecia sua maior chance de uma intervenção eficaz. Esse tratamento em particular chegou mesmo a ser escolhido para uma menção especial por parte do príncipe de Gales quando ele falou na OMS em 2006. Parece agora que a joia da coroa dos acupunturistas era falsa.

Escrevemos este livro porque queríamos colocar ao alcance das pessoas as mais importantes pesquisas a respeito da medicina alternativa, com a esperança de que leitores estariam desse modo em melhor posição para tomar decisões fundamentais a respeito dos cuidados relativos à própria saúde. Mas e as pessoas que não leram este livro? O que dizer dos milhões de pacientes que só foram expostos aos modismos sensacionalistas promovidos pela mídia nos jornais, às alegações exageradas na internet ou aos cartazes enganosos nas vitrines das lojas? É justo que desperdicem seu dinheiro e arrisquem sua saúde recorrendo à medicina alternativa?

Um dos maiores problemas é o fato de os pacientes não contarem virtualmente com proteção alguma ao entrarem no mundo da medicina alternativa. Remédios homeopáticos, por exemplo, estão disponíveis pela internet, em farmácias de rua e com qualquer um que alegue ser um homeopata — em cada um desses casos os vendedores estão vendendo tratamentos sob alegações falsas, já que os remédios homeopáticos tiveram sua ineficiência comprovada e seus princípios carecem de qualquer lógica. Do mesmo modo, casais em busca de um tratamento para fertilidade podem desperdiçar grandes somas em tratamentos fitoterápicos quando não existe nenhuma evidência sólida ou algum motivo para que eles se mostrem eficazes. Enquanto isso, quiropráticos expõem seus pacientes a grandes doses de radiação de raios X, manipulam os frágeis ossos de crianças e utilizam força nos movimentos aplicados aos pescoços dos adultos, apesar de esses tratamentos em muitos casos serem completamente ineficientes. E assim a história continua, com acupunturistas, curandeiros reiki, curandeiros psíquicos, terapeutas de shiatsu e muitos outros terapeutas alternativos fazendo alegações totalmente infundadas, falsas e ainda assim altamente sedutoras.

É preciso chamar a atenção para o fato de que, caso qualquer médico convencional fizesse promessas ridículas como essas e oferecesse remédios e tratamentos de eficácia não comprovada ou mesmo arriscados, então ele teria sua licença cassada ou iria parar no banco dos réus.

Tanto a medicina convencional como a medicina alternativa nutrem a mesma ambição, ou seja, curar os doentes; contudo, uma delas é rigorosamente regulamentada, enquanto a outra atua em um cenário que é o equivalente médico ao Velho Oeste. Isso significa que pacientes que se aventurarem pelo campo da medicina alternativa se sujeitarão ao risco de serem explorados, perderem dinheiro e prejudicarem a saúde.

A solução certamente seria criar um plano nivelado de competição, no qual a medicina alternativa precise manter os mesmos altos padrões exigidos da medicina convencional. A regulamentação imposta de forma geral garantiria proteção a todos os pacientes que procurassem qualquer forma de tratamento médico.

Isso significaria especialmente que cada tratamento alternativo teria de ser testado, e só viria a ser permitido se fosse constatado que os benefícios proporcionados superam possíveis efeitos nocivos. A maior parte dos pacientes não faz ideia da enorme quantidade de exames a que são sujeitos os medicamentos convencionais; por isso, seria interessante explicar, ainda que de forma sumária, de que modo são, por exemplo, avaliados e investigados os produtos farmacêuticos, para vermos que tipo de escrutínio estamos propondo para os medicamentos alternativos, como os remédios fitoterápicos.

A regulamentação e os testes a ela associados variam de país para país, mas o EUA abrigam a maior indústria farmacêutica do mundo, e sua regulamentação é típica daquelas encontradas em muitos países desenvolvidos. O caminho que leva das primeiras pesquisas disponíveis sobre um remédio até que ele chegue aos pacientes pode ser dividido em seis etapas:

1 **Pesquisa pré-clínica.** Cientistas testam diferentes produtos químicos para ver se eles podem exercer algum papel na medicina. Isso provavelmente envolve testes preliminares com animais para ver se a substância química é suficientemente segura e eficaz. Também deverá ser levado em consideração em que medida o produto químico pode ser produzido em massa se vier a ser considerado útil. Essa etapa demora no mínimo cinco anos.

2 **Estudos clínicos, 1ª Fase.** O possível remédio é administrado a um número entre 10 e 100 voluntários para investigar a segurança de seu uso em seres humanos. O principal objetivo da 1ª Fase dos estudos clínicos é identificar uma margem segura em sua dosagem. Isso leva entre um e dois anos e custa em torno de 10 milhões de dólares.

3 **Estudos clínicos, 2ª Fase.** O remédio é administrado a um número entre 50 e 500 pacientes com a doença em questão. O principal objetivo é aferir a eficácia do remédio nos seres humanos. Ao mesmo tempo é importante estabelecer uma dosagem ideal e a duração do tratamento para a fase seguinte do teste. A 2ª Fase leva cerca de dois anos e pode custar mais U$ 20 milhões.

4 **Estudos clínicos, 3ª Fase.** O remédio é administrado a centenas ou milhares de pacientes para determinar sua eficácia e quaisquer efeitos colaterais. Isso costuma envolver ensaios clínicos randomizados e o remédio é testado, sendo comparado com um grupo de controle que

recebe o placebo ou o melhor remédio existente até então. Para ser mais exaustiva, a 3ª Fase pode envolver dois estudos independentes. Pode vir a suscitar pesquisas adicionais caso o remédio pareça eficaz apenas em relação a um subgrupo de pacientes, como àqueles nos estágios iniciais da doença. A 3ª Fase exige dois a quatro anos e pode custar U$ 45 milhões.

5 **Revisão do produto pela Agência de Alimentos e Remédios (FDA).** Se a 3ª fase foi bem-sucedida, então é possível que notícias da descoberta tenham chegado ao público. Antes de o acesso ao medicamento ser liberado, contudo, a evidência deve ser revista pela FDA nos EUA, e suas contrapartidas em outros países, como a Agência Europeia de Avaliação de Medicamentos. Isso exige mais um ou dois anos.

6 **Supervisão pós-comercialização.** Mesmo quando os remédios passaram por todos os testes e estão sendo receitados ou vendidos nas farmácias, médicos continuarão atentos a quaisquer reações adversas para transmitir a informação à FDA. Esse processo contínuo de monitoramento é importante para o caso da existência de um pequeno risco não identificado na 3ª Fase.

Esses custos altos foram mencionados na publicação *Scientific American* em 2000, de modo que devem ter aumentado de forma significativa nos últimos anos. Além disso, apenas um terço desses remédios que passam pela 1ª Fase chega ao estágio em que um novo medicamento solicita sua regulamentação, pela qual é permitida sua comercialização junto ao público.

Resumindo, os medicamentos convencionais precisam atender a critérios extraordinariamente rigorosos, o que exige vastas somas de recursos e também muito tempo, mas testes nesse nível são essenciais se o público pretende ser protegido contra remédios perigosos ou ineficazes. Esses exames rigorosos deveriam proporcionar segurança aos pacientes, e seria razoável exigir padrões semelhantes nos testes e na regulamentação aplicados à medicina alternativa.

Existe, entretanto, um argumento que sugere que os testes para as medicinas alternativas deveriam ser aplicados em uma sequência invertida. Isso se dá pela simples razão de que esses tratamentos já estão, em uma ampla medida, disponíveis, enquanto a abordagem farmacológica resumida acima foi desenvolvida para remédios absolutamente novos. Se milhões de pessoas já estão usando tratamentos como medicamentos fitoterapêuticos e acupuntura, então pareceria sensato avaliar a segurança desses tratamentos com base nas experiências desses pacientes. Por exemplo, poderia ser pedido aos terapeutas que tomassem nota de detalhes sobre quaisquer reações adversas e as transmitissem a uma central de dados. A prioridade seguinte seria submeter as diversas terapias alternativas a ensaios clínicos para descobrir em quais casos (se é que existirá algum) elas se mostram eficazes. Finalmente, se esses testes se revelassem positivos para uma determinada terapia alternativa, cientistas poderiam investigar o mecanismo por trás da terapia e realizar pesquisas pré-clínicas.

A adoção dessa sequência invertida de testes coloca a segurança do paciente em primeiro lugar, porque o consumidor já está sendo exposto à medicina alternativa, mas esta exige no final das contas o mesmo nível de rigor científico. Realizar testes tão rigorosos seria um processo caro, mas é preciso lembrar que a medicina alternativa é um negócio multibilionário, de modo que não seria injusto dedicar parte dos seus vastos lucros à realização de exames apropriados dos produtos vendidos ao público. Além disso, os governos já detêm recursos destinados a pesquisas médicas e poderiam atuar de modo coordenado para dedicar uma fração desse dinheiro à realização de ensaios clínicos de alta qualidade concentrados nos produtos mais vendidos e nas terapias mais populares.

Esse procedimento invertido em relação aos testes exigiria — da mesma forma que o procedimento normal — vários anos para ser completado. Nesse meio-tempo, enquanto aguardam os resultados, os governos poderiam exigir que os medicamentos alternativos exibissem rótulos e que os terapeutas transmitissem informações precisas sobre as evidências disponíveis até o momento. Dylan Evans sugeriu exatamente essa ideia em seu livro *Placebo*. Para remédios homeopáticos, ele sugeriu o seguinte rótulo:

Homeopatia

Advertência: este produto é um placebo. Só funcionará se você acreditar na homeopatia, e apenas para certos problemas de saúde, como dor e depressão. Mesmo assim, não é provável que seu efeito seja tão forte como o dos remédios convencionais. Você pode sofrer menos efeitos colaterais com este tratamento do que com um medicamento comum, mas provavelmente também experimentará menos benefícios.

Acreditamos que a ideia de Evans tem algum mérito, porque resumos claros, francos e precisos certamente ajudariam os pacientes. Para as terapias alternativas sustentadas por evidências, os sumários conteriam o tipo de conselhos úteis que vemos nos fármacos convencionais. Para os outros tratamentos alternativos, esses sumários soariam mais como uma advertência de caráter legal em relação à saúde, semelhante àquela encontrada nos maços de cigarros.

À medida que nos aproximamos das páginas finais do último capítulo, seria interessante vermos o que aconteceria se aplicássemos a ideia de Evans a uma seleção de terapias alternativas discutidas em outras partes deste livro. Em alguns casos, os sumários ao estilo de Evans apareceriam em caixas de comprimidos, enquanto em outros poderiam aparecer em sites ou folhetos distribuídos em clínicas. E, em qualquer dessas situações, essas advertências ajudariam os pacientes a conhecer melhor as evidências relativas a uma determinada terapia.

Acupuntura

Advertência: este tratamento demonstrou apenas evidências bastante limitadas de que pode tratar de certos tipos de dor e náusea. Se ela se mostra eficiente para essas condições, o benefício que proporciona parece ser pequeno e de curta duração. É mais cara que tratamentos convencionais e tem grande probabilidade de ser menos eficaz. Seu maior impacto se dá provavelmente enquanto placebo no tratamento para dor e náusea. No tratamento de outros problemas, a acupuntura ou não apresenta efeito algum ou exerce apenas o efeito placebo. É em grande medida um tratamento seguro quando praticado por um acupunturista experiente.

Quiropraxia

Advertência: este tratamento implica riscos de derrame e morte no caso de a manipulação da coluna vir a ser aplicada no pescoço. Em qualquer outro ponto da coluna, a terapia quiroprática é relativamente segura. Demonstrou algum nível de eficácia no tratamento para dores nas costas, mas tratamentos convencionais costumam ser igualmente eficazes e bem mais baratos. No tratamento de todos os outros problemas de saúde, a terapia quiroprática é ineficaz a não ser pelo efeito placebo que possa exercer.

Fitoterapia — Óleo de prímula

Advertência: este produto é um placebo. Só funcionará se você acreditar nele e apenas para determinados casos que reagem a tratamentos placebo. Mesmo assim, o efeito placebo é imprevisível e provavelmente não será tão forte quanto aquele exercido pelos remédios ortodoxos. Você pode sofrer menos efeitos colaterais com este remédio, mas provavelmente também desfrutará de menos benefícios.

Fitoterapia — Erva-de-são-joão

Advertência: este produto pode interagir com outros remédios — consulte seu clínico geral antes de tomar erva-de-são-joão. Existem evidências de que ela é eficaz no tratamento de depressões de intensidade leve e mediana. Há disponibilidade de remédios convencionais para essas condições e que demonstram o mesmo nível de eficácia.

Esses sumários refletem o amplo alcance e complexidade das terapias alternativas, que incluem tratamentos ainda não testados ou comprovados, ou ainda que foram reprovados, considerados não seguros, ou placebos, ou apenas ligeiramente benéficos ou quase certamente benéficos. De todos esses os tratamentos e remédios, a erva-de-são-joão apresenta o sumário mais positivo. E, realmente, os ensaios clínicos para erva-de-são-joão são tão positivos que clínicos gerais e cientistas avalizariam seu uso. A medicina convencional não nutre nenhum preconceito contra qualquer tratamento alternativo capaz de provar seu valor, tanto em termos de segurança quanto de eficácia.

O óleo de peixe é outro excelente exemplo de um tratamento alternativo adotado pela medicina convencional. Óleo de peixe, disponível em cápsulas, se encaixa na rubrica dos suplementos alimentares, e esses suplementos serão discutidos no apêndice. O que desencadeou pesquisas detalhadas sobre os possíveis efeitos benéficos do óleo de peixe foi a observação de que os inuítes* apresentavam índices muito baixos de problemas cardíacos. Isso

---

*Povo esquimó que habita a área que vai da região ártica do Alasca à Groenlândia. [*N. do T.*]

suscitou novas investigações epidemiológicas em outras populações e afinal conduziu a ensaios clínicos que se mostraram uniformemente positivos. Isso acabou levando à certeza de que o óleo de peixe é não apenas seguro como eficaz enquanto um recurso de longo prazo no tratamento preventivo para doenças coronárias. Avaliações detalhadas também sugeriram que cápsulas diárias de óleo de peixe podem estender em média a vida de uma pessoa por um ano. Para os que não tomam óleo de peixe regularmente, cápsulas desse óleo oferecem um claro benefício. Tal óleo também pode ajudar a controlar inflamações, o que poderia beneficiar pessoas que sofrem de artrite ou de uma série de problemas de pele.

O óleo de peixe e a erva-de-são-joão são exemplos perfeitos de tratamentos que emergiram de raízes tradicionais, passando em seguida a ser promovidos pela medicina alternativa e que agora são aceitos pela convencional. O óleo de peixe em particular já está tão integrado que deixou de ser considerado medicina alternativa pela maior parte dos médicos convencionais, e a erva-de-são-joão pode estar prestes a percorrer o mesmo caminho. Nosso apêndice inclui várias outras terapias alternativas às quais médicos convencionais dariam seu aval, especialmente aquelas que aumentam o bem-estar ao promover o relaxamento e reduzir o estresse — como, por exemplo, meditação e massagens.

Isso nos conduz a uma situação interessante: qualquer terapia alternativa provavelmente segura e eficaz na realidade, não se trata em absoluto de medicina alternativa, acaba por se tornar na verdade medicina convencional. Portanto, a medicina alternativa, em princípio, parece consistir em tratamentos que não foram testados nem comprovados, ou que foram reprovados, ou julgados não seguros ou meros placebos, ou ainda apenas ligeiramente benéficos.

E, ainda assim, terapeutas alternativos continuam a exibir o rótulo "alternativo" como se fosse um distintivo honroso, usando-o para atribuir a seus tratamentos de padrão inferior um imerecido nível de dignidade. Usam o termo "alternativo" para explorar de alguma forma os aspectos alternativos da ciência. A verdade, no entanto, é que não existe nada que possa ser chamado de ciência alternativa, da mesma forma que não há biologia alternativa, anatomia alternativa, testes alternativos ou evidências alternativas.

A ciência, como demonstrado no Capítulo 1, oferece uma abordagem universal para estabelecer a utilidade de qualquer intervenção médica. Os resultados obtidos pela ciência nunca são completos ou perfeitos, porém, passo a passo, eles nos levam para mais perto da verdade. O termo "alternativo" é meramente uma tentativa para fugir a essa verdade, substituindo o conhecimento derivado da ciência pelos palpites derivados de outras fontes. Isso inclui a intuição, casos relatados e a tradição, o que significa que a medicina alternativa tem como base opiniões pessoais, as opiniões de outros e as opiniões de nossos antepassados. No entanto, na nossa introdução observamos:

Existem na realidade duas coisas: ciência e opinião.
A primeira gera conhecimento; a segunda, ignorância.

Ainda que Hipócrates tenha escrito essas linhas há mais de 2 mil anos, foi preciso um período de tempo extraordinariamente longo para que levássemos essa mensagem realmente a sério. Quando finalmente fizemos isso, há cerca de 150 anos, a medicina começou a sair rapidamente da Era das Trevas e os médicos abandonaram tratamentos como as sangrias, que eram mais perigosos do que as doenças que alegavam curar. Desde então, o progresso tem sido formidável e contínuo. A imunização erradicou infecções assassinas; doenças anteriormente fatais, que afetavam milhões, como diabetes, apendicite e muitas outras, são hoje em dia tratáveis; a mortalidade infantil é apenas uma fração do que era anteriormente; na maior parte dos casos a dor pode ser controlada de modo efetivo; e, de um modo geral, vivemos por mais tempo e desfrutamos de uma melhor qualidade de vida. Tudo isso se deu graças à aplicação do pensamento científico racional à assistência médica e à medicina.

Já o conceito de um tipo alternativo de medicina representa, ao contrário, um retrocesso à Era das Trevas. Um grande número de terapeutas alternativos continua se mostrando desinteressado em determinar a segurança e eficácia de suas intervenções. Esses profissionais não conseguem enxergar a importância de ensaios clínicos rigorosos para estabelecer evidências adequadas a favor e contra seus tratamentos. E, nos casos em que já existem evidências de

A VERDADE TEM ALGUMA IMPORTÂNCIA? 341

que tratamentos são ineficientes ou não são seguros, terapeutas alternativos seguirão em frente, com as mãos tampando firmemente os ouvidos.

Apesar dessa situação perturbadora, o mercado para tratamentos alternativos vive um *boom* e o público continua a ser iludido repetidamente, às vezes obedecendo a terapeutas equivocados, às vezes a charlatães inescrupulosos.

Defendemos a opinião de que é hora de pôr um fim a esses truques e fazer com que os verdadeiros tratamentos tenham prioridade. Em nome da honestidade, do progresso e da boa assistência médica, sustentamos que padrões científicos, avaliações e regulamentação devem ser aplicados a todos os tipos de medicina, de modo que os pacientes possam ter confiança de que estão recebendo tratamentos que comprovadamente fazem mais bem do que mal.

Se esses critérios não forem aplicados ao setor da medicina alternativa, então homeopatas, acupunturistas, quiropráticos, fitoterapeutas e outros terapeutas alternativos continuarão a fazer vítimas entre os mais vulneráveis e desesperados na nossa sociedade, atacando suas carteiras, oferecendo falsas esperanças e pondo em risco sua saúde.

Apêndice:
Breve guia das
terapias alternativas

O NÚCLEO DE NOSSO LIVRO SE CONCENTRA EM APENAS QUATRO DAS principais terapias alternativas (acupuntura, homeopatia, quiropraxia e fitoterapia), mas também avaliamos muitas outras que serão discutidas nesta seção. Dedicamos uma página a cada uma, nela abordamos questões básicas, como de que modo surgiu a terapia, em que ela consiste e se é eficaz e segura. Apesar do caráter sucinto dessas seções, examinamos rigorosamente as evidências científicas disponíveis pró e contra cada uma delas para chegarmos às nossas conclusões. Também é possível encontrar mais informações a respeito de cada uma das terapias alternativas em *The desktop guide to complementary and alternative medicine: An evidence-based approach* [Guia prático para medicina complementar e alternativa: uma abordagem baseada em evidências], uma obra de referência detalhada editada por Edzard Ernst, Max H. Pittler, Barbara Wider e Kate Boddy. Esse livro contém referências a todas as pesquisas que resultaram nas conclusões apresentadas neste apêndice.

Qualquer pessoa que considere a medicina alternativa como uma modalidade de tratamento, incluindo as terapias a seguir, deveria levar em conta cinco conselhos. Primeiro, se está pensando em adotar qualquer forma de terapia alternativa para uma determinada doença, então recomendamos enfaticamente que primeiramente consulte e informe seu clínico geral — o tratamento que escolheu pode vir a interferir com alguma terapia convencional em curso. Segundo, não interrompa seu tratamento convencional a menos que seu médico o aconselhe a fazer isso, julgando essa atitude sensata. Terceiro, tenha em mente que terapias alternativas podem ser caras, especialmente se implicam consultas a longo prazo; portanto, certifique-se de que existem evidências que corroborem a eficácia da terapia antes de investir somas significativas em seus supostos benefícios. Quarto, todas as terapias podem gerar efeito placebo, mas isso por si só não basta para justificar seu uso. Quinto, lembre-se de que todo tratamento implica algum risco, assegure-se, portanto, de que os riscos compensam os benefícios.

Estão incluídas nesta seção avaliações das seguintes terapias:

- Aiurveda
- Aromaterapia
- Cristaloterapia (Terapia de cristais)
- Cura espiritual
- Detox
- Dietas alternativas
- Equipamentos alternativos
- Feng shui
- Florais de Bach
- Hipnoterapia
- Irrigação do cólon
- Massoterapia
- Medicina antroposófica
- Medicina chinesa tradicional
- Medicina ortomolecular
- Meditação
- Método Feldenkreis
- Naturopatia
- Osteopatia
- Oxigenoterapia
- Reflexologia
- Reiki
- Shiatsu
- Suplementos alimentares
- Técnica de Alexander
- Técnicas alternativas de diagnóstico
- Terapia celular
- Terapia de quelação
- Terapia de sanguessugas
- Terapia magnética
- Terapia neural
- Terapia sacrocraniana (ou Osteopatia craniana)
- Terapias alternativas de exercícios
- Terapias de relaxamento
- Velas no ouvido (*ear candles*)
- Ventosas

Aiurveda

Aiurveda significa conhecimento (veda) da vida (āyus). É um dos sistemas indianos no campo dos cuidados com a saúde e implica a busca do equilíbrio entre corpo e mente.

Origens e informações básicas

A aiurveda vem sendo usada na Índia há cerca de 5 mil anos. Inclui ervas medicinais individualizadas, dieta, exercício (ioga), práticas espirituais, como meditação, massagem e outras intervenções. A saúde é percebida como um equilíbrio entre as energias físicas, emocionais e espirituais, e considera-se que qualquer desvio em relação à saúde é causado pelo desequilíbrio entre esses elementos. O tratamento visa ao restabelecimento do equilíbrio por meio de tratamentos individualizados, geralmente com várias intervenções realizadas simultaneamente.

Os terapeutas aiurvédicos levantarão um histórico do paciente, farão um exame, diagnosticarão a natureza do desequilíbrio e tentarão restaurar o equilíbrio por meio das suas prescrições. Muita ênfase é dada à questão do estilo de vida, mas também são receitados com frequência os suplementos aiurvédicos. Uma consulta pode exigir entre 30 e 60 minutos e costuma-se recomendar várias sessões por períodos de até um ano. Alega-se que todos os problemas de saúde podem ser tratados pela tradição aiurvédica.

Quais são as evidências?

O sistema aiurvédico como um todo não foi submetido a ensaios clínicos, mas isso foi feito com certos elementos dele. Os resultados são conflitantes. Por exemplo, ioga teve comprovada seu efeito benéfico para a saúde cardiovascular. Um estudo recente sobre massagem indiana, contudo, não demonstrou nenhum efeito positivo com vítimas de derrame. Remédios aiurvédicos geralmente contêm uma variedade de componentes vegetais e de outras origens. Existem algumas descobertas animadoras para problemas como acne, constipação, diabetes, insuficiência cardíaca crônica, obesidade e artrite reumatoide. Entretanto, em nenhum desses casos as evidências são suficientemente fortes para resultar em uma recomendação positiva. (A evidência para remédios à base de plantas específicos é discutida no Capítulo 5.)

A tradição aiurvédica se viu repetidamente envolvida em casos de remédios que contêm substâncias como metais pesados. Esses podem tanto ser elementos contaminantes, como ter sido introduzidos deliberadamente — segundo a crença aiurvédica, eles geram efeitos medicinais benéficos se usados de maneira apropriada. Na realidade, no entanto, metais pesados são altamente tóxicos, não importa como venham a ser preparados.

Conclusão

A tradição aiurvédica para a saúde é um sistema complexo que não pode ser avaliado com facilidade. As evidências disponíveis até agora sugerem que alguns de seus elementos são eficazes, enquanto muitos outros basicamente não foram ainda testados ou são claramente perigosos, como, por exemplo, os preparados à base de ervas.

Aromaterapia

Uso de essências de plantas ("óleos essenciais") para tratamento ou prevenção de doenças ou para aumento do bem-estar.

Origens e informações básicas

Óleos de plantas têm sido usados por várias culturas antigas, mas o nascimento da aromaterapia propriamente dita só se deu com a publicação de um livro chamado *Aromathérapie*, do químico francês René Gattefosse, em 1937. Gattefosse tinha queimado a mão ao trabalhar em um laboratório e imediatamente a mergulhou em óleo de lavanda. Para seu espanto, ficou rapidamente curado do machucado, que não deixou nenhuma marca. O incidente o estimulou a estudar os poderes medicinais dos óleos essenciais.

Existem várias maneiras de usar óleos essenciais. Na mais comum, o óleo diluído é aplicado à pele por meio de uma massagem suave, mas o óleo também pode ser acrescentado ao banho ou aspergido no ar de um determinado ambiente. Se combinada a uma massagem, a aromaterapia é indubitavelmente relaxante — mas não está claro se o efeito é causado pelo óleo, pela massagem suave ou pelos dois. Aromaterapeutas acreditam que óleos essenciais diferentes exercem efeitos específicos. Os terapeutas, portanto, individualizam esses óleos segundo os sintomas e características de seus pacientes.

A consulta com um aromaterapeuta pode durar entre uma e duas horas. O terapeuta costuma levantar um breve histórico médico, realizar um rápido exame e então proceder à massagem com um óleo essencial diluído sobre a pele do paciente. Esse processo é relaxante e, para a maior parte das pessoas, agradável. A aromaterapia é muitas vezes defendida para problemas crônicos, como ansiedade, dor de cabeça provocada por tensão e dor musculoesquelética. Aromaterapeutas habitualmente recomendam sessões regulares, mesmo na ausência de sintomas, para evitar recorrências.

Quais são as evidências?

Alguns ensaios clínicos confirmam os efeitos relaxantes da massagem da aromaterapia. No entanto, esses efeitos geralmente são efêmeros e, portanto, de valor terapêutico discutível. Alguns óleos essenciais parecem efetivamente produzir efeitos específicos. O óleo de melaleuca, por exemplo, possui propriedades antimicrobianas. Contudo, essas são bem menos confiáveis do que as propriedades dos antibióticos convencionais. Os riscos representados pela aromaterapia são mínimos, como a possibilidade de que alguns pacientes sejam alérgicos a alguns óleos essenciais.

Conclusão

A aromaterapia oferece uma ação "antiestresse" efêmera que pode contribuir para aumentar o bem-estar após o tratamento. Não existem evidências de que a aromaterapia possa agir contra doenças específicas.

Cristaloterapia (Terapia de cristais)

Uso de cristais como quartzo ou outras pedras com o propósito de "curar por meio da energia".

Origens e informações básicas

Cristaloterapeutas alegam que os cristais podem mover, absorver, focar e difundir "energias" e "vibrações" curativas no interior do corpo do paciente. Considera-se que isso, por sua vez, aumenta a capacidade de o paciente se autocurar. A doença ocorreria supostamente quando o indivíduo está desalinhado com a "energia divina" que é "o fundamento de toda a criação". Essa abordagem não se encontra em consonância com nossos conhecimentos de física, fisiologia ou de qualquer outro campo da ciência. A cristaloterapia, portanto, não é de modo algum plausível em termos científicos.

Uma sessão de tratamento costuma exigir que o paciente, inteiramente vestido, deite de barriga para baixo. O terapeuta, então, de modo intuitivo, identifica as áreas com problemas, como bloqueio do fluxo de energia, e coloca os cristais sobre esses pontos para restaurar o fluxo ou restabelecer o equilíbrio. Uma sessão em geral dura de 30 a 60 minutos.

A cristaloterapia normalmente é usada em um paciente como complemento de algum tratamento convencional. É utilizada no tratamento de absolutamente todos os tipos de problemas médicos para melhorar a qualidade da saúde do indivíduo e para a prevenção de doenças. Os terapeutas às vezes usam varetas de cristal como parte da terapia da aura, de modo a limpar a aura do paciente.

Os pacientes que acreditam na terapia dos cristais muitas vezes compram os próprios cristais e os carregam junto de si para tratar de indisposições de menor importância. Ainda que cristais curativos possam ser relativamente baratos, joias feitas a partir de cristais curativos às vezes custam várias centenas de dólares.

Quais são as evidências?

Não existe nenhum indício de que a terapia dos cristais seja eficaz para qualquer tipo de problema de saúde. Os efeitos positivos experimentados podem ser atribuídos quase com certeza à expectativa ou ao relaxamento, ou a ambos.

De modo semelhante, não existem evidências de que carregar ou usar cristais exerça algum efeito sobre qualquer tipo de doença. Se usado enquanto uma alternativa a tratamentos reais, capazes de salvar efetivamente vidas, então a cristaloterapia passa a oferecer riscos sérios, mas em princípio ela não oferece nenhum perigo por si só.

Conclusão

A terapia dos cristais se baseia em conceitos irracionais e místicos. Não existem evidências de que seja eficaz para qualquer problema de saúde.

BREVE GUIA DAS TERAPIAS ALTERNATIVAS 351

Cura espiritual

Interação entre aquele que cura e o paciente com o objetivo de melhorar a saúde.

Origens e informações básicas

Existem muitas modalidades de cura espiritual: cura pela fé, preces, reiki, toque terapêutico, cura psíquica, cura johrei etc. O denominador comum é o fato de a "energia" curativa ser canalizada pelo curandeiro para o corpo do paciente. Essa suposta "energia" torna o corpo do paciente capaz de curar a si próprio. O termo "energia" precisa ser colocado entre aspas porque certamente não se trata de energia da forma como é compreendida pelos cientistas, mas de uma perspectiva espiritual ou religiosa. Até agora fracassaram todas as tentativas de detectá-la ou quantificá-la.

Curandeiros veem a si mesmos como intermediários de um poder mais elevado, que tem a capacidade de curar, e que lhes foi transmitido. A maioria deles afirma não ter ideia de como o tratamento funciona, embora estejam convencidos de sua eficácia. O paciente que se encontra na posição receptora frequentemente sente uma sensação de calor ou formigamento quando a "energia" aparentemente entra no seu corpo.

A consulta a um curandeiro geralmente envolve uma breve conversa sobre a natureza do problema. O curandeiro dá início, então, ao ritual de cura. Inicialmente esse pode ser de natureza a produzir um diagnóstico. Por exemplo, as mãos do curandeiro podem deslizar sobre o corpo do paciente para identificar áreas problemáticas. A cura, então, começa a ser realizada, e a "energia" supostamente flui. Muitos pacientes vivenciam uma sensação extremamente relaxante, enquanto os curandeiros muitas vezes se sentem exauridos depois de uma sessão.

Em outras formas de cura espiritual, entretanto, não há contato pessoal entre curandeiro e paciente. Sessões podem ser realizadas a longa distância, pelo telefone ou pela internet. Alguns curandeiros oferecem seus serviços gratuitamente, enquanto outros cobram até 160 dólares por uma sessão de meia hora.

Quais são as evidências?

O conceito de "energia" curativa é absolutamente implausível. Muitos ensaios clínicos envolvendo várias dessas técnicas de cura foram realizados e seus resultados estão disponíveis. Alguns produziram inicialmente resultados animadores, mas vinte desses estudos se encontram agora sob a suspeita de serem fraudulentos. Mais recentemente, foram divulgados ensaios clínicos rigorosos, mostrando que a cura espiritual está associada a um forte efeito placebo — mas a nada mais que isso.

Conclusão

Curas espirituais são biologicamente implausíveis e seus efeitos se explicam pelo efeito placebo. Na melhor das hipóteses, podem oferecer consolo; na pior, podem fazer com que charlatães tirem dinheiro de pacientes, vítimas de doenças graves, que necessitam urgentemente de tratamentos convencionais.

Detox

Detox ou desintoxicação é a eliminação do corpo de substâncias nocivas acumuladas. Na medicina alternativa, são usadas várias técnicas com esse objetivo.

Origens e informações básicas

A desintoxicação convencional tem lugar garantido na medicina, como, por exemplo, na eliminação de venenos ingeridos ou injetados. O termo também é usado para afastar viciados das drogas ou do álcool. Na medicina alternativa, contudo, o termo *detox* foi sequestrado, adquirindo uma conotação sutilmente diferente. O que é sugerido é que ou os resíduos produzidos por nosso metabolismo normal se acumulam no nosso corpo e nos deixam doentes, ou que a excessiva tolerância em relação a alimentos e bebidas pouco saudáveis gera toxinas que só podem ser eliminadas por uma ampla gama de tratamentos alternativos.

Detox costuma ser recomendado para períodos de excessos cometidos à mesa, como, por exemplo, nas festas de fim de ano. É promovido insistentemente por revistas e por certas celebridades. Na medicina alternativa, detox pode significar qualquer coisa, de um curso sobre tratamentos autoadministrados até uma semana de luxo em um spa natural. No primeiro caso, ele pode consistir em uma mistura de suplementos extraídos de plantas ou de outras origens, ou ainda em vários dias de dieta, que custam apenas alguns dólares. A segunda opção, no entanto, pode vir a custar algumas centenas de dólares.

Quais são as evidências?

A modalidade convencional de desintoxicação pode salvar vidas. Na medicina alternativa, entretanto, detox é uma fraude. Os que defendem a versão alternativa da detox nunca conseguiram provar que suas terapias reduzem efetivamente os níveis de toxinas. Isso seria algo muito fácil de fazer, bastando, por exemplo, colher amostras de sangue, medindo os níveis de certas toxinas presentes. Em qualquer caso, o corpo humano está bem equipado com órgãos altamente eficientes (fígado, rins, pele) para eliminar "toxinas" adquiridas em excessos alimentares. Beber muita água, exercícios leves, repouso e bom-senso na hora de comer ajudariam a normalizar rapidamente o corpo depois de um desses períodos. Não é necessário nenhum processo dispendioso de desintoxicação para atingir esse objetivo.

Conclusão

As terapias detox, da forma que são empregadas na medicina alternativa, têm como base ideias equivocadas sobre fisiologia humana, metabolismo, toxicologia etc. Não existe nenhuma evidência de que esses tratamentos proporcionem algo de bom, e alguns deles, como terapia de quelação e irrigação do cólon (ver verbetes à parte neste guia), podem causar danos. Normalmente, a única substância que está sendo extraída de um paciente é o seu dinheiro.

Dietas alternativas

Planejamentos relativos a comida e bebida trariam supostos benefícios para a saúde, mas não estão em sintonia com os conhecimentos aceitos hoje.

Origens e informações básicas

Na medicina alternativa, alegações sem qualquer base vêm sendo feitas a respeito de dezenas de dietas. Muitas adotam uma abordagem tipo "sabor do mês". Para mencionar apenas algumas: dieta redutora de Ama (dieta aiurvédica para queimar ama acumulada — ama consistiria em supostas toxinas); dieta antroposófica (comida lactovegetariana com produtos à base de coalhada); dieta de Budwig (frutas, sucos, óleo de linhaça, coalhada); dieta Gerson (suco de frutas frescas, legumes, suplementos, extratos de fígado e enemas de café para curar câncer); dieta Kelly (dieta anticâncer que inclui suplementos e enzimas); dieta Kousmine (dieta anticâncer com alimentos de "energia vital", legumes crus e trigo); dieta macrobiótica (tem o objetivo de equilibrar o *yin* e o *yang*); dieta McDougall (dieta vegetariana, pouca gordura, alimentos integrais); dieta Moerman (dieta lactovegetariana anticâncer com acréscimo de iodo, enxofre, ferro, ácido cítrico e vitaminas A, B, C e E); dieta Pritikin (dieta vegetariana combinada com exercícios aeróbicos); dieta Swank (baixos níveis de gordura saturada para combater esclerose múltipla).

Cada uma dessas dietas tem seu próprio conceito e é recomendada para circunstâncias específicas. Algumas foram concebidas para longo prazo, outras apenas até o problema em questão ser curado. Dietas alternativas são recomendadas por uma ampla variedade de terapeutas e autores de obras sobre medicina alternativa e por meio da internet.

Quais são as evidências?

É óbvio que seria preciso avaliar cada dieta isoladamente segundo seus próprios méritos, contudo, pouca informação foi reunida a respeito de qualquer uma das mencionadas acima ou sobre elas de um modo geral. Quando existe alguma evidência, ela costuma deixar seriamente a desejar. A dieta Gerson, por exemplo, é promovida incansavelmente como uma cura do câncer, mas a única evidência positiva tem sua origem em uma análise hoje em dia considerada pela maioria como fatalmente comprometida e que deveria ser, por isso, ignorada.

Várias dietas alternativas podem levar à desnutrição, em especial nos casos de pacientes seriamente doentes, para os quais é importante uma dieta equilibrada, com um número suficiente de calorias. Oferecer uma dieta altamente restritiva a um paciente com câncer, por exemplo, apressa sua morte e reduz sua qualidade de vida. Alguns adeptos dessas dietas fazem com que os pacientes se sintam culpados por não conseguir seguir seus regimes muitas vezes tediosos. Isso pode reduzir ainda mais a qualidade de vida.

Conclusão

Dietas alternativas oferecem o ônus adicional da desnutrição e não mostraram ser efetivas para qualquer doença. Nosso conselho é que fique longe delas.

Equipamentos alternativos

Um número crescente de equipamentos alternativos vem sendo anunciado com promessas de benefícios para a saúde daqueles que os comprarem. Esses aparelhos têm pouca coisa em comum, a não ser o fato de que as teorias por trás deles contradizem a ciência atual.

Origens e informações básicas

Para alguns empresários, a medicina alternativa é um negócio altamente lucrativo e parece não existirem limites para a sua criatividade. Eles inventam equipamentos e alegam que, se os comprarmos e usarmos, nossa saúde irá melhorar, certas doenças serão curadas ou enfermidades serão prevenidas. O meio ideal para promover esses aparelhos é — claro — a internet, já que não existe controle algum sobre as alegações feitas.

Exemplos de equipamentos alternativos são pulseiras de cobre, dispositivos que nos protegeriam contra radiações eletromagnéticas, joias com cristais de poderes curativos, escalda-pés que supostamente extraem toxinas do corpo etc. Em muitos casos, a única evidência produzida pelo fabricante são declarações de clientes se dizendo satisfeitos e de "especialistas", acrescentando um ralo verniz de credibilidade. Existem atualmente, por exemplo, dezenas de sites em que o professor Kim Jobst anuncia o "Q link" como "uma ferramenta segura e eficaz para proteger as células do corpo contra os efeitos do campo eletromagnético". Ele também alega que "têm surgido indícios a partir de ensaios clínicos preliminares — tanto moleculares como celulares — mostrando que os efeitos produzidos pelo Q link sobre os sistemas cardiovascular, imunológico e nervoso central têm sido surpreendentes", mas isso simplesmente não é verdade.

Quais são as evidências?

As alegações medicinais feitas em nome desses equipamentos costumam vir embrulhadas em uma linguagem aparentemente científica. Isso tem o objetivo de convencer o consumidor de que o produto é sério. Em um exame mais cuidadoso, qualquer um com conhecimentos básicos sobre ciência pode facilmente perceber seu caráter pseudocientífico (ou seja, um jargão pretensioso e supostamente técnico). O modelo de atuação apresentado é biologicamente implausível e não existem dados mostrando que exerçam qualquer efeito positivo sobre a saúde. Na realidade, quando esses dispositivos são testados, a conclusão tem sido invariavelmente decepcionante.

A perda financeira para os pacientes é óbvia, mas há também um risco para a saúde, já que algumas pessoas podem usar esses dispositivos como alternativas para tratamentos eficazes. Nesses casos, aparelhos aparentemente inofensivos podem até apressar a morte de um paciente.

Conclusão

Existe uma infinidade de equipamentos alternativos que se propõem a curar uma doença ou prevenir outra. Eles não encontram qualquer base de sustentação na ciência, nem contam com evidências a seu favor e ainda representam uma perda de dinheiro, no melhor dos casos, e, no pior, um perigo para a saúde.

Feng shui

Arte chinesa de posicionar objetos de acordo com a teoria do yin e yang para facilitar o fluxo de energia, o qual por sua vez supostamente seria capaz de afetar a saúde e o bem-estar.

Origens e informações básicas

A medicina chinesa parte do princípio de que toda a saúde é governada pelo fluxo de energia (Ch'i) e pelo equilíbrio entre o *yin* e o *yang* no interior do corpo, mas esses conceitos também podem ser aplicados às coisas à nossa volta. Os consultores de feng shui dão conselhos sobre a posição dos objetos em escritórios e residências. Eles podem, por exemplo, colocar um biombo em certa posição para se certificar de que a energia está fluindo na direção certa ou podem aconselhar seus clientes a trocar suas camas de lugar de modo a se beneficiarem do fluxo correto de energia ao dormir.

Feng shui não é plausível em termos biológicos, porque seus pressupostos não fazem sentido no contexto da ciência moderna. Os efeitos benéficos experimentados por algumas pessoas ao seguir a orientação de consultores se devem provavelmente às expectativas e não têm bases fisiológicas, nem se mostrarão duradouros.

Consultores de feng shui não costumam alegar que curam doenças, mas dizem que seu trabalho pode melhorar a sensação de bem-estar e evitar problemas de saúde. Cada vez mais eles têm oferecido conselhos sobre como lidar com os efeitos dos campos eletromagnéticos sobre a saúde dentro de casa, mesmo que não existam evidências de que esses campos sejam prejudiciais. Os consultores costumam cobrar bem caro por suas orientações.

Quais são as evidências?

Não seria difícil submeter a testes algumas dessas alegações, mas até agora não foram realizados estudos sérios. Contudo, testes informais comparando os pareceres de consultores de feng shui mostraram conflitos significativos a respeito das suas interpretações do fluxo de energia em qualquer espaço determinado, o que indica que seus conselhos se baseiam em percepções subjetivas.

Portanto, tudo o que podemos dizer é que não existem evidências mostrando que feng shui faça alguma coisa além de enriquecer os que o promovem.

Conclusão

Feng shui se baseia em conceitos biologicamente implausíveis e não existem evidências de que funcione. Um decorador de interiores eficiente provavelmente oferecerá conselhos tão bons ou melhores do que os desses consultores.

Florais de Bach

Infusões de plantas altamente diluídas têm como objetivo curar desequilíbrios emocionais, tidos como causa de todas as doenças humanas.

Origens e informações básicas

O conceito foi desenvolvido por Edward Bach, que anteriormente havia trabalhado como micro-biologista no Real Hospital Homeopático de Londres no início do século XX. Inspirado pelos princípios da homeopatia, Bach identificou 38 remédios à base de flores, cada um correspondendo a um distúrbio emocional, como depressão, medo, solidão ou hipersensibilidade. A administração do remédio correto ao paciente, ele acreditava, levaria à cura do problema emocional e — con-sequentemente — também da doença física ou psicológica. *Heather* (urze), por exemplo, é usada para tratar do egocentrismo, enquanto *honeysuckle* (madressilva) seria um antídoto para os que vivem presos ao passado. Da mesma forma, *wild rose* (rosa-canina) supostamente ajudaria nos casos de apatia e *vervain* (verbena) seria indicada para combater o excesso de entusiasmo.

Remédios florais ("Florais de Bach" é uma marca) são produzidos colocando-se flores frescas em água da fonte. Álcool é acrescentado posteriormente para a produção dos remédios propria-mente ditos, que são semelhantes aos remédios homeopáticos, na medida em que costumam ser tão diluídos que não se concebe que nenhuma ação farmacológica realmente ocorra. Há também o fato de que ambas as escolas trabalham com algum tipo de transferência de "energia". Contudo, homeopatas são enfáticos ao afirmar que os remédios florais são fundamentalmente diferentes: sucussão (o ato de sacudir) não faz parte do processo de confecção de remédios florais, e sua prescrição não segue o princípio do "semelhante cura semelhante".

Remédios florais podem ser comprados sem receita, mas seus adeptos defendem que é mais indicado consultar um terapeuta com experiência. Um terapeuta seria capaz de identificar o de-sequilíbrio emocional do paciente, o que por sua vez determina a escolha do remédio. Remédios florais também costumam ser recomendados a indivíduos saudáveis com o objetivo de prevenir doenças.

Quais são as evidências?

Existem vários ensaios clínicos rigorosos a respeito de remédios florais. Nenhum deles mostra que essa abordagem tenha alguma eficácia além do efeito placebo na cura de doenças ou no alívio de sintomas. Como os remédios são altamente diluídos, é improvável a ocorrência de efeitos adversos.

Conclusão

Remédios florais são baseados em conceitos que contradizem os conhecimentos médicos atuais. Os dados dos ensaios clínicos não conseguiram verificar nenhum efeito além da reação placebo. Remédios florais, portanto, são puro desperdício de dinheiro.

Hipnoterapia

Uso da hipnose, um estado de transe, com finalidades terapêuticas.

Origens e informações básicas

A hipnoterapia tem uma longa história — sua origem remonta ao Antigo Egito — mas seus desdobramentos modernos tiveram início no século XVIII com o trabalho de um carismático cientista vienense chamado Anton Mesmer. Ele teve seguimento no século XIX com o médico escocês James Braid.

Nos últimos anos, a hipnoterapia conquistou reconhecimento em várias áreas da assistência médica. Hipnoterapeutas tratam de um amplo espectro de doenças crônicas, incluindo dores, ansiedade, dependência em relação a drogas e álcool, e fobias. A hipnoterapia é praticada por profissionais de várias especialidades, incluindo psicólogos, consultores e médicos. Uma sessão dura entre 60 e 90 minutos e, dependendo da condição e da reação por parte do paciente, recomendam-se seis a 12 sessões. Treinamento autogênico é uma técnica de auto-hipnose que, depois de algumas instruções, pode ser praticada sem a ajuda de um terapeuta.

Quais são as evidências?

Pessoas mais sugestionáveis em geral costumam reagir melhor ao tratamento. Dezenas de ensaios clínicos mostram que a hipnoterapia é eficaz na redução da dor, ansiedade e sintomas da síndrome do cólon irritável. Contudo, de acordo com revisões confiáveis realizadas pela Cochrane Collaboration, não se mostra eficiente no esforço para abandonar o fumo, ainda que seja bastante promovida nesse sentido. Existem muito menos pesquisas para o treinamento autogênico, mas as evidências existentes são animadoras em relação à ansiedade, ao estresse, à hipertensão, à insônia e a algumas síndromes dolorosas.

A hipnoterapia e o treinamento autogênico são relativamente seguros, mas não deveriam ser usados por pessoas que sofrem de psicoses ou que tenham outros problemas mentais graves. Com a hipnoterapia, a recuperação de memórias falsas ou reprimidas pode originar problemas, e casos de síndrome da falsa memória (por exemplo, lembrança de fatos desagradáveis que, na realidade, nunca ocorreram) têm sido registrados.

Conclusão

O uso prudente da hipnoterapia pode ajudar alguns pacientes. Se isso se deve ao efeito específico do tratamento ou se é não específico (placebo) é difícil dizer. O treinamento autogênico tem a vantagem adicional de ser uma modalidade econômica de autoajuda, que maximiza o envolvimento de cada paciente. Nenhum dos dois tratamentos está associado a qualquer risco grave quando aplicados de modo apropriado.

Irrigação do cólon

Uso de enemas para "limpar o corpo"; às vezes de ervas, enzimas ou café são acrescentados à água que é administrada pelo reto.

Origens e informações básicas

A noção de que estamos nos envenenando com dejetos tóxicos intestinais encontrados em nossos alimentos parece plausível para muitos leigos e, portanto, vem se disseminando. Ela proporciona a base para toda uma série de abordagens alternativas que supostamente livrariam o corpo dessa "autointoxicação". Uma delas é a irrigação do cólon. A popularidade desse tratamento pode ser explicada por seu conceito aparentemente lógico e por sua permanente divulgação pela mídia e por certas celebridades.

Uma sessão do tratamento exige que o paciente se dispa parcialmente, ocorrendo a inserção de um tubo pelo reto, pelo qual ele recebe uma quantidade considerável de fluidos. O líquido em seguida é extraído e, ao ser submetido a uma inspeção cuidadosa, descobre-se que está carregado de "resíduos".

Essa impressão visual ajuda a convencer os pacientes de que a irrigação do cólon cumpre o que promete: a eliminação de resíduos em um processo benéfico para o corpo. O tratamento pode durar até 30 minutos e às vezes uma terapia de longa duração é aconselhada, com sessões duas ou três vezes por semana. A irrigação do cólon é anunciada como um tratamento para distúrbios gastrointestinais, alergias, obesidade, enxaqueca e muitas outras doenças crônicas.

Quais são as evidências?

Os enemas exercem um papel inegável na medicina convencional. O uso da irrigação do cólon, contudo, do modo como é empregado pela medicina alternativa, é uma questão inteiramente diferente. Nenhum dos produtos e resíduos do nosso corpo nos "envenena"; eles são eliminados por meio de uma série de processos fisiológicos, exceto quando sofremos uma grave insuficiência em algum de nossos órgãos.

Não existe nenhuma evidência clínica confiável de que a irrigação do cólon tenha qualquer efeito benéfico e existem alguns indícios de que causa sérios problemas, como, por exemplo, a perfuração do cólon ou a depleção dos eletrólitos encontrados no nosso corpo.

Conclusão

A irrigação do cólon é desagradável, ineficaz e perigosa. Em outras palavras, é um desperdício de dinheiro e um risco para nossa saúde.

Massoterapia

Manipulação de tecidos próximos à superfície do corpo (por exemplo, músculos e tendões) com o uso de pressão, tração e vibração.

Origens e informações básicas

A massagem é tão antiga como a própria medicina; na realidade, o ato de nos esfregarmos nos pontos onde sentimos dor parece ser um reflexo humano. Existem muitas variantes atualmente; como, por exemplo, a massagem clássica "sueca", que se concentra nas estruturas musculares e é popular em toda a Europa. Outras formas de tratamento por massagem incluem:

- **Drenagem linfática:** massagem ao longo dos canais linfáticos para estimular o fluxo da linfa.
- **Libertação miofascial:** técnica para a redução da tensão na fáscia e tecidos conectivos.
- **Massagem de relaxamento:** técnicas suaves e superficiais.
- **Massagem esportiva:** técnicas musculares adaptadas para as necessidades dos atletas.
- **Massagem marma:** massagem tradicional indiana.
- **Rolfing:** massagem enérgica na qual a pressão é aplicada com o corpo inteiro do terapeuta.
- **Terapia Bowen:** técnica suave, influenciando o sistema nervoso.

Enquanto muitas terapias que recorrem às massagens se baseiam em um conhecimento bem fundamentado da anatomia, algumas se guiam por filosofias não comprovadas ou improváveis. Essas modalidades mais exóticas de massoterapia incluem shiatsu, terapia sacrocraniana e reflexologia (todas discutidas em outras páginas deste apêndice), massagem de polaridade (equilibrando as energias positiva e negativa), terapia *trigger-point* (aplicar a pressão nos "pontos-gatilho" do corpo, como os nós apertados dos músculos, para reduzir a dor local ou influenciar a função de órgãos distantes) e acupressão (a pressão, em vez da perfuração, dos pontos de acupuntura).

A massagem é aplicada por terapeutas especializados, fisioterapeutas, enfermeiras, terapeutas alternativos de todos os tipos e outros profissionais de saúde. Visa tanto ao tratamento de problemas físicos (por exemplo, dor musculoesqueletal), como problemas psicológicos (por exemplo, ansiedade ou depressão).

Quais são as evidências?

Existem indícios encorajadores de que as massagens são benéficas para alguns problemas musculoesqueléticos, particularmente dores nas costas, para ansiedade e depressão, e para prisão de ventre. Elas agem, possivelmente, pelo aumento do fluxo sanguíneo no local e pela liberação de endorfinas no cérebro. São raros os efeitos adversos.

Conclusão

É problemático generalizar a respeito das massagens, mas elas provavelmente são eficazes para certos problemas e melhoram o bem-estar na maior parte dos pacientes. As formas mais exóticas de massagens de uma forma geral apresentam menor probabilidade de proporcionar benefícios extras.

Medicina antroposófica

Uma escola de medicina desenvolvida por Rudolf Steiner baseada na imaginação, inspiração e intuição. A medicina antroposófica é influenciada por conceitos místicos, alquimícos e homeopáticos e alega estar relacionada à natureza espiritual do homem.

Origens e informações básicas

Rudolf Steiner (1861–1925) criou, entre outras coisas, as escolas Waldorf, a agricultura biodinâmica e sua própria filosofia, conhecida como antroposofia. Ao aplicar seus conceitos filosóficos à saúde, ele fundou, juntamente com o Dra. Ita Wegman, toda uma nova escola de medicina. Esta considera que existem relações metafísicas entre planetas, metais e seres humanos, o que proporciona uma base para estratégias terapêuticas. Doenças são relacionadas a ações em vidas passadas; para nos libertarmos, talvez seja melhor suportarmos a doença sem as terapias convencionais. No lugar dessas, uma série de outras modalidades terapêuticas são empregadas na medicina antroposófica: extratos de ervas, terapia pela arte, massagens, terapia com exercícios e outras abordagens não convencionais.

O remédio antroposófico mais conhecido é um extrato de visgo para tratar câncer. Steiner argumentava que o visgo é uma planta parasítica que acaba por matar seu hospedeiro — em uma semelhança gritante com um tumor maligno, que também vive do seu hospedeiro, acabando por matá-lo. Sua conclusão, portanto, foi a de que o visgo pode ser usado no tratamento contra câncer. Os conceitos da medicina antroposófica são biologicamente implausíveis.

Quais são as evidências?

A eficácia dos preparados de visgo permanece sem comprovação — tanto para curar o câncer como enquanto um recurso para melhorar a qualidade de vida dos pacientes com câncer. Outros elementos do conceito antroposófico não foram bem pesquisados, e o conceito terapêutico como um todo até o momento não foi testado de forma rigorosa.

Injeções de visgo foram associadas a uma série de efeitos adversos. O risco mais importante, contudo, é o de descartar tratamentos convencionais. Os médicos antroposóficos, por exemplo, tendem a aconselhar os pais contra a imunização de suas crianças, e alguns dos pacientes de câncer substituem o tratamento convencional por extratos de visgo.

Conclusão

A medicina antroposófica é biologicamente implausível, não teve sua eficácia comprovada e provavelmente não funciona. Pode também acarretar riscos consideráveis.

Medicina chinesa tradicional

Um sistema ancestral de cura que recorre a vários tratamentos para restaurar o equilíbrio de Ch'i, a energia vital que governa a saúde.

Origens e informações básicas

De acordo com a medicina chinesa tradicional (MCT), qualquer problema relacionado à saúde é visto como resultado de um desequilíbrio ou bloqueio na energia, enquanto uma condição ideal de saúde resulta de um equilíbrio perfeito, simbolizado muitas vezes pela imagem da relação *yin-yang*. O objetivo de qualquer terapia deve ser, antes de mais nada, o de restabelecer o equilíbrio ou evitar o desequilíbrio. Com esse propósito, a MCT oferece uma série de tratamentos, inclusive com misturas de ervas, acupuntura, *cupping*, massagens e dietas, todas discutidas mais detidamente em outras partes deste livro. A MCT alega poder tratar de todos os problemas de saúde.

Uma consulta de acordo com os princípios da MCT envolverá técnicas de diagnóstico, como exame da língua e do pulso. Ainda que essas técnicas também façam parte da medicina convencional, os que praticam a MCT fazem alegações ambiciosas e pouco razoáveis sobre sua capacidade de elaborar diagnósticos. Os tratamentos serão adaptados a cada indivíduo. Uma sessão costuma durar entre 30 e 60 minutos e os tratamentos podem ser a longo prazo ou até por toda uma vida.

Quais são as evidências?

O sistema adotado pela MCT é complexo e não é fácil de ser avaliado. Por isso, geralmente seus vários elementos costumam ser testados separadamente (ver, por exemplo, acupuntura, no Capítulo 2). Os remédios chineses com base em plantas geralmente envolvem um grande número de ervas, individualizadas de acordo com as necessidades específicas de cada paciente. Essa abordagem recentemente foi testada em pacientes com câncer e se revelou apenas equivalente a um placebo em sua capacidade de amenizar sintomas. Em outro estudo rigoroso, remédios chineses feitos com plantas foram testados em pacientes que sofriam de síndrome do cólon irritável, comparando seu efeito ao de uma prescrição fitoterápica padronizada e — novamente — a um placebo. Os resultados sugeriram que o tratamento individualizado é melhor do que o placebo no controle dos sintomas, mas não melhor do que o (bem mais simples) remédio fitoterápico padronizado.

Algumas plantas específicas usadas pela MCT (por exemplo, alcaçuz, gengibre, ginkgo) possuem inegáveis efeitos farmacológicos, tendo algumas delas até servido de modelo para a elaboração de remédios modernos. Por outro lado, alguns remédios chineses à base de plantas são tóxicos (caso da Aristolochia) e outros podem interagir com remédios de receita. Os preparados chineses de "ervas" também podem conter ingredientes não vegetais (como, por exemplo, espécies animais ameaçadas), contaminantes (como metais pesados) ou adulterantes (por exemplo, esteroides).

Conclusão

A MCT é difícil de ser avaliada. Alguns de seus elementos podem se mostrar eficazes para certas doenças, enquanto outros (*cupping*, por exemplo) provavelmente não oferecerão benefício algum além do placebo. Muitos aspectos da MCT são potencialmente nocivos.

Medicina ortomolecular

Uso em doses altas e específicas de substâncias que são constituintes naturais do corpo humano com o objetivo de prevenir e tratar uma série de problemas, incluindo doenças sérias como câncer.

Origens e informações básicas

O prefixo *orth* significa correto, e a medicina ortomolecular (também conhecida como nutrição máxima) implica administrar doses de vitaminas, minerais e outras substâncias em níveis que devem ser exatamente os necessários para cada paciente individual. Os adeptos dessa abordagem acreditam que baixos níveis dessas substâncias podem gerar problemas crônicos, que vão além da pura e simples deficiência de minerais e vitaminas. Esses problemas incluem tendência a sofrer de infecções como resfriados comuns, falta de energia ou mesmo câncer. Isso significa que cada paciente é inicialmente avaliado para que se determinem precisamente quais substâncias de que precisa. Posteriormente, a mistura "correta" é receitada. As marcas registradas da medicina molecular são as doses extremamente altas que costumam ser sugeridas e a individualização da prescrição.

Quais são as evidências?

Alguns dos métodos de diagnósticos que vêm sendo usados para definir a combinação adequada de substâncias não tiveram sua validade comprovada. A análise de cabelo, por exemplo, costuma ser empregada; no entanto, ela gera resultados espúrios nesse contexto. As alegações de cunho medicinal não são nem plausíveis, nem encontram apoio em ensaios clínicos. Portanto, não existem evidências de que a medicina ortomolecular seja eficaz.

Seus adeptos contestariam com veemência essa afirmação e fariam menção a uma avalanche de estudos mostrando a eficácia das vitaminas. Afinal, vitaminas são substâncias essenciais para os seres humanos — sem elas não podemos sobreviver. Entretanto, nossa dieta normal costuma proporcionar uma quantidade suficiente de vitaminas, e o tratamento para deficiência em vitaminas não se deve necessariamente aos princípios da medicina ortomolecular.

Em doses excessivas, as vitaminas podem causar danos. Absolutamente todas essas substâncias causarão efeitos adversos se administradas em doses exageradas durante longos períodos de tempo — e é precisamente isso o que recomendam os defensores da medicina ortomolecular.

Conclusão

Os conceitos em que se baseia a medicina ortomolecular não são biologicamente plausíveis e não encontram sustentação nos resultados de ensaios clínicos rigorosos. A esses problemas se soma o fato de que a medicina ortomolecular pode causar danos e costuma ser muito dispendiosa.

Meditação

Uma série de técnicas que dirigem a atenção do paciente para um símbolo ou um som ou um pensamento com o objetivo de atingir um grau mais elevado de consciência.

Origens e informações básicas

A maioria das religiões desenvolveu técnicas que conduzem a estados diferentes de consciência. Essas podem recorrer à repetição de um mantra ou à escuta do ritmo da própria respiração. Esses rituais podem levar a um estado de profundo relaxamento e de distanciamento mental. Essa "reação de relaxamento" também pode ser usada terapeuticamente na redução do estresse, que, por sua vez, pode proporcionar outros benefícios em termos de saúde, como a redução da pressão sanguínea ou o controle da dor. A meditação costuma ser ensinada em uma série de sessões; posteriormente, pacientes que tenham dominado a técnica são orientados a praticá-la diariamente.

Durante o estado meditativo, uma série de funções fisiológicas é alterada. Por exemplo, a frequência respiratória e a frequência cardíaca são desaceleradas e a atividade do cérebro é reduzida. Os que defendem a meditação alegam que ela é capaz de tratar problemas como ansiedade, hipertensão, asma ou dependência em relação a drogas.

Certas formas de meditação (por exemplo, meditação transcendental) têm associações religiosas fortes e podem ser parte de sistemas mais amplos de crenças e práticas que determinados pacientes podem não julgar apropriados. O hinduísmo, por exemplo, é a mais antiga religião a recomendar a meditação como uma prática espiritual. A meditação da "consciência plena" é uma abordagem desenvolvida para finalidades exclusivamente terapêuticas e não suscita questões desse tipo.

Quais são as evidências?

São poucas as pesquisas sobre meditação, e elas muitas vezes são também falhas. As avaliações verdadeiramente independentes são raras. Contudo, parece provável que a meditação oferece muitos dos benefícios associados ao relaxamento. Algumas terapias alternativas sugerem que a meditação pode exercer um impacto direto sobre doenças sérias, como câncer, mas não existem evidências que sustentem alegações desse tipo.

Alguns trabalhos sugerem que doenças mentais podem ser exacerbadas por meio da meditação, de modo que pacientes com esse tipo de problema não deveriam empregá-la.

Conclusão

A meditação pode ser relaxante, aumentando dessa forma o bem-estar. Desse modo pode se revelar útil para muitas pessoas. Na ausência de doenças mentais, parece uma forma segura de terapia.

Método Feldenkrais

Técnica destinada à integração entre corpo e mente, baseada na noção de que o ato de corrigir maus hábitos em termos de movimento acarretará uma melhora na saúde.

Origens e informações básicas

Moshe Feldenkrais (1904–1984) foi um físico e engenheiro elétrico que sofria intensamente de uma dor crônica no joelho. Como nenhum tratamento experimentado funcionou, ele passou então a desenvolver seu próprio método de cura.

O método Feldenkrais parte da crença de que corpo e espírito formam um todo indivisível. O fundador declarou: "Acredito que a unidade entre corpo e mente seja uma realidade objetiva. Não são apenas partes relacionadas de alguma forma uma com a outra, mas um todo inseparável quando em funcionamento." Feldenkreis publicou sua primeira obra, resumindo os princípios de sua filosofia, em 1949: *Body and mature behavior: a study of anxiety, sex, gravitation and learning* [Corpo e comportamento maduro: Um estudo sobre a ansiedade, sexo, gravitação e aprendizagem].

A terapia é posta em prática em duas etapas: durante a fase da "integração funcional", o terapeuta usa o toque para demonstrar ao paciente as técnicas que melhoram a respiração e os movimentos do corpo. Durante a fase subsequente de "consciência pelo movimento", o terapeuta ensina o paciente a corrigir seus supostos movimentos errados.

O objetivo é melhorar as funções usadas no dia a dia. De acordo com Feldenkrais, o comportamento não é algo inato, mas simplesmente adquirido. Um comportamento errado, ele acreditava, "é uma rotina na qual a pessoa afunda para nunca mais sair, a não ser que alguma força física a obrigue a fazer isso". Seu tratamento, ele estava convencido, proporcionava essa força.

A terapia consiste em uma série de sessões geralmente administradas em pequenos grupos. Depois que as lições forem aprendidas, o paciente deve praticar regularmente em casa. As doenças para as quais ela se propõe a ser útil incluem problemas musculoesqueléticos, esclerose múltipla e distúrbios psicossomáticos.

Quais são as evidências?

Só existem até o momento cerca de meia dúzia de ensaios clínicos a respeito. Seus resultados estão longe de serem uniformes. Alguns, mas não todos, sugerem que o método Feldenkrais pode ser útil para pacientes de esclerose múltipla. Para outros tipos de problema, as evidências são ainda menos convincentes. Não há riscos sérios envolvidos.

Conclusão

O método Feldenkrais ainda não foi bem pesquisado e não existem até o momento evidências consistentes mostrando sua eficácia para qualquer tipo de problema de saúde.

Naturopatia

Uma abordagem da assistência médica que usa exclusivamente remédios e forças naturais, como água, calor e frio como meio de promover a autocura.

Origens e informações básicas

Esse movimento começou na Europa do século XIX, onde pessoas como o padre Sebastian Kneipp pregavam a necessidade de curar as doenças com os meios oferecidos pela natureza. Naturopatas estão convencidos dos poderes curativos da própria natureza (*vis medicatrix naturae*), um dom que, segundo eles, todos os organismos vivos possuiriam. De acordo com essa visão, muita ênfase é colocada em uma boa dieta, exercícios regulares, massagem, sono suficiente etc. Quando surge uma doença, os naturopatas recorrem a ervas, curas pela água, massagens, calor, frio e outros meios naturais para curar o paciente.

Consultar um naturopata não é fundamentalmente diferente de ver um médico convencional, na medida em que um diagnóstico será feito depois de o terapeuta levantar o histórico do paciente e proceder a um exame físico. A principal diferença reside na natureza da prescrição. Naturopatas não receitam remédios sintéticos. Seu tratamento geralmente consiste em vários dos procedimentos acima mencionados somados à orientação sobre o estilo de vida. Naturopatas tendem a tratar de doenças crônicas benignas, como artrite, problemas alérgicos e dores de cabeça.

Quais são as evidências?

Apesar de que teria sido viável testar a eficácia da abordagem naturopata como um todo, até agora não existem testes a respeito. No entanto, a abordagem naturopata é, em grande medida, válida (por exemplo, dieta saudável, exercícios regulares). Do mesmo modo, certas ervas medicinais tiveram sua utilidade comprovada (ver o Capítulo 5).

Por outro lado, a naturopatia pode implicar riscos, em especial se leva o paciente com problemas sérios a deixar de procurar tratamento convencional urgente. Efetivamente, muitos naturopatas são contra a medicina convencional e aconselham seus pacientes nesse sentido. Muitos, por exemplo, não são favoráveis à vacinação. Há também o fato de que muitos tratamentos naturopáticos, como remédios à base de ervas, podem acarretar riscos.

Conclusão

Muitas recomendações dos naturopatas são úteis, mas não é possível oferecer uma avaliação geral sobre a ampla variedade de tratamentos naturopáticos. Cada um deles deve ser avaliado criticamente segundo os próprios méritos e é provável que tenha sido abordado em outra parte deste apêndice. Para qualquer doença grave, a naturopatia não deveria ser vista como uma alternativa à medicina convencional.

Osteopatia

Terapia manual que envolve uma variedade de técnicas, em especial a manipulação de tecidos moles, ossos e articulações. Osteopatas se concentram no sistema musculoesquelético ao lidar com a saúde e a doença.

Origens e informações básicas

O norte-americano Andrew Taylor Still fundou a osteopatia em 1874 — mais ou menos na mesma época em que a quiropraxia foi criada por D. D. Palmer. A osteopatia e a quiropraxia têm muito em comum, mas há também diferenças importantes. Osteopatas tendem a utilizar técnicas mais delicadas e frequentemente empregam tratamentos baseados em massagens. Também colocam menos ênfase na coluna do que os quiropráticos costumam fazer. Portanto, a osteopatia oferece menos riscos de lesões.

Nos EUA, doutores em osteopatia estão completamente integrados à medicina convencional e apenas raramente praticam terapias manuais. Na Grã-Bretanha, a atividade dos osteopatas é regulamentada por um estatuto, mas eles são considerados entre os terapeutas alternativos e complementares. Osteopatas britânicos costumam tratar prioritariamente de problemas musculoesqueléticos, mas muitos também alegam ser capazes de lidar com problemas como asma, infecção no ouvido e cólicas.

Quais são as evidências?

Existem evidências razoavelmente boas de que a abordagem oferecida pela osteopatia é tão eficaz (ou não eficaz) quanto o tratamento convencional para problemas na coluna. Para todas as outras indicações, os dados disponíveis não são conclusivos. Em particular, a conclusão geral para vários ensaios clínicos é a de que não existem evidências que corroborem o uso da osteopatia em problemas que não sejam musculoesqueléticos.

Como suas técnicas costumam ser muito mais suaves do que as do quiropráticos, é bem menos frequente a ocorrência de efeitos adversos por parte dos osteopatas. Entretanto, pessoas que sofrem de formas graves de osteoporose, câncer nos ossos, infecções nos ossos ou problemas de sangramento deveriam confirmar com o osteopata que não estão em condições de receber um tratamento manual vigoroso.

Conclusão

As evidências de que a abordagem osteopática é eficaz para o tratamento de dores na coluna são razoavelmente sólidas. Se, contudo, não perceber nenhuma melhora significativa, esteja preparado para mudar para exercícios de fisioterapia, que são sustentados por evidências semelhantes e que podem ser praticados em grupo, sendo, portanto, menos dispendiosos. Não existem evidências que corroborem o emprego da osteopatia para problemas que não sejam musculoesqueléticos.

Oxigenoterapia

Aplicação direta ou indireta de oxigênio (O_2) ou ozônio (O_3) ao corpo humano para o tratamento de uma série de problemas, incluindo doenças graves como câncer.

Origens e informações básicas

O oxigênio é essencial para a vida e tem muitos usos na medicina convencional. Se os pulmões, por exemplo, não são capazes de captar quantidades suficientes de oxigênio, ar enriquecido com oxigênio pode ser administrado ao paciente para que ele respire.

No contexto da medicina alternativa, contudo, a oxigenoterapia é bem mais controvertida. A oxigenoterapia alternativa é praticada em uma série de modalidades, que variam conforme a maneira como o oxigênio é administrado, o tipo de oxigênio (como ozônio, por exemplo) ou as doenças tratadas.

Há muitas maneiras de se administrar oxigênio. Pode ser injetado, por exemplo, subcutaneamente ou o sangue do paciente pode ser retirado, exposto ao oxigênio e reinjetado no corpo. De modo alternativo, o ar enriquecido com oxigênio pode ser aplicado à pele ou a água enriquecida com oxigênio pode ser usada para irrigação do cólon.

O espectro de doenças supostamente tratadas por meio da oxigenoterapia inclui câncer, AIDS, infecções, doenças de pele, problemas cardiovasculares, problemas reumáticos e muitas outras doenças.

Quais são as evidências?

O fato de que todos nós necessitamos de oxigênio para sobreviver não significa que é benéfico recebermos mais oxigênio do que precisamos. Na realidade, não é: existem muitas evidências de que oxigênio demais pode ser prejudicial para os pacientes. E, é claro, o ozônio é conhecido por sua extrema toxidade.

Algumas das muitas formas de oxigenoterapia foram submetidas a testes em ensaios clínicos. Os resultados não foram convincentes e, portanto, podemos afirmar com segurança que nenhum tipo de terapia alternativa do oxigênio encontra base em evidências sólidas. Os riscos potenciais, portanto, são claramente maiores do que os efeitos benéficos documentados.

Conclusão

O oxigênio encontra uma ampla gama de usos na medicina convencional, mas seu papel na medicina alternativa tem como base teorias biologicamente implausíveis. Por isso, a terapia alternativa do oxigênio não foi comprovada e, pior ainda, é potencialmente nociva. Recomendamos que seja evitada.

Reflexologia

Técnica terapêutica de aplicação de pressão manual às solas dos pés para tratar ou prevenir doenças.

Origens e informações básicas

Massagens manuais nos pés costumam ser uma experiência relaxante e, portanto, não é de surpreender que tenham sido usadas em várias culturas. Mas a reflexologia é diferente. É baseada nos pressupostos definidos por William Fitzgerald que, no início do século XX, sustentava que o corpo é dividido em dez zonas verticais, cada uma representada por uma parte do pé. Fitzgerald e seus seguidores desenvolveram mapas das solas do pé, mostrando quais áreas correspondem aos órgãos internos.

Reflexologistas levantam um pequeno histórico médico do paciente e então investigam manualmente o pé. Se percebem uma resistência em determinada área, provavelmente diagnosticam um problema no órgão correspondente. A terapia então consiste em uma massagem de alta pressão nesse ponto, o que — acredita-se — virá a reparar a função do órgão onde ocorreu o distúrbio, acabando por melhorar a saúde do paciente ou prevenir doenças.

Uma sessão pode durar cerca de uma hora e uma série de tratamentos pode exigir dez ou mais sessões. Na ausência de qualquer problema de saúde, muitos terapeutas recomendam a manutenção de sessões regulares para prevenir doenças.

Quais são as evidências?

Os supostos caminhos reflexos ligando certa área do pé a um órgão interno não existem, e a noção de que a resistência em uma área do pé é um indicador confiável de um problema em determinado órgão (por exemplo, os rins) não tem fundamento. Por isso a técnica não é biologicamente plausível. Além disso, há várias versões diferentes de mapas das solas dos pés — os reflexologistas não conseguem chegar a um acordo entre eles sobre como aplicar o tratamento. Ensaios clínicos têm demonstrado que a reflexologia não possui valor enquanto método para se chegar a um diagnóstico. Sua eficácia no tratamento de certos problemas de saúde foi submetida a testes repetidamente. Ainda que os resultados não tenham sido uniformes, em geral eles não demonstram de modo convincente a eficiência dessa terapia. Também não existem evidências de que a reflexologia, praticada em bases regulares, possa vir a impedir doenças.

Pessoas com problemas nas articulações ou ossos dos pés ou parte inferior das pernas podem sofrer danos devido à pressão, às vezes enérgica, aplicada durante o tratamento. Fora isso, não são conhecidos riscos sérios.

Conclusão

A noção de que a reflexologia pode ser usada no diagnóstico de problemas de saúde foi desmentida e não há evidências convincentes de que seja eficaz para qualquer tipo de doença. A reflexologia é um tratamento caro e não oferece nada que não possa ser obtido com uma simples e relaxante massagem nos pés.

Reiki

Um sistema de cura espiritual ou de medicina "energética" que age por meio da colocação das mãos sobre o corpo da pessoa.

Origens e informações básicas

Os que se propõem a curar pelo reiki acreditam na existência de uma energia universal a qual eles podem acessar para gerar efeitos curativos em seres humanos, animais e plantas. Essa energia universal flui pelas mãos de um curandeiro reiki quando ele coloca as palmas das mãos em cima — ou próximo — daquele que é o objeto da terapia. Isso supostamente aumenta o potencial curativo do próprio recipiente.

A popularidade do reiki vai muito além do Japão, onde a terapia foi desenvolvida na primeira metade do século XX por Mikao Usui durante um período de jejum e meditação no monte Kurama. É usado para tratar de todo tipo de problema de saúde, para melhorar a qualidade de vida e para evitar doenças.

Os conceitos do Reiki estão em contradição com o nosso conhecimento atual a respeito das leis da natureza. Essa abordagem, portanto, não se mostra biologicamente plausível.

Uma sessão de tratamento normalmente exige que o paciente, inteiramente vestido, se deite de barriga para baixo em uma mesa de massagem. Então, o que aplica a terapia pode vir a tocar o paciente com as mãos ou não, enquanto transmite a energia curativa. Uma sessão pode durar cerca de uma hora e a maior parte dos pacientes experimenta uma intensa sensação de relaxamento.

Quais são as evidências?

Há vários ensaios clínicos a respeito do reiki e alguns de seus resultados parecem sugerir que essa abordagem é benéfica para uma série de problemas. Contudo, a maioria dessas pesquisas mostra falhas sérias. Por exemplo, muitos desses estudos não confiáveis comparam pacientes que optaram por receber o tratamento reiki com outros que não receberam tratamento algum. Qualquer desdobramento positivo em um experimento como esse tem grande probabilidade de se dever a um efeito placebo ou à atenção recebida por esses pacientes, e não necessariamente à intervenção reiki em si. Uma análise crítica das evidências existentes, portanto, não conseguiu mostrar a eficácia dessa terapia.

Há, é claro, o perigo de que o reiki venha a ser usado no combate a doenças graves como um substituto para tratamentos eficientes, já que os que aplicam o reiki alegam ser capazes de ajudar qualquer tipo de paciente. Não existe, no entanto, nenhum tipo de risco acarretado diretamente por essa abordagem.

Conclusão

O reiki é uma modalidade popular de cura espiritual, mas não encontra nenhuma base na ciência. Os ensaios clínicos não demonstraram sua eficácia para qualquer tipo de problema.

Shiatsu

Um tipo de massagem vigorosa, desenvolvida no Japão, que consiste na aplicação de pressão nos pontos de acupuntura, geralmente com os polegares.

Origens e informações básicas

O shiatsu pode ser considerado como uma síntese japonesa entre a acupuntura e a massagem. Literalmente, significa dedos (*shi*) e pressão (*atsu*). Foi criado por Tokujiro Namikoshi, que fundou a Escola Japonesa de Shiatsu em 1940. Com a idade de sete anos, Namikoshi descobriu a utilidade do shiatsu ao tratar da mãe, que sofria de artrite reumatoide.

Geralmente, o terapeuta usa o polegar para pressionar os pontos da acupuntura. Às vezes, a palma da mão ou o joelho também são usados. O tratamento pode ser doloroso para o paciente.

O terapeuta costuma começar fazendo um diagnóstico sobre o equilíbrio entre duas forças da vida, *yin* e *yang*; portanto, o shiatsu tem, em certa medida, uma afinidade com a medicina tradicional chinesa. Dependendo do que descobrir, o terapeuta iria então aplicar a pressão sobre os pontos ao longo dos meridianos *yin* e *yang*. Se o diagnóstico mostrar que o paciente conta com algum excesso de um deles, o terapeuta tenderia então a estimular o outro. Ao restabelecer o equilíbrio, os terapeutas que usam shiatsu acreditam poder tratar de muitos problemas de saúde.

Como o *yin* e o *yang*, os pontos de acupuntura e os meridianos não têm base na realidade, sendo apenas produtos da antiga filosofia chinesa, o shiatsu é implausível enquanto intervenção médica. No entanto, como todas as técnicas de massagem, pode gerar relaxamento e uma sensação de bem-estar.

Quais são as evidências?

Não existe absolutamente nenhum ensaio clínico a respeito do shiatsu, mas não há motivos para acreditarmos que sua eficácia seja maior do que a de uma massagem convencional.

Devido à alta pressão aplicada durante o tratamento, podem ocorrer lesões. Essas vão desde contusões até fraturas de ossos em idosos com quadros de osteoporose avançada. Também existem registros de embolia arterial na retina e no cérebro associados à massagem shiatsu aplicada ao pescoço ou à cabeça.

Conclusão

O shiatsu tem como base a teoria implausível do *ying* do *yang*. Não existem evidências de que seja eficaz para qualquer problema específico. A massagem shiatsu, portanto, parece representar um desperdício de esforço e de recursos, que não oferece nada além do proporcionado por uma massagem convencional.

Suplementos alimentares

Substâncias normalmente administradas pela boca para aumentar a presença de vitaminas, minerais, gorduras, aminoácidos ou outros elementos naturais, com o objetivo de manter ou melhorar a saúde, a forma física ou o bem-estar.

Origens e informações básicas

Suplementos alimentares são uma invenção relativamente recente. Suas vendas, hoje em dia, vivem um verdadeiro *boom*. A regulamentação sobre o assunto varia de país para país, mas, de modo geral, é bastante permissiva. Fabricantes podem vender suplementos sem apresentar provas de que proporcionam qualquer efeito benéfico, e muitas vezes sem informações suficientes sobre sua segurança.

Normalmente não são permitidas alegações de cunho medicinal para suplementos alimentares. No entanto, isso não impede a indústria de espertamente transmitir a mensagem de que esse ou aquele suplemento é eficaz para tratar esse ou aquele problema. Escritores de livros sobre saúde e a internet bombardeiam incansavelmente os consumidores com esse objetivo.

Quais são as evidências?

É óbvio que existem grandes diferenças entre os suplementos alimentares, da mesma forma que ocorre com os remédios fitoterápicos discutidos detalhadamente no Capítulo 5. Alguns provavelmente são úteis e encontram apoio em evidências; outros ou não tiveram sua eficiência comprovada ou se viram reprovados nos testes, e muitos suplementos apresentam ainda riscos de efeitos colaterais. Os perigos podem se dever às propriedades inerentes ao suplemento, à contaminação (por metais pesados, por exemplo) ou à adulteração (como nos remédios sintéticos). Assim, é provável que existam muitos efeitos adversos ainda não conhecidos devido à falta de pesquisas ou a falhas na divulgação de problemas.

As cápsulas de óleos de peixe, como já discutido no Capítulo 6, são um exemplo de um suplemento popular que se mostrou eficaz, porque ficou comprovado que elas realmente reduzem o risco de doenças cardíacas. Podem também reduzir inflamações, o que possivelmente as torna benéficas para os que sofrem de artrite reumatoide e outros problemas.

A cartilagem de tubarão, também discutida no Capítulo 6, é um exemplo de um suplemento popular que já se mostrou comprovadamente ineficaz. Ainda que provavelmente não ofereça riscos, pode distrair os pacientes, afastando-os de tratamentos mais apropriados, além de ser certamente prejudicial aos tubarões, que são vítimas da indústria de suplementos.

A vitamina B_6 é um exemplo de um suplemento que pode vir a ser nocivo se ingerido em altas doses. Seu consumo pode resultar em danos aos nervos dos braços e das pernas. Há vários registros sobre pessoas com complicações por terem tomado 500mg de vitamina B_6 diariamente.

Conclusão

Os suplementos alimentares são uma categoria muito ampla — ampla demais para permitir generalizações. Alguns são indiscutivelmente de grande ajuda em certas situações. Para muitos outros, sua eficácia é duvidosa ou mesmo comprovadamente inexistente. E podem provocar efeitos adversos.

Técnica de Alexander

Processo de reaprendizagem para corrigir o equilíbrio postural e a coordenação dos movimentos do corpo.

Origens e informações básicas

Fredrick M. Alexander foi um ator australiano cuja carreira se viu ameaçada pela perda recorrente da voz. Médicos se mostraram incapazes de diagnosticar qualquer problema na sua garganta, mas Alexander percebeu que seu silêncio estava vinculado à sua postura incorreta. No início do século XX ele desenvolveu uma cura para o seu problema que se concentrava no reaprendizado de uma postura correta.

Os professores da técnica de Alexander estimulam seus pacientes a se moverem pondo a cabeça à frente, de modo que a coluna seja guiada por ela. Esses padrões de movimento e postura são ensaiados repetidamente com o objetivo de criar novas trilhas motoras e melhorar a postura, a coordenação e o equilíbrio. Basicamente, ensina-se a mente a modular o sistema nervoso autônomo por meio de exercícios regulares supervisionados.

A técnica de Alexander logo se tornou popular entre artistas que trabalhavam no palco. Então foi observado que, aparentemente, também era útil para um amplo espectro de problemas médicos. Atualmente os professores da técnica de Alexander alegam que ela é eficiente no tratamento de asma, dor crônica, ansiedade e outras doenças.

Os professores instruem seus clientes em uma série de sessões de exercícios, cada uma durando cerca de uma hora. Eles orientam o processo de reaprendizagem de posturas simples e de movimentos corporais por meio de uma abordagem com gestos suaves, na qual os professores tocam os alunos. Como há necessidade de muita repetição dos movimentos, pelo menos cerca de trinta sessões são necessárias para se chegar a dominar a técnica. Isso exige, obviamente, um nível considerável de comprometimento por parte do cliente, tanto em termos de tempo como de dinheiro.

Quais são as evidências?

Pouquíssimas pesquisas a respeito da técnica de Alexander foram realizadas até o momento. Vieram à luz algumas descobertas promissoras em termos de melhorias da função respiratória, redução de ansiedade, redução de incapacidade devido à doença de Parkinson, e melhoria de dor crônica na coluna. Contudo, para nenhum desses problemas (exceto, talvez, a dor crônica na coluna) existem evidências suficientes para se alegar que a técnica de Alexander teve sua eficácia comprovada. Não há riscos sérios associados a esse método.

Conclusão

A técnica de Alexander não foi bem pesquisada, de modo que as evidências não são conclusivas. Ela pode produzir benefícios para alguns problemas de saúde, contanto que os pacientes tenham um comprometimento e um orçamento adequados.

Técnicas alternativas de diagnóstico

Métodos de diagnóstico não utilizados na medicina convencional, porém empregados por terapeutas de medicina alternativa.

Origens e informações básicas

Antes de administrarem um tratamento, terapeutas alternativos se prontificarão para avaliar as condições do paciente por meio de uma série de técnicas de diagnóstico. Algumas delas são absolutamente convencionais, mas outras, não. Algumas das técnicas mais incomuns de diagnóstico estão vinculadas a uma determinada terapia. Essas serão discutidas nas seções deste livro a elas dedicadas. A relação a seguir inclui muitos desses métodos de diagnóstico usados em várias disciplinas:

- **Biorressonância:** radiação eletromagnética e correntes elétricas do corpo de um paciente são registradas em um dispositivo eletrônico e usadas para diagnosticar qualquer coisa, de alergias a distúrbios hormonais. No processo já de tratamento, sinais elétricos são "normalizados" pelo instrumento e enviados de volta ao corpo do paciente.
- **Fotografia kirlian:** correntes elétricas de alta frequência são aplicadas ao corpo do paciente, gerando descargas elétricas que são transformadas em imagens impressionantes e coloridas. Acredita-se que estas, por sua vez, sejam indicativas da saúde humana.
- **Iridologia:** cada ponto da íris corresponderia a um órgão e supõe-se que irregularidades indiquem problemas com o órgão correspondente.
- **Kinesiologia (ou Cinesiologia):** acredita que a força da musculatura, testada manualmente, indica a condição de saúde dos órgãos internos.
- **Radiônica:** técnica baseada em supostas vibrações energéticas presentes no corpo que podem ser detectadas com um pêndulo, varetas divinatórias ou dispositivos elétricos.
- **Vega-test:** dispositivo para realizar eletrodiagnósticos, é usado por muitos terapeutas alternativos e supostamente seria capaz de detectar uma ampla variedade de problemas, indo de alergias a câncer.

Quais são as evidências?

Em quase todos os casos, esses métodos e os conceitos que estão por trás deles não são plausíveis, de modo que sua capacidade de diagnosticar de forma precisa deve ser encarada com ceticismo. Além disso, quando submetidos a testes rigorosos, os resultados mais confiáveis dessas investigações mostram que eles não são válidos. Finalmente, eles costumam fracassar no teste da reprodutibilidade, o que significa que dez profissionais que os apliquem obtêm dez resultados diferentes.

Conclusão

Técnicas alternativas de diagnóstico são perigosas na medida em que costumam gerar falsos diagnósticos. Podem ser empregadas por terapeutas inescrupulosos para incutir medos injustificados nos pacientes e para convencê-los a pagar por tratamentos ineficazes ou nocivos para doenças das quais eles não sofrem.

Terapia celular

O uso de células humanas e animais ou extratos de células para fins medicinais.

Origens e informações básicas

Na medicina convencional, órgãos e células às vezes são transplantados de uma pessoa para outra, como, por exemplo, transplantes de medula óssea ou transfusões de sangue. Isso é algo inteiramente diferente da terapia celular da forma como é utilizada pela medicina alternativa, também chamada às vezes de "terapia de células vivas" ou "citoterapia".

Em 1931 o médico suíço Paul Niehans teve a ideia de injetar, em seres humanos, preparados a partir de fetos de animais com o propósito de rejuvenescimento. Essa tecnologia parecia plausível para leigos, e muitos indivíduos influentes que podiam pagar por esse tratamento caro se tornaram pacientes de Niehans. Quando foi descoberto que a *Frischzellen Therapie* (terapia de células frescas) era perigosa — trinta mortes já tinham sido registradas em 1955 —, seus preparados foram proibidos em vários países.

Enquanto isso, surgiram vários tratamentos celulares semelhantes, em especial na Europa. Exemplos incluíam a Terapia do "Timo" (injeções de extratos da glândula timo de bezerros) ou "Ney-Tumoin" (extratos de proteína de bezerros ou vacas) ou "Polyerga" (extrato de proteína retirado do baço de porco) ou "Fator AF_2" (extratos de baços e fígados de ovelhas recém-nascidas). Esses preparados costumam ser injetados por médicos (na maioria dos países, terapeutas não médicos não estão autorizados a aplicar injeções). Segundo eles, o preparado possui propriedades anticancerígenas, estimula o sistema imunológico ou simplesmente regenera órgãos ou rejuvenesce o corpo de um modo geral.

Quais são as evidências?

A terapia do timo foi testada exaustivamente na condição de tratamento contra o câncer. Nenhuma evidência mostra que essa abordagem seja eficaz. Do mesmo modo, outros preparados conduziram a resultados igualmente negativos ou não foram submetidos a ensaios clínicos. No entanto, sabe-se que qualquer tratamento que introduza proteínas estranhas diretamente na corrente sanguínea pode provocar choque anafilático, o tipo mais sério de reação alérgica. Se esse problema não for atacado de maneira adequada e de modo imediato, ele pode ser fatal.

Conclusão

O princípio aparentemente plausível da terapia celular continua a atrair os ricos e os superricos. Contudo, nenhuma das alegações feitas em favor da terapia celular encontra base em evidências científicas, de modo que os tratamentos são ao mesmo tempo perigosos e um desperdício de dinheiro.

Terapia de quelação

Infusão de agentes químicos que se somam a outras substâncias químicas na corrente sanguínea com o objetivo de remover toxinas e combater doenças provocadas pela arteriosclerose.

Origens e informações básicas

A terapia de quelação teve início como um ramo da medicina convencional para remover do corpo metais pesados e outras toxinas por meio da introdução de fortes agentes químicos que se juntam às toxinas, sendo em seguida excretados. Essa modalidade convencional de terapia de quelação é indiscutivelmente eficaz e muitas vezes se mostra capaz de salvar vidas. Na medicina alternativa, a terapia de quelação é empregada de muitos modos diferentes com duas utilizações principais.

Em primeiro lugar, terapeutas alternativos usam a quelação para remover toxinas, mas a fonte dessas toxinas não está clara. Por exemplo, eles podem tentar remover mercúrio supostamente originado de um vazamento de uma obturação ou vacinas. No entanto, não existe evidência alguma sugerindo que haja qualquer elemento tóxico nessas fontes. De modo que a quelação é utilizada para resolver um problema inexistente.

Em segundo lugar, a terapia de quelação é empregada para eliminar íons de cálcio do sangue, com base na noção de que depósitos de cálcio na parede arterial são responsáveis pela arteriosclerose, a qual, por sua vez, é considerada como a causa de doenças cardíacas, derrame, doença arterial periférica e outros problemas. Em consequência disso, terapeutas alternativos que trabalham com quelação insistem que seu tratamento ajuda no combate à doença arterial coronariana, na prevenção de derrames e em toda uma série de doenças, da artrite à osteoporose.

Terapeutas alternativos costumam aconselhar a realização de toda uma série de tratamentos. Levando isso em conta, um paciente pode vir a gastar milhares de dólares.

Quais são as evidências?

As alegações de que a terapia de quelação seria eficaz no tratamento para doença arterial coronariana, derrame ou doença arterial periférica se baseiam em teorias científicas ultrapassadas. A terapia de quelação foi testada exaustivamente, mas esses ensaios clínicos não conseguiram comprovar sua eficácia. Graves efeitos colaterais, inclusive mortes devido à depleção eletrolítica, foram vinculados à terapia de quelação. Em 2005, duas crianças, uma com autismo, sofreram paradas cardíacas e morreram depois da quelação.

Conclusão

A terapia de quelação, da forma como é empregada pela medicina alternativa, não tem eficácia comprovada, é cara e perigosa. Aconselhamos enfaticamente os pacientes a não recorrerem a esse tratamento.

Terapia de sanguessugas

Aplicação de sanguessugas vivas sobre a pele em tratamento indicado para várias doenças.

Origens e informações básicas

Hirudo medicinalis é um verme pequeno e preto. Ele é capaz de se prender a seres humanos e animais, sugando quantidades substanciais de sangue a partir da pele. Durante este processo, aumenta consideravelmente de tamanho até finalmente, já saturado de sangue, vir a se soltar.

Sanguessugas foram usadas para fins medicinais na antiga Babilônia e, em épocas mais recentes, na Europa como uma forma de proceder à sangria, como discutido no Capítulo 1. Hoje em dia, seu único uso na medicina convencional se dá em cirurgias plásticas: ensaios clínicos mostram que aplicar sanguessugas no estado pós-operatório melhora o resultado de certas cirurgias do ponto de vista cosmético.

Na medicina alternativa, sanguessugas são empregadas para um amplo espectro de problemas. Alguns terapeutas acreditam que elas eliminam toxinas do corpo; outros as usam para tratar dores locais, como em casos de osteoartrite.

Ao sugarem o sangue, as sanguessugas introduzem no corpo substâncias farmacologicamente ativas. Inicialmente injetam uma substância anestésica, que torna possível que mordam sem causar dor. Em seguida excretam uma substância que evita a coagulação, para que possam sugar o sangue com facilidade. Essa substância é chamada de hirudina e vem a ser um anticoagulante já bastante estudado. Atualmente pode ser produzido de forma sintética, sendo amplamente usado na medicina convencional por suas propriedades anticoagulantes.

Quais são as evidências?

Um grupo alemão publicou recentemente uma série de ensaios clínicos sugerindo que a aplicação de várias sanguessugas sobre o joelho alivia a dor nos casos de osteoartrite. Esses estudos ainda estão à espera de tentativas independentes de replicação.

Todas as outras alegações para o uso de sanguessugas não encontram apoio em qualquer evidência.

Se a aplicação for feita de modo apropriado, são poucos os riscos. Muitos pacientes, contudo, podem se sentir desconfortáveis em relação à terapia de sanguessugas, seja por causa dos aspectos estéticos do tratamento ou devido ao fato de, após cada sessão, os animais normalmente serem destruídos.

Conclusão

Sanguessugas têm uma longa história de uso na medicina. Existem algumas evidências de que seu uso pode ser eficaz na redução da dor nos casos de osteoartrite no joelho. Não há evidências que atestem sua eficácia em qualquer outro tratamento aplicado por terapeutas alternativos.

Terapia magnética

Uso de campos magnéticos de ímãs estáticos, geralmente usados no corpo, para tratar de várias doenças e, com maior frequência, contra a dor.

Origens e informações básicas

Atualmente, campos magnéticos de rápida flutuação são empregados na medicina convencional em leitores de imagens de alta tecnologia para o tratamento de fraturas em ossos. Entretanto, a medicina alternativa tende a concentrar seu uso nos ímãs estáticos, que geram um campo magnético permanente.

Esses ímãs estáticos sempre atraíram o interesse dos médicos, mas o *boom* na terapia magnética começou a acontecer na Europa do século XVIII. Apesar de os ímãs estáticos terem saído de moda à medida que a medicina progredia, uma avalanche de magnetos estáticos restaurou hoje sua popularidade na medicina alternativa. Seu uso é promovido para muitos problemas, mais comumente para aliviar a dor crônica. Esses magnetos estáticos são usados em forma de braceletes, cintos, caneleiras, palmilhas, adesivos etc. Colchões magnéticos ou forros de poltronas também estão à venda. A força magnética desses utensílios varia entre 10 e 1.000 Gauss. Os ímãs estáticos podem ser comprados em várias lojas, e o mais comum é que isso ocorra sem que o consumidor/ paciente tenha qualquer contato com um profissional de saúde.

Efeitos sutis dos campos magnéticos podem ser observados, por exemplo, na cultura de células. A questão é saber como isso se traduz em benefício terapêutico.

Quais são as evidências?

A maior parte das pesquisas clínicas sobre magnetos estáticos — ou seja, campos magnéticos constantes e não sobre forças flutuantes — diz respeito ao controle da dor. Pesquisadores na Universidade de Exeter incluíram recentemente em uma metanálise nove ensaios clínicos randomizados com controle placebo. Os resultados não corroboram o uso de ímãs estáticos para o alívio da dor. Para outros problemas, como sintomas associados à menstruação e varizes, as evidências se mostram igualmente pouco convincentes.

É improvável que magnetos estáticos venham a causar efeitos adversos. Como costumam ser autoadministrados, existe o perigo de que diagnósticos sérios não venham a ser feitos e de se perder um tempo valioso no tratamento imediato de doenças graves.

Conclusão

Magnetos estáticos são populares e o seu mercado está em franca expansão, mas é importante compreender que não existem evidências de que eles possam oferecer qualquer benefício medicinal, e realmente não existe motivo algum para que isso aconteça. Há mais informações sobre a terapia magnética no Capítulo 5.

Terapia neural

Diagnóstico e abordagem terapêutica que recorre a injeções locais com anestésicos para identificar problemas de saúde, tratamentos de doenças e alívio para sintomas.

Origens e informações básicas

Os irmãos Ferdinand e Walter Huneke foram médicos alemães que clinicaram durante a primeira metade do século XX. Eles fizeram observações relativas ao anestésico Novocaína que os convenceram de que a injeção desse medicamento em um "campo de perturbação" (*Störfeld*) gera efeitos importantes em outras partes do corpo. Isso, argumentaram eles, nada tem a ver com a ação farmacológica do anestésico local, mas é mediado através do sistema nervoso autônomo.

Um evento importante, por exemplo, se deu quando Huneke injetou Novocaína na pele, em torno de um ferimento que um paciente tinha na perna. Este, em questão de segundos, viu-se curado de uma antiga dor que sentia no ombro. Esse tipo de observação foi batizada de *Sekundenphänomen* (fenômeno de uma cura ocorrida em segundos).

Os irmãos Huneke alegaram que "campos de perturbação", muitas vezes antigas cicatrizes, machucados ou inflamações, podem exercer forte influência por todo o organismo, o que por sua vez pode desencadear problemas em pontos distantes da estrutura do corpo. Tratar de um problema em particular pode exigir a injeção de Novocaína ou de outro anestésico local em um ou dois locais que podem ser pontos de "campos de perturbação". Quando o ponto correto é localizado, o paciente é curado do problema.

A terapia neural é particularmente popular nos países de língua alemã. Também existem muitos terapeutas neurais em atividade nos países de língua espanhola, graças à sua promoção nos anos 1950 por um dentista alemão de origem espanhola chamado Ernesto Adler.

Quais são as evidências?

Injetar anestésicos locais em uma área de dor irá reduzir a dor — mas isso é uma ação farmacológica previsível e nada tem a ver com a terapia neural. Os conceitos adotados pela terapia neural encontram pouca base na ciência, e os poucos ensaios clínicos a respeito não produziram nenhuma evidência convincente que dê fundamento à terapia neural. Ocasionalmente o anestésico local pode provocar reações adversas, mas incidentes como esses são raros.

Conclusão

Ainda que as injeções de anestésicos locais da forma como são feitas por muitos médicos possam controlar a dor, a terapia neural é biologicamente implausível e não encontra respaldo sólido em qualquer evidência.

Terapia sacrocraniana (ou Osteopatia craniana)

Manipulação suave do crânio e do sacro para facilitar o movimento sem restrições do fluído cerebroespinhal.

Origens e informações básicas

William G. Sutherland, que trabalhou como osteopata nos anos 1930, convenceu-se de que nossa saúde é governada por movimentos mínimos dos ossos do crânio e do sacro. Esses ritmos sutis, segundo ele, são fundamentais para os processos pelos quais nosso corpo cura a si próprio. A terapia sacrocraniana visa a restaurar os movimentos rítmicos quando eles se veem tolhidos. Seus partidários alegam que isso ajuda em uma série de doenças, em especial nas crianças: trauma do nascimento, paralisia muscular, dor crônica, dislexia, dores de cabeça, dificuldades de aprendizagem, sinusite, neuralgia do trigêmeo e muitas outras. Atualmente a terapia sacrocraniana é praticada por vários terapeutas alternativos, incluindo osteopatas, quiropráticos, naturopatas e massoterapeutas.

Uma consulta com um terapeuta sacrocraniano incluiria uma minuciosa diagnose manual, de modo que a primeira sessão pode durar uma hora ou mais. Sessões terapêuticas subsequentes, durante as quais o terapeuta manipula delicadamente o crânio e o sacro, seriam mais curtas. Uma série típica de tratamento pode exigir seis ou mais sessões.

Quais são as evidências?

A sabedoria convencional considera que, durante nossa primeira infância, os ossos do crânio e do sacro se fundem para formar estruturas sólidas. Mesmo que fosse possível a ocorrência de movimentos mínimos entre esses ossos, seria pouco provável que exercessem um impacto significativo sobre a saúde humana. Em outras palavras, a terapia sacrocraniana é biologicamente implausível.

As poucas pesquisas realizadas sobre essa terapia não conseguiram demonstrar sua eficácia no tratamento de qualquer doença. Além disso, terapeutas se esforçam em vão para oferecer diagnósticos coerentes para um mesmo paciente, provavelmente porque estão tentando detectar um fenômeno não existente. Mães que levam seus filhos a um terapeuta às vezes ficam impressionadas com a reação positiva. Isso provavelmente se deve ao relaxamento provocado pelo toque suave e pela postura calmante do terapeuta, mas esses efeitos costumam ser efêmeros. Em princípio não existem riscos, mas, se crianças gravemente doentes forem tratadas com terapia sacrocraniana em vez de tratamento convencional, essa abordagem pode pôr vidas em risco.

Conclusão

Não existem evidências convincentes que demonstrem que a terapia sacrocraniana seja eficaz para qualquer doença. Tratamentos prolongados são caros e desnecessários.

Terapias alternativas de exercícios

Abordagens que empregam movimentos regulares para melhorar a saúde e o bem-estar, e que não costumam ser usadas na assistência médica convencional.

Origens e informações básicas

Nunca é demais exaltar os benefícios que podem ser proporcionados pela prática regular de exercícios. Os conhecimentos a respeito dos exercícios físicos se desenvolveram em todas as culturas, de modo que programas de exercícios peculiares surgiram em diferentes partes do mundo, sendo frequentemente impregnados dos conceitos específicos sobre saúde e doença de cada região. Exemplos disso são o t'ai chi (China) e a ioga (Índia). Ambos incluem aspectos meditativos, necessidade de prática regular e uma forte ênfase na prevenção da doença e no bem-estar.

Existem, além dessas formas tradicionais de exercício, variantes modernas em torno desse tema. Um exemplo disso é o pilates, de desenvolvimento relativamente recente, criado por Joseph Pilates (1880–1967). Essa abordagem integra respiração, mecânica corporal apropriada e exercícios de fortalecimento, assim como a estabilização da pélvis e do tronco. Estima-se que existam atualmente cerca de 10 milhões de pessoas praticando pilates em todo o mundo.

Exercícios são mais fáceis de ser assimilados em pequenos grupos, devendo ser praticados regularmente — uma ou duas vezes por semana, ou mesmo diariamente.

Quais são as evidências?

Apesar de existirem muito menos pesquisas sobre exercícios alternativos do que a respeito de esportes comuns ou exercícios fisioterápicos, algumas conclusões encorajadoras começaram a vir à luz. Ioga, por exemplo, que abrange todo um estilo de vida, incluindo dieta e meditação, tem se mostrado eficaz para reduzir riscos cardiovasculares.

O t'ai chi também foi estudado bem detalhadamente. Ele melhora o equilíbrio, ajuda a prevenir quedas de idosos, melhora a condição cardiovascular, aumenta a flexibilidade das articulações, previne a osteoporose na fase pós-menopausa e melhora a qualidade de vida em pacientes que sofrem de insuficiência cardíaca crônica. Não existe, contudo, nenhuma evidência sólida de que terapias baseadas em exercícios alternativos proporcionem quaisquer benefícios adicionais em comparação com outras modalidades convencionais de exercícios.

Conclusão

Exercícios regulares, sejam exóticos ou convencionais, são indiscutivelmente benéficos para a saúde e o bem-estar. É importante contar com um instrutor bem treinado e experiente, já que exercícios alternativos podem acarretar riscos associados a qualquer esforço que submeta o corpo a pressão.

Terapias de relaxamento

Ampla gama de técnicas terapêuticas especialmente elaboradas para produzir uma "reação de relaxamento" com o objetivo de gerar efeitos positivos sobre a saúde.

Origens e informações básicas

Pacientes vivenciam muitas terapias alternativas como relaxantes; por exemplo, meditação, hipnoterapia, treinamento autogênico, massagem e reflexologia. Ainda que essas terapias produzam uma sensação de relaxamento como um bem-vindo efeito colateral, outros tratamentos são concebidos especificamente para gerar o que é conhecido como "reação de relaxamento". Esse termo descreve o padrão de reações do sistema nervoso autônomo ao produzir o relaxamento do corpo e da mente. Ele se reflete nas mudanças dos parâmetros fisiológicos, como redução da atividade cerebral, frequência cardíaca, pressão sanguínea, tensão muscular etc.

Técnicas de relaxamento, como relaxamento progressivo dos músculos, visualização ou criação de imagens mentais, são praticadas por muitos terapeutas alternativos, médicos, enfermeiras, psicólogos, psicoterapeutas ou terapeutas esportivos. Elas são usadas para tratar de uma série de problemas, incluindo ansiedade, estresse, dores de cabeça, dores musculoesqueléticas, ou são utilizadas para aprimorar o desempenho físico ou mental. As técnicas geralmente são ensinadas em sessões supervisionadas; uma vez que o paciente se mostre capaz de obter uma reação de relaxamento, ele é aconselhado a praticá-las regularmente em casa. Isso, é claro, exige tempo e dedicação.

Quais são as evidências?

As evidências para terapias de relaxamento se mostram conflitantes e variam, em particular, de acordo com o problema para o qual estão sendo utilizadas. Tratamentos por relaxamento são eficientes para reduzir estresse e ansiedade. Também há evidências animadoras para o tratamento da insônia, hipertensão e sintomas associados à menopausa. A questão de saber se técnicas de relaxamento são úteis para lidar com a dor ainda é controvertida e elas não parecem ser eficazes para síndrome de fadiga crônica, síndrome do cólon irritável, dispepsia e epilepsia.

Para pacientes que sofrem de esquizofrenia ou depressão grave, o relaxamento pode agravar seus problemas. Tirando isso, não parecem apresentar riscos sérios.

Conclusão

Técnicas de relaxamento são úteis para uma série de problemas. São valorizadas por muitas pessoas, inclusive pelo fato de colocar os pacientes no controle da sua própria saúde. Não existem riscos sérios se as técnicas forem usadas adequadamente.

Velas no ouvido

Estruturas de cera, finas e ocas, são inseridas no ouvido e em seguida acesas. Isso produz uma sucção suave, que supostamente estimula pontos de energia.

Origens e informações básicas

Segundo seus adeptos, a prática de se colocarem velas no ouvido era adotada na China, no Egito, no Tibete, entre os índios Hopi na América do Norte e até em Atlântida!

A terapia consiste em colocar uma vela oca no ouvido do paciente e acender a extremidade externa, que então queima lentamente por 15 minutos. Em seguida, a vela é apagada e o conteúdo da ponta perto do ouvido costuma ser inspecionado. Muitos terapeutas informam seus pacientes de que o resíduo deixado ao fim do tratamento consiste em cera de ouvido, sugerindo que ela foi extraída por meio do "efeito chaminé" produzido pela queima da vela.

A terapia é usada para remover a cera do ouvido e para o tratamento de rinite alérgica, dores de cabeça, sinusites, resfriados, gripes e sensação de zumbido. Alega-se até que a técnica pode servir para "aprimorar o funcionamento da mente, da visão, da audição, do olfato, do paladar e da percepção das cores".

Quais são as evidências?

O que não faltam são histórias e casos publicados para promover o uso das velas no ouvido. Contudo, vários experimentos concluíram que a técnica não elimina resíduo algum.

Um estudo realizado em 1996 pela Clínica Spokane de Ouvido, Nariz e Garganta, nos EUA, mostrou que uma vela acesa não produz nenhuma pressão negativa, e que o depósito surgido na realidade consiste em cera de vela. E, efetivamente, o mesmo grupo de pesquisadores também demonstrou que, em vez de remover a cera do ouvido, essa técnica deixou um depósito de cera nos voluntários que, antes do experimento, não apresentavam nenhuma cera.

Não existem evidências de que a vela no ouvido seja eficaz no tratamento de quaisquer dos problemas mencionados acima.

A prática não está isenta de riscos: queimaduras, obstruções do canal do ouvido e perfurações do tímpano foram registradas. Também há casos de incêndios em residências em consequência do uso dessa técnica.

Conclusão

O uso de velas no ouvido se baseia na noção absurda de que esse método remove a cera ou as toxinas do corpo; isso não encontra base em nenhuma evidência.

Ventosas

Tratamento que surgiu de forma independente em várias culturas. Um estímulo é aplicado a certos pontos da superfície do corpo, colocando-se xícaras ou copos que geram sucção.

Origens e informações básicas

Cupping é um tratamento antigo, praticado em lugares como China, Vietnã, Bálcans, Rússia, México e Irã. Basicamente, uma chama é acesa no interior de uma xícara ou copo, que é colocado rapidamente sobre a pele. Quando o ar no interior esfria, um vácuo se desenvolve, criando uma força de sucção. Isso é visível, já que parte do tecido da pele é sugada na direção da xícara ou do copo. Às vezes a pele é um pouco lacerada antes, e a sucção, quando ocorre, puxa o sangue da microcirculação cutânea. Essa forma de *cupping* é popular, sendo relacionada à tradição da sangria na Europa.

Na medicina chinesa tradicional, a terapia *cupping* pode ser usada como uma das muitas maneiras de estimular pontos de acupuntura. Daí o fato de a terapia *cupping* chinesa adotar os mesmos princípios filosóficos da acupuntura.

O *cupping* é empregado no tratamento de uma série de doenças, como problemas musculo-esqueléticos, asma ou eczema. Alguns terapeutas até afirmam tratar de infertilidade, gripe ou anemia. Geralmente é usada em combinação com outras terapias. O tratamento dura cerca de 20 minutos e em geral são recomendadas sessões repetidas. O *cupping* é praticado por uma ampla variedade de terapeutas alternativos, incluindo naturopatas, acupunturistas e quiropráticos.

Quais são as evidências?

O único ensaio clínico controlado realizado sobre *cupping* não demonstrou a eficácia dessa terapia na redução da dor. Contudo, o procedimento em torno do *cupping* e seus aspectos visíveis (por exemplo, a pele sendo puxada para o interior da xícara ou do copo como por "mágica") tendem a gerar uma reação placebo acima da média.

Quando realizada corretamente, existem poucos riscos. Por outro lado, a ação da sucção às vezes deixa marcas circulares que podem durar várias dias. Houve uma demonstração bastante pública disso em 2005, quando a atriz Gwyneth Paltrow assistiu à estreia de um filme em Nova York usando um vestido decotado atrás, mostrando marcas nos seus ombros. Também há o fato de que a versão da terapia que provoca sangramentos apresenta o risco de infecção.

Conclusão

A terapia *cupping* tem uma longa história, mas não existem evidências de que produza algum tipo de efeito benéfico sobre qualquer problema de saúde.

Leituras complementares

Os livros, artigos e sites abaixo oferecem aos leitores mais informações sobre os temas discutidos em cada capítulo. Muitos desses textos são de livros dirigidos ao público geral, mas também incluímos pesquisas importantes, que podem ser ou baixadas pela internet ou encomendadas em forma de livro. Mencionamos propositalmente apenas algumas poucas dessas importantes pesquisas relacionadas a cada terapia alternativa, mas esses trabalhos incluem referências a muitas outras pesquisas citadas neste livro.

1 Como chegar à verdade?

Wootton, David, *Bad medicine: doctors doing harm since Hippocrates*, OUP, 2006.

Porter, Roy, *Blood and guts: a short history of medicine*, Allen Lane, 2002.

Harvie, David, *Limeys: the conquest of scurvy*, Sutton, 2005.

Evans, I., Thornton, H., Chalmers, L., *Testing treatments: better research for better healthcare*, British Library, 2006.

Doll, R., Hill, A. B., "The mortality of doctors in relation to their smoking habits", *British Medical Journal*,1954; 228:1451-5.

Moore, A., McQuay, H., *Bandolier's little book of making sense of the medical evidence*, OUP, 2006.

2 A verdade sobre a acupuntura

Kaptchuk, T. J., *The web that has no weaver: understanding chinese medicine*, McGraw-Hill, 2000.

Ernst, E., White, A., *Acupuncture: A scientific appraisal: A scientific approach*, Butterworth-Heinemann, 1999.

Evans, D., *Placebo: mind over matter in modern medicine*, OUP, 2004.

Linde, K., et al., "Acupuncture for patients with migraine: a randomised controlled trial", *JAMA* 2005; 293:2118–25.

White, A., Rampes, H., Campbell, J. L., "Acupuncture and related interventions for smoking cessation", *Cochrane Database of Systematic Reviews*, 2006.

Ernst, E., "Acupuncture — a critical analysis", *J Intern Med* 2006; 259:125–37.

3 A verdade sobre a homeopatia

Shelton, J. W., *Homeopathy: how it works*, Prometheus, 2003.

Hempel, S., *The medical detective: John Snow, cholera and the mistery of the broad street pump*, Granta, 2007.

Ernst, E. "Evaluation of homeopathy in Nazi Germany", *Br Homeopath J* 1995; 84:229.

Maddox, J., Randi, J., Stewart, W. W. "High-dilution experiments a delusion", *Nature* 1988; 334:287–91.

Linde, K., "Impact of study quality on outcome in placebo-controlled trials of homeopathy", *Journal of Clinical Epidemiology* 1999; 52:631–636.

Shang, A et al., "Are the clinical effects of homeopathy placebo effects? Comparative study of placebo-controlled trials of homeopathy and allopathy", *Lancet* 2005; 366:726–32.

Ernst, E., "A systematic review of systematic reviews of homeopathy", *Br J Clin Pharmacol* 2002; 54:577–82.

4 A verdade sobre a quiropraxia

Salsburg, D., *The lady tasting tea: how statistics revolutionized science in the twentieth century*, Owl, 2002.

Ernst, E., Canter, P. H., "A systematic review of systematic reviews of spinal manipulation", *J R Soc Med* 2006; 99:192–6.

Benedetti, P., MacPhail, W., *Spin doctors: the chiropractic industry under examination*, Dundern, 2002.

Schmidt, K., Ernst, E., "MMR vaccination advice over the Internet", *Vaccine* 2003; 21:1044–7.

Jonas, W. B., Ernst, E., "Evaluating the safety of complementary and alternative products and practices", publicado em Jonas, W., Levin, J. (orgs.), *Essentials of complementary and alternative medicine*, Lippincott, Williams & Wilkins, 1999.

5 A verdade sobre a fitoterapia

Hurley, Dan, *Natural causes: lies and politics in America's vitamin and herbal supplement industry*, Broadway, 2006.

Fugh-Berman, A., *The 5-minute herbal and dietary supplement consult,* Lippincott, Williams & Wilkins, 2003.

Herr, S. M., Ernst, E. Young, V. S. L., *Herb-drug interaction handbook*, Church Street Books, 2002.

Ulbricht, C. E., Basch, E. M. (orgs.), *Natural standard herb & supplement reference: evidence-based clinical reviews*, Elsevier Mosby, 2005.

Whyte, J., *Bad thoughts: a guide to clear thinking*, Corvo, 2003.

6 A verdade tem alguma importância?

Goldacre, B., *Bad science*, Fourth Estate, 2008.

Ernst, E., Pittler, M. H., "Celebrity-based medicine", *MJA* 2006; 185:680–81.

Colquhoun, D., "Science degrees without science", *Nature* 2007; 446:373–4.

Weeks, L., Verhoef, M., Scott, C., "Presenting the alternative: cancer and complementary and alternative medicine in the Canadian print media", *Support Care Cancer* 2007; 15:931–8.

Apêndice

Ernst, E., Pittler, M. H., Wider, B., Boddy, K., *The desktop guide to complementary and alternative medicine: an evidence-based approach* (2 ed.) Mosby, 2006.

Ernst, E., Pittler, M. H., Wider, B., Boddy, K., *Complementary therapies for pain management: an evidence-based approach*, Mosby, 2007.

Jonas, W. (org.), *Mosby's Dictionary of complementary and alternative medicine*, Mosby, 2005.

Hendler, S. S., Rorvik, D. (orgs.), *PDR for nutritional supplements*, Blackwell, 2001.

Sites úteis

The James Lind Library: *www.jameslindlibrary.org*

The Cochrane Collaboration: *www.cochrane.org*

Bandolier (site sobre saúde com base na medicina baseada em evidências): *www.jr2.ox.ac.uk/Bandolier*

Focus on Alternative and Complementary Therapies (FACT): *www.medicinescomplete.com/journals/fact/current/*

NIH, National Center for Complementary and Alternative Medicine (NCCAM): *www.nccam.nih.gov*

Healthwatch: *www.healthwatch-uk.org*

Exeter University, Complementary Medicine Department: *www.pms.ac.uk/compmed/*

Homepage de Simon Singh: *www.simonsingh.net*

Homepage *Trick or treatment?* [Truque ou tratamento?]: *www.trickortreatment.com*

Agradecimentos

As conclusões apresentadas neste livro foram baseadas em décadas de investigações realizadas por milhares de pesquisadores da área médica em todo o mundo. Sem seus esforços, teria sido impossível separar o eficaz do enganoso, e aquilo que é seguro do que apresenta riscos.

Gostaríamos de agradecer em especial a toda a equipe da Universidade de Exeter. Eles apoiaram este projeto desde o seu início e sempre se mostraram generosos com seus conselhos e seu estímulo.

Apesar da importância do tema, houve ocasiões em que não tínhamos certeza de que este livro viria a ser publicado algum dia. Temos uma dívida de gratidão com nossos editores da Transworld e da Norton, que demonstraram fé em nossos objetivos ambiciosos quando outros acharam que a medicina alternativa não era um assunto que justificasse investigação. Sally Gaminara e Angela von der Lippe foram prestativas e gentis durante 18 meses bastante intensos. É claro que também somos gratos a nosso agente literário Patrick Walsh, que é a um só tempo um colega brilhante e um excelente amigo.

Por último, mas não de menor importância, nossas esposas foram ambas incrivelmente maravilhosas, pacientes e amáveis durante o nascimento deste livro. Anita e Danielle compartilharam nossas alegrias e ansiedades, nossas esperanças e nossos receios. A elas, nosso muito obrigado.

Índice

acupressão, 108, 362

acupuntura
  acupuntura-fantasia em ensaios com controle placebo, 90-92, 102-07, 109-11, 332-33
  alegações sobre doenças tratadas com eficácia, 63, 68-70, 71, 93-94, 101-03, 322-23
  conclusões dos autores sobre, 107-13
  crítica aos ensaios clínicos pelos adeptos, 108-11
  descrição do procedimento, 61-62
  efeito placebo, 75, 89-92, 110, 112-13
  eficácia testada, 70-1, 89-92, 93-95, 102, 104-07; megaensaios alemães, 107
  na China, 64-70, 94-96
  na Europa e nos EUA, 64-65, 67-71, 101-02
  origens e história, 59-65; renascimento no século XX, 65-71
  perigos da, 69-70, 218-19, 222
  princípios implícitos, 61-62
    falta de evidências anatômicas, 71-72, 107-08
    outras teorias, 73-75

relatórios da OMS em: (1979), 71, 92; (2003), 92-96, 330
revisões sistemáticas da Cochrane Collaboration, 100-13, 105
uso como anestésico em cirurgias, 67-68, 311
aiurvédica, medicina, 144, 248, 304, 348
antroposofia, 363
aromaterapia, 350
Associação Médica Americana (AMA), em campanha contra quiropraxia, 196-98
Associação Médica Britânica, 71

Bach, Florais de, 359
Bahr, dr. Frank, 59-60
Bannerman, R. H.: relatório para a OMS sobre acupuntura, 70-71
Barrett, Stephen: estudo crítico sobre quiropráticos, 204-05
Baum, professor Michael, 289, 301, 329
Beecher, Henry: estudo sobre efeito placebo, 78-79
Benveniste, Jacques: pesquisa sobre soluções ultradiluídas, 146-54

Berlioz, Louis: sobre acupuntura, 63-64
biorressonância, 311, 379
Blane, Gilbert: estudo sobre escorbuto, 32-34
Boericke, William: *Materia Medica* (farmacopeia homeopática), 126-27, 130

câncer
cartilagem de tubarão para, 381
cobertura de tratamentos alternativos pela mídia, 308-09
laetrile (amigdalina) remédio fitoterápico, 255-56
remédio fitoterápico PC-SPES, 249
riscos da aristolochia, 246
riscos dos raios X, 206
tratamentos por dieta alternativa, 288-89, 355
visgo como remédio antroposófico, 363
cegos e duplo-cegos, ensaios, 84-92
definição, 86-89
impossibilidade de ensaio duplo-cego na acupuntura, 105-06
importância do ensaio cego, 149-52
celebridades e apoio às terapias alternativas, 297-98
Ch'i, 61, 71-73, 107, 358
China
acupuntura na, 60-63, 64-70; pesquisa, 93-96
contaminação de remédios chineses, 247-49
medicina tradicional chinesa (MTC), 65-66, 364-65
Chopra, Deepak, 303-04
ciência
abordagem científica de remédios à base de plantas, 230-35
antagonismo de certos terapeutas alternativos em face da, 263-65
comparada à opinião, 9

métodos científicos, 13-15, 31-32, 153, 268-70
pseudociência, e ciência infundada usadas para promover terapias alternativas, 260-61, 266-72
ver também ensaios clínicos, medicina baseada em evidências, metanálise, revisões sistemáticas
Cientologia, Igreja da, 196
Coan, dr. Richard: ensaio para tratamento de dor no pescoço pela acupuntura, 89-90
Cobb, Leonard, 80
Cochrane, Archie, 97-100
Cochrane Collaboration, 96-98, 99-103, 323
revisões
de acupuntura, 100-03, 105
de erva-de-são-joão para depressão, 237-38
de hipnoterapia, 360
de homeopatia, 169-70, 287
cólera, epidemia de 1854, 133-35, 138-39
Colquhoun, professor David, 173, 286, 293, 302-03, 328
coluna, dor na
osteopatia para, 214, 370
recuperação natural para, 274-75
terapia quiroprática para, 186-87, 213-14
tratamento convencional para, 186-88, 213-14, 295
tratamento pela acupuntura, 102-03, 106-07, 110
condicionamento e efeito placebo, 81-84
contaminação: de remédios alternativos, 247-49, 348, 364; de suplementos alimentares, 376
cristaloterapia, 351
cupping, 390
cura espiritual, 352

398 TRUQUE OU TRATAMENTO

derrame

risco de terapia quiroprática, 208-13

tratamento pela acupuntura, 92-93

detox, 382, 361, 354

dietas alternativas, 355

terapia Gerson, 288, 355

diluição

em remédios florais, 359

em remédios homeopáticos, 121-5, 136-7, 144-6

dissidentes

em geral equivocados, 54, 265-66

responsáveis por descobertas médicas, 29-30, 36-38, 53-55, 264-65

Doll, *sir* Richard, 47-54

pesquisa sobre fumo e câncer no pulmão, 48-52

Donner, dr. Fritz: depoimento sobre pesquisa nazista perdida sobre homeopatia, 142

Dorcy, Charlene: esquizofrênica que recebeu erva-de-são-joão, estudo de caso, 257-58

dor, alívio da

acupuntura para, 65-69, 74, 89-92, 102-03, 105-10

efeito placebo na, 79-81

endorfina e, 74

teoria do portão de controle da dor, 73-74

dores de cabeça

tratamento de acupuntura para, 102-03, 106-07

Duvenas, Elisabeth: análises na pesquisa Benveniste sobre homeopatia, 148-52

eficácia do tratamento

conclusões erradas tiradas por pacientes, 272-77

fator mais importante na avaliação, 31-32, 264-65

ensaios clínicos

de terapias alternativas, 53-54

acupuntura, 70-71, 89-92, 93-95, 101-07; críticas de terapeutas, 109-11

homeopatia, 140-42, 155-56, 158-60, 162-70; críticas da parte de homeopatas, 167-70

remédios fitoterápicos, 236-43

terapia quiroprática, 185-87, 199-201

descobrindo o efeito placebo, 78-80

distinção na qualidade de um ensaio, 35-37, 88-89, 99, 268; sistema Oxford de notas por qualidade, 164

efeitos não específicos nos, 86-87; efeito Hawthorne, 87

efeito placebo nos, 84-92

imparcialidade da técnica, 179-84

invenção do ensaio cego, 86; importância do, 86-89

na medicina convencional, 112, 334-36

pioneiros do, 36-38

primeiros exemplos de ensaios clínicos controlados, 29-38

ver também metanálise, revisões sistemáticas

equipamentos alternativos, 259-60, 266-68, 311, 356; na quiropraxia, 194-95, 196-97, 202-03

Ernst, professor Edzard, 11, 297, 299, 305, 328

experiência com homeopatia, 171-73

pesquisa sobre acupuntura, 102-04

revisão sistemática (com Peter Canter) de revisões sistemáticas de ensaios sobre manipulação de coluna, 185-87, 199-200

sondagem na imprensa britânica com matérias sobre saúde, 314-15

sondagem sobre atitudes em relação à imunização com Katja Schmidt, 220-21

sondagem sobre riscos na manipulação da coluna, 211-13

ÍNDICE 399

erva-de-são-joão (*Hypericum perforatum*), 143, 235, 339-40
como antidepressivo, 235-38
ensaios clínicos, 236-37; metanálise, 237; revisão sistemática da Cochrane Collaboration, 237
riscos associados a, 244-46, 256-58
escorbuto, como tema dos primeiros ensaios clínicos, 27-35
estudo prospectivo de coorte: definição, 49
Evans, Dylan: sugeriu sistema de rótulos para remédios alternativos, 337-38
evidências, medicina baseada em
contribuição da Cochrane Collaboration, 96-101
definição de, 39
evolução da, 19-55
experiência pessoal de pacientes, 272-77
papel na mudança nas opiniões do *establishment*, 40-41, 43-47, 50-52
usada para avaliar terapias alternativas, 53, 69-71, 281-84
acupuntura, 107-10
homeopatia, 159-60, 162-70
quiropraxia, 185-88
remédios fitoterápicos, 146-243, 255-57
utilidade da, 19, 39-41, 47-48, 51-52, 177-84, 331-33
exercícios em terapias alternativas, 387
expectativa e efeito placebo, teoria sobre, 82-84

FDA (Food and Drug Administration) (EUA), 67, 196, 325, 336
Feldenkrais, método, 368
feng shui, 358
fitoterapia, 121-22
ameaça a espécies em perigo, 250
autoadministração, 257-58

coincidências e contrastes com farmacologia convencional, 231-34
contaminação de remédios, 247-49
diferente da homeopatia, 121-22
eficácia: da erva-de-são-joão, 235-38, 339; de outros remédios fitoterápicos populares, 238-42; de remédios fitoterápicos individualizados, 242-43
origens e história, 229-32
recomendação dos autores, 251-52
riscos associados a, 243-58; a erva-de-são-joão, 244-46; com aristolachia, 246-48; com efedra, 247-49; com outros ervas populares, 251, 253-54
tradição aiurvédica, 348-49
tradicional medicina chinesa, 364-65
Fitzgerald, William: fundador da reflexologia, 372
florais, remédios, 359

Gales, Charles, príncipe de, 279, 281-88, 328-29, 333, 355
Fundação para Saúde Integrada, 281-83, 327-28
Relatório Smallwood pedido pelo, 286-87
Gattefosse, René: inventor da aromaterapia, 350
Grant, Richard E.: recusa a avalizar soro de cabra, 298

Hahnemann, Samuel, 118-21, 231
experiências com Cinchona, 119, 172
invenção e prática da homeopatia, 119-25, 127, 130, 132-33, 140-41, 143-44
Materia Medica Pura, 121
oposição às suas ideias, 135-37
Organon der rationellen Heilkunde, 120-21
Hamilton, Alexander, 53-54, 332

ensaio clínico dos efeitos da sangria, 34-35, 138

Hawthorne, efeito, em projetos de pesquisa, 87

Haygarth, John, 79, 83, 86

estudo sobre efeito placebo, 76-79

Hill, *sir* Austin Bradford, 47-54

pesquisa sobre fumo e câncer no pulmão, 48-52

hipnoterapia, 360

Hipócrates, 9, 14, 188-89, 243, 341

HIV/AIDS: alegações de tratamentos alternativos para, 298, 323-24; críticas a tratamentos convencionais, 307

Hofbauer, Joseph: laetrile, estudo de caso, 257

Holford, Patrick, 307

holística, abordagem da medicina, 263-64

Holmes, Oliver Wendell: condenação da homeopatia, 136, 147

homeopatia

atitude negativa em relação à imunização, 219-20

conclusões dos autores sobre, 170-74

doenças que alega tratar, 125, 132-33

efeito placebo na, 157-60, 163-68, 172-74

eficácia: evidência a partir de casos, 156-58; metanálise de ensaios clínicos, 159-60, 162-70, 171; comparação com remédios convencionais, 166-67

ensaios científicos da, 127, 146-56

na Alemanha durante o III Reich, 140-42

na Europa, 171, 131, 140-42

na Índia, 117, 143-44, 331

natureza e preparação dos remédios, 121-27

nos EUA, 117, 131-33, 140, 143

origens e história, 118-21, 130-37, 140-45

perigos da, 219-20, 221-25

princípios da, 119-21

"semelhante cura semelhante", 120, 125-27

diluição e potencialização, 119-24, 145

doutrina das assinaturas, 127

força vital, 130

ramos da, 127, 129, 130

relatório aguardado da OMS, 329-31

revisões da Cochrane Collaboration, 169-70, 287

Sociedade dos Homeopatas (Grã-Bretanha), limitações da, 322-23

técnicas de diagnóstico e prescrições, 124-27

testes (*provings*), 120, 328

uso para tratar de animais, 157-59, 300

visão científica da, 131, 136-37, 144-46

Huangdi Neijing (O livro clássico amarelo do imperador sobre a medicina interna), 61

Huneke, Ferdinand e Walter, 385

imunização

desincentivada por alguns terapeutas alternativos, 119-21, 363, 369

importância da, 221

ver também vacinação

individualização do tratamento, 110

na aromaterapia, 350

na fitoterapia, 242

na homeopatia, 124-27, 168-69

na medicina ortomolecular, 366

na tradição aiurvédica, 242, 348-49

na tradicional medicina chinesa, 242, 364-65

ioga, 259, 387

iridologia, 379

irrigação do cólon, 361

Jorge VI, rei: crença na homeopatia, 143

kinesiologia (ou cinesiologia), 379; kinesiologia aplicada, 197

kirlian, fotografia, 379

Lancet, 163, 167, 206, 229, 246, 330
Lind, James, 38, 53-54, 70, 98, 179, 332
estudo sobre escorbuto, 29-33, 265
Linde, Klaus: metanálise de ensaios clínicos de tratamentos homeopáticos, 160, 162-66, 170-71
Louis, Pierre, 37, 53, 138, 332

MacLean, Alexander, 37
Maddox, John, 147-49, 152
magnetismo, terapia do, 259-60, 267, 384
Mao Tsé-tung: revive a tradicional medicina chinesa, 65
Marshall, Barry, e Robin Warren: estudo sobre úlceras pépticas, 265
massagens, terapias de, 340, 362, 372, 375, 386
Mathiason, Laurie: caso de paciente quiroprática, 209-11, 215
Medawar, *sir* Peter, 112
medicina alternativa
afastando pacientes das terapias convencionais, 222-25, 252, 255-58, 283-85
clínicos gerais enviam pacientes para, 317-21
definição, 9-11, 340-41
diplomas universitários em, 301-03
falta de regulamentação, 322-29, 333-35
gasto com, 10, 117, 177, 262, 284-86; no Sistema Nacional de Saúde britânico, 285-86, 299
importância da relação terapêutica, 320-21
natureza lucrativa da, 75-77, 173-74, 204, 207, 260-62, 306, 357
pessoas que estimulam o interesse pela, 296-331
procedimento sugerido para testes e rótulos, 336-40
razões por trás do apelo em seu favor, 258-73; efeito de experiências pessoais, 273-77
riscos associados à, 217-25, 243-58, 283-85

medicina chinesa tradicional (MCT), 65-66, 364
"medicina heroica", 134-35
meditação, 340, 367
melaleuca, óleo de, 350
meridianos, na acupuntura, 61-62, 71-73, 107, 111; no shiatsu, 375
Mesmer, Franz, 85-86, 360
metanálise
de ensaios clínicos de erva-de-são-joão, 237-38
de ensaios clínicos de tratamentos homeopáticos: por Linde, 159-66, 170-71; por Shang, 164-71
descrição da técnica, 159-63
métodos de diagnóstico nas terapias alternativas, 124-30, 194-95, 197, 202-05, 364, 366, 372, 379
MHRA: Agência Reguladora de Medicamentos e Produtos de Saúde (Grã-Bretanha)
e rótulos de remédios homeopáticos, 327-29
Yellow Card Scheme, 212
mídia, cobertura da medicina alternativa pela, 68, 167, 171, 224, 237, 308-17
promove gurus alternativos, 303-08
milagres, por curandeiros na TV, 309-11
Millecam, Sylvia: caso de rejeição do tratamento convencional para câncer, 284, 321
Minogue, Kylie: recusa de terapias alternativas, 298
moxibustão, 108

Namikoshi, Tokujiro: criador do shiatsu, 375
Nature: e a pesquisa de Benveniste sobre homeopatia, 145-54
naturopatia, 369
náusea
tratamento pela acupuntura, 102-03, 105, 107-08, 108-10

neural, terapia, 385

Niehans, Paul: terapia de células vivas, 381

Nightingale, Florence, 41-47, 53-54
uso de estatísticas, 44-47

Novocaína, usada na terapia neural, 385

Null, Gary, 307

óleos de cobra, remédios com, 295-96

óleo de peixe, cápsulas de, 340, 376

Organização Mundial da Saúde (OMS), 281, 333
atitude em relação à medicina alternativa: 329-31
relatórios sobre acupuntura: (1979), 71, 92; (2003), 92-96, 330

ortomolecular, medicina, 366

osteoartrite no joelho
tratamento pela acupuntura, 106-07, 332-34
terapia de sanguessugas, 383

osteopatia, 214, 370

Ötzi, o homem do gelo, 59-60, 229

Quiropraxia
aceita pela medicina convencional, 177
alegações sobre doenças tratadas, 188-191, 191, 196-98, 198-201, 212-15, 321-22
atitude negativa em relação à imunização, 220-22
conselhos e conclusões dos autores, 201-04 213-15
eficácia: revisões sistemáticas de ensaios clínicos, 185-87, 199-201
enquanto quase religião, 193
heterodoxos e ortodoxos, 199, 201-02
lucros e negligência, 195, 202, 204-05, 207, 216-17
marketing da, 194-96
métodos diagnósticos e equipamentos: kinesiologia aplicada, 197, 203; E-meter, 196, 203; neurocalômetro, 194

na Europa, 195, 201
nos EUA, 177, 190, 193-98, 200-01, 203
oposição por parte do *establishment* médico, 193, 195-98
origens e história, 177-78, 188-98
perigos da, 204-17; negados pelos quiropráticos, 210-12
princípios da, 177-78, 190-93, 198-99
inteligência inata, 178, 191-94, 199
subluxações, 177, 191-94
procedimentos descritos, 184-86
tratamento de crianças, 215-17
uso de raios X, 184, 206-07, 217

oxigenoterapia, 371

Palmer, Bartlett Joshua: líder do movimento quiroprático, 193-96, 204, 209

Palmer, Daniel David
inventa e desenvolve a quiropraxia, 189-94
O ajustador quiroprático, 190
oposição às suas ideias, 193; por parte de quiropráticos heterodoxos, 197-98

Paré, Ambroise, 21

Pavlov, Ivan, 81

Perkins, Elisha: invenção dos "extratores", 75-77

pescoço, dor no
tratamento pela acupuntura, 89, 102-03
terapia quiroprática para, 186-87

pilates, 387

placebo, efeito, 75-84, 276-77
argumentos pró- e contra aproveitamento, 289-96
consequências negativas, 79-82, 173
ensaios com controle placebo, 84-92
de acupuntura, 90-92, 102-07
de homeopatia, 158-59
fatores que aumentam efeito, 77-78, 83, 277, 320-21

identificado por Haygarth, 76-79
mecanismos envolvidos, 81-83
na acupuntura, 89-92, 105, 112-13
na cura espiritual, 352
na homeopatia, 156-59, 163-68, 172-74
na medicina convencional, 78-80, 277, 293-95, 318-20
no toque terapêutico, 262
pesquisa no século XX sobre, 78-81
plantas, utilização em remédios
na medicina convencional, 230-33
ver também fitoterapia
preces: investigação sobre poder das, 268-72
publicação
importância da, 31-32, 36-37
os que julgam a, 147
viés de publicação, 95-96

radiônica, 379
raios X
riscos dos, 184, 206-07, 217
usados na homeopatia, 121
usados na medicina convencional, 206
usados na osteopatia, 214
usados na terapia quiroprática, 184, 206-07, 217
Randi, James, 148-50
prêmio oferecido por fenômeno paranormal, 148, 154
randomização: definição, 36
importância no ensaio clínico, 35-37, 88-89
reação de fase aguda, 82-84
e efeito placebo, 82-84
reflexologia, 372
regulamentação
da medicina alternativa, ausência de, 325-26, 334-35
acupuntura, 67
quiropráticos, 177, 213, 322

suplementos alimentares, 376-77
da medicina convencional, 212, 324-26, 334-36
processos contra quiropráticos nos EUA, 193, 195, 203
reiki, 260, 262, 374
relaxamento, terapias de, 388
Reston, James, experiência positiva com acupuntura, 65-66
revisões sistemáticas
da Cochrane Collaboration, 96-98, 98-103, 105
dos ensaios sobre manipulação da coluna, 186-87, 199-201
limitações dos sumários da OMS de pesquisas sobre acupuntura, 93-96, 330
necessidade de, 96-100
ver também metanálise
riscos, avaliação e monitoramento
na medicina convencional, 212, 242-3, 336
na quiropraxia, 212
Rosa, Emily: pesquisa sobre toque terapêutico, 261-62
Rush, dr. Benjamin, 25-27, 40

Sagan, Carl, 331
Sampson, dr. Wallace: estudo do laetrile, 255
sangria, prática histórica da, 19-28, 28-29
desafiada e desmentida, 23-27, 30-31, 34-38, 118-19
papel na morte de George Washington, 22-25
papel nos tratamentos modernos, 40-41
sanguessugas, uso de, 20-21, 38
em tratamentos modernos, 40-41
terapia de sanguessugas, 383
Shang, dr. Aijing: metanálise de ensaios clínicos de tratamentos homeopáticos, 165-70, 171
shiatsu, 375

Silverman, Bill: defesa dos ensaios clínicos, 180-84, 323

Singh, Simon, 12

    investigação sobre conselhos médicos de homeopatas, 223

Smallwood, Christopher: relatório para o príncipe de Gales, 286-87

Snow, dr. John: estudo sobre cólera, 138-39

Sociedade Americana de Anestesistas: sobre acupuntura, 69-71

Steiner, Rudolf, 363

sucussão (ato de sacudir), 348

    no preparo de remédios homeopáticos, 120

suplementos alimentares, 376

Sutherland, William G.: inventor da osteopatia craniana, 386

t'ai chi, 387

táquion, terapia, 260

técnica de Alexander, 378

terapia sacrocraniana (osteopatia craniana), 214, 386

timo, terapia do, 381

toque terapêutico, 259-62

    pesquisa de Emily Rosa sobre, 261-62

tradição

    perigo de se valorizar a, 40, 263

treinamento autogênico, 360

Trudeau, Kevin, 305-06

tubarão, cartilagem de, como suplemento alimentar, 312-13, 376

urinar na cama

    tratamento pela acupuntura, 103

vacinação

    advento da, 140

    atitude negativa da parte de terapeutas alternativos, 219-21

    conta MMR (sarampo, rubéola e caxumba), 220, 316

    contra varíola, 221, 329

    falsa analogia com homeopatia, 146-47

vega-test, 379

velas no ouvido, 389

Vickers, dr. Andrew, 153

visco como remédio antroposófico, 363

Washington, George, doença fatal de, 22-24, 134

Weil, dr. Andrew, 304-05

Withering, William, pesquisa sobre *digitalis*, 230

Este livro foi composto na tipologia
Adobe Garamond Pro Regular em corpo 11,5/16, e
impresso em papel off-white na Markgraph